风湿骨病
影像诊断学

主编 郭永昌 曹玉举 闫文涛

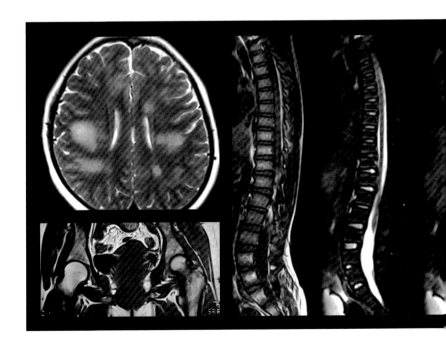

上海科技教育出版社

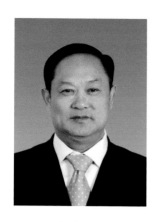

郭永昌

主任医师，教授，郑州市名中医，河南中医药大学附属郑州中医骨伤病医院创始人、院长，河南省骨伤病中医诊疗工程技术研究中心负责人，郑州市骨伤科工程技术研究中心负责人。

学会任职：河南省中西医结合学会骨坏死专业委员会主任委员、郑州市中医药学会骨坏死专业委员会主任委员、中国中医药研究促进会骨坏死专委会副主任委员、中医世家传承工作委员会副主任委员、河南省医院协会骨科医院管理分会副主任委员、河南省中医感染防控管理专科协作组织副理事长、郑州市中西医结合健康管理专业委员会副主任委员、郑州市中医药风湿病专业委员会副主任委员、国际骨循环研究会（ARCO）中国区常务委员。

个人荣誉：全国优秀工会积极分子、河南省中医科研工作先进个人、郑州市中医工作先进个人、郑州市世杰青年科技人才、河南省优秀青年科技专家、郑州市青年科技标兵、郑州市新长征突击手、郑州市十大杰出青年等荣誉。

科研成果：发表SCI论文级核心期刊论文30余篇，获得河南省科技进步奖4项、河南省中医药科学成果奖16项、国家发明专利40项，主持的"强直性脊柱炎分期分型辨治体系的临床应用"获得河南省科技进步奖三等奖，主持的"股骨头坏死三候五型诊疗体系及临床应用"获得河南省中医药科学成果奖一等奖，主持省部级课题2项。主编学术著作《中西医治疗骨坏死》《髋部骨折中西医诊疗》《儿童骨坏死病诊疗》《骨性关节炎》等共14部。

专业擅长：从事成人股骨头坏死、儿童股骨头坏死、强直性脊柱炎、类风湿关节炎、痛风、外伤后遗症、外伤截瘫、脊髓空洞症、颈肩腰腿疼、风湿骨病临床诊疗和科研工作30年余。研发国家三类中药新药"丹郁骨康丸"获得河南省科技进步奖二等奖，获得很好的临床疗效。

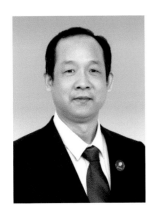

曹玉举

主任医师,硕士研究生导师,河南中医药大学附属郑州中医骨伤病医院科研副院长;临床试验机构办主任;河南省骨坏死研究中医药重点实验室负责人。

学会任职: 河南省中医骨坏死委员会常务委员;河南省科学普及委员会颈肩腰腿痛委员会副主任委员;中国研究型医院骨科康复委员会常务委员;中国中医药研究促进会骨伤科分会转化医学专委会常务委员;中国民族医药学会风湿病分会常务理事。

个人荣誉: 河南省骨坏死重点专科学术带头人;河南省中医科研工作先进个人;河南省中管局、北京市中管局颁发"仲景国医传人"称号;郑州市中医药领军人才。

科研成果: 获得省科技进步奖3项、获得国家发明专利6项,主持河南省自然科学基金-面上项目1项;河南省重点研发与推广专项项目1项;河南省医学科技攻关计划联合共建项目1项;河南省中医药专项课题4项。发表学术论文60余篇,参编《中国风湿病学》《风湿病与关节炎》《风湿病诊断治疗学》等学术著作7部。

工作领域: 中医骨伤科临床、教学、科研。

研究方向: 中医药防治骨关节病与运动损伤。

从事风湿骨病临床、科研、教学20余年,擅长用中西医结合的方法治疗骨坏死、距骨或舟骨坏死及足踝病相关疾病、颈肩腰腿痛、类风湿关节炎、强直性脊柱炎、骨关节炎等骨病。对股骨头坏死中早期中医药治疗有深入的研究,重视病证结合,对于中医药辨病辨证综合治疗风湿骨病有着丰富的经验,强调风湿骨病治疗的功能与心理康复。

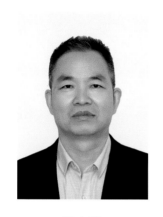

闫文涛

副主任医师,中共党员,中医骨伤病医院影像科主任,毕业于河南医科大学临床医学专业,长期从事临床及医学影像学的科研、教学工作。

学会任职:河南省中医药学会风湿病分会委员,中国中医药研究促进会骨伤科分会骨坏死专业委员会委员,河南省中西医结合学会骨科影像诊断专业委员会委员,河南省中西医结合学会骨坏死专业委员会委员,郑州市放射专业委员会委员。

研究方向:影像学临床、教学、科研。

专业擅长:1996-1999年师从全国第一批享受国务院津贴名老中医、国医大师娄多峰教授,于2004年被认定为河南娄氏风湿病学术流派第四代传承人;1999年由临床专业转为医学影像专业工作,自2011年起在郑州中医骨伤病医院影像科工作至今。2017年6月师从河南省人民医院国家级影像专家史大鹏教授坐诊至今,进一步增强医学影像难病症诊断水平。日常工作中,收集了大量风湿病、骨坏死、骨肌系统常见病及疑难病的病例及影像资料,对于骨肌系统的影像学诊断及鉴别诊断有独到的见解;同时作为医院专家会诊组成员,承担郑州院区、新疆院区及医联体疑难病的会诊任务,能及时、准确给出指导及诊断建议。曾任《中国风湿病学》及《现代风湿病诊断学》编委。

编委会名单

◆

　　风湿骨病是以骨、关节、肌肉运动系统受累为表现的慢性疾病，严重影响着患者的身体健康和生活质量。医学影像技术在骨、关节、肌肉运动系统相关疾病的诊断、病情评估和治疗监测方面有着重要作用。

　　郑州中医骨伤病医院是国家三级甲等中医骨伤专科医院，该书主编郭永昌院长及其团队长期奋战在风湿骨病诊疗一线，临床经验丰富，并积累了大量珍贵的影像资料，特将其在风湿疾病及骨病方面的临床经验与影像资料结合整理编撰成书，与广大临床工作者和影像学爱好者分享，此举实乃高风亮节，值得颂扬！

　　该书图文并茂，重点突出风湿骨病的临床表现与影像表现，不仅有常见病、多发病的影像资料，还囊括了部分罕见病的影像资料，实属珍贵。故期望该书能为广大医疗工作者提供有益的参考，为风湿骨病患者的精准诊疗提供帮助！

国医大师　中国工程院院士

2024 年 5 月

◆

风湿骨病作为临床常见的骨、关节、肌肉运动系统相关疾病,严重影响患者的生活质量和健康状况。随着科技的迅猛发展和人民生活水平的提高,人们对骨、关节、肌肉运动系统健康的关注度不断提高。医学影像学包括传统的放射诊断学、超声成像、核素检查、CT、MRI、介入放射学等多个领域,已不再局限于单纯的形态学诊断,而是发展为治疗和诊断并重的学科,在骨、关节、肌肉运动系统相关疾病医疗领域中占有重要地位。为了更好地预防和诊疗风湿骨病,提高诊断准确性,本书应运而生。

我长期从事风湿骨病的临床诊疗工作,积累了丰富的临床经验。我院是中医骨伤三级甲等专科医院,患者遍布全国各地,因此拥有丰富的病历资源。医院的影像科配备了先进的仪器设备,如西门子MAGNETOM Skyra 3.0T超导磁共振成像系统,荷兰飞利浦brilliance 16排CT、日本岛津500毫安(DR)X线机等,积累了大量的风湿骨病影像资料。基于此,我愿意将个人的临床经验及研究团队在风湿骨病方面的影像诊断资料编写成书,分享给广大临床医师和影像学爱好者。

本书共分为11章。第一章主要介绍了影像学在骨病中的应用;第二、三、六、七章和第十章介绍了骨关节疾病的表现,包括发育畸形、软骨发育障碍、骨关节创伤和感染;第四章介绍了风湿骨病的影像学诊断;第五章介绍了骨缺血与硬化性疾病;第八章探讨了骨肿瘤;第九章介绍了生化、内分泌与代谢性骨病;第十一章详细介绍了脊柱及脊髓病变。每一章从概述、病理特点、临床表现、影像学表现、诊断和鉴别诊断等方面进行详细介绍。我们强调图像在书中的重要性,因此书中包括了X线、CT、MRI等多种技术的影像,每张图片都附有详细的注解，以便读者理解。

医学影像诊断学的应用表明，影像学技术在风湿骨病的诊断、病情评估和治疗方面均具有重要作用。首先，风湿骨病影像诊断学可以提高疾病诊断的准确性，降低误诊和漏诊的风险。其次，风湿骨病影像诊断学可以评估疾病的严重程度，为临床治疗提供依据。最后，风湿骨病影像诊断学还可以监测治疗效果，为临床调整治疗方案提供参考。随着影像学技术的不断进步，风湿骨病影像诊断学将取得更多突破，为风湿骨病的诊断和治疗提供更多便利。此外，它还将与其他学科如分子生物学、生物力学等相互融合，为风湿骨病的防治提供更多创新思路。本书可以为医学专业人士提供关于风湿骨病影像诊断的宝贵资源，以帮助他们更好地理解、诊断和治疗这些疾病。我们希望本书能够成为医学领域中一个有益的参考工具，为广大临床医生和医学生提供帮助。

参与编写本书的所有编者都在各自领域承担着繁重的临床、教学和科研任务。但在本书的编写过程中，他们仍然付出了大量心血。他们不仅仔细研究了国内外最新的文献，在介绍风湿骨病的经典理论和前沿技术时，还毫不保留地分享了自己在临床工作中积累的宝贵经验，在此表示衷心感谢。

感谢郑州市中医药学科领军人才培养项目资助。

本书内容丰富、实用性强，适合临床医生阅读和参考。由于编写时间仓促，可能存在欠妥之处，恳请读者斧正，以帮助我们不断改进和完善。最后，再次感谢所有参与编写和编审本书的人员，以及各位读者。祝愿您在风湿骨病医学影像诊断学的学习实践中取得成功。

2024 年 6 月

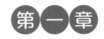

第一章

影像学在骨病中的应用

第一节　X线检查技术

X线检查技术是利用X线的穿透能力、荧光作用、感光效应等特性,并根据临床要求,对患者实施的各种技术操作,以显示人体内的结构和病变。X线检查技术既是传统放射学的重要组成部分,也是疾病检查的基本方法之一。

一、X线的特点

X线穿过人体后,由于人体不同组织器官的密度、厚度、吸收能力不同而形成不均匀吸收,剩余射线到达探测器后会产生不均匀的感光,经模拟或数字转换变成可以观察的图像。X线图像是由从黑到白的不同灰度的影像组成的,这些不同灰度的影像反映了人体组织结构的解剖及病理状态。对于缺乏自然对比的组织或器官,可人为地引入一定量的在密度上高于或低于人体密度的物质,产生人工对比,称造影检查。总之,要使图像清晰、细腻、空间分辨力高。

X线检查的特点主要有:①操作简便;②检查速度快;③经济;④图像清晰、空间分辨力高。

二、主要用途

X线检查主要用于:①骨关节疾病的诊断,如骨折、炎症、结核、肿瘤等;②胸部疾病的诊断,如肺炎、肺脓肿、肺结核,肺、纵隔、乳腺肿瘤等;③心脏大血管疾病,平片可提示诊断,通过造影检查可诊断各种类型心脏病,如动脉硬化、动脉瘤、动脉夹层、心包积液等;④胃肠道疾病,平片可诊断胃肠道穿孔、肠梗阻等疾病,通过造影检查可显示息肉、肿瘤、炎症、结核病等改变,并了解其功能变化;⑤泌尿系统疾病,平片可显示结核、钙化、结石,通过造影检查可显示肾盂、肾盏、输尿管、膀胱、结肠形态和功能变化,从而可对肿瘤、炎症、结石、先天性畸形等病变做出诊断;⑥其他如子宫输卵管造影可诊断输卵管狭窄、闭塞。

三、限度

X线检查技术应用也有一定限度:①X线照片是二维影像,组织结构互相重叠,重叠的结构不容易辨别,易漏诊;②X线的密度分辨力有限,密度差异较小的组织器官、病变不容易分辨;③进行造影检查时,少数患者对造影剂有不良反应,或有绝对的禁忌证;④X线有辐射损伤作用,对于剂量过大,或检查频率过高、检查时间过长的项目应受到严格的限制。

第二节　计算机断层扫描

一、特点

计算机断层扫描(computed tomography,CT)是以X线束环绕人体某部一定厚度的层面进行扫描,透过该层面的X线部分被吸收,X线强度随之衰减;穿透人体后未被吸收的X线被探测器接收,转变为可见光,由光电转换器转变为电信号,再经模数(A/D)转换器转为数字输入计算机进行处理,重建成图像。CT与普通X线检查比较具有以下优势:①横断层面成像,图像清晰、逼真,影像无前后重叠,基本解决了普通X线摄片组织、器官重叠的问题。容积数据可重组得到矢状层面、冠状层面或任意斜层面及三维立体图像,不同密度的组织可以用不同的彩色显示,使图像的显示更生动,还可以多角度观察,使正常组织器官与病变组织器官的解剖结构显示更清晰,病变定位更准确;②空间分辨力较X线摄片低,但密度分辨力较X线摄片高得多,能分辨普通X线无法分辨的密度差异较小的组织结构,并能进行密度测量,提高病变检出率,对病变定性诊断的准确性较普通X线明显提高,扩大了X线检查的应用范围。与磁共振成像比较,CT具有以下特点:①成像速度快,让一些不适合磁共振成像检查的危重症患者能得到迅速检查;②对骨和钙化的显示较清晰,诊断病变内的骨化、钙化和骨骼畸形有较大的优势;③对冠状动脉及病变的显示,CT血管造影(CT angiography,CTA)优于磁共振成像血管造影(MR angiography,MRA);④可以检查带有心脏起搏器或体内带有铁磁性物质而磁共振成像不能接受检查的患者;⑤CT检查价格相对低廉。

二、主要用途

CT可用于身体任何部位组织器官的检查,已成为临床常规影像检查方法。

(一)颅脑

对颅内肿瘤、脑出血、脑梗死、颅脑外伤、颅内感染及寄生虫病、脑先天性畸形、脑萎缩、脑积水和脱髓鞘疾病等具有较高的诊断价值,CT是颅脑疾病的首选检查方法。CTA可以获得比较精细和清晰的血管3D图像,但对于某些脑血管畸形的诊断,CT的效果不如DSA、MRI;对于颅底及颅后窝病变的显示,CT的效果不如MRI。

(二)头颈部

对眼眶和眼球良恶性肿瘤、眼肌病变、乳突及内耳病变、耳的先天发育异常、鼻窦和鼻腔炎症及肿瘤、鼻咽部肿瘤(尤其是鼻咽癌、喉部肿瘤)、甲状腺肿瘤及颈部肿块等有较好的定位、定量和定性能力。

(三)胸部

可用于诊断气管、肺、纵隔、胸膜、胸壁、膈肌、心脏、心包和主动脉疾病等。CT对于早期诊断支气管肺癌和显示肺癌的内部结构,观察肺门和纵隔有无淋巴结转移,准确定位淋巴结结核及纵隔肿瘤等,均较普通X线具有显著的优越性,也可较好地显示肺间质和实质性病变。CT对于观察心包疾患、显示主动脉瘤和主动脉夹层的真假腔等亦有较大优势,同时可以较好地显示冠状动脉斑块和心瓣膜的钙化、大血管壁的钙化,也可较好地显示心肌、心腔的病变。

(四)腹部和盆腔

可用于肝、胆、胰腺、脾、肾、肾上腺、膀胱、前列腺、子宫及附件、腹腔及腹膜后病变的诊断,对于明确肿块性病变的部位、大小及与邻近组织结构的关系、淋巴结有无转移等具有重要的作用。对于炎症性和外伤性病变亦能较好地显示。对于胃肠道病变,CT可较好地显示肿瘤向胃肠腔外侵犯的情况,以及向邻近和远处转移的情况,但显示胃肠道腔内病变应以内镜检查为首选。CT检查对腹部及盆腔肿瘤的术前分期有重要作用。

(五)脊柱和骨关节

可用于脊柱退行性变,如椎管狭窄、椎间盘病变,以及脊柱外伤和脊椎肿瘤的诊断,但显示脊髓病变不如MRI敏感。对于骨关节病变,CT可显示骨肿瘤的内部结构和肿瘤对软组织的侵犯范围,弥补普通X线检查的不足。

三、限度

CT在临床应用上的优点越来越明显,但也存在一些不足和限度:①空间分辨力不及普通X线摄片;②CT是依据密度的差异区分正常和病变,当病变的密度与周围正常组织密度相近或相等时,CT难以发现;③由于部分容积效应和周围间隙现象的作用,一些微小病变CT扫描可能会遗漏,两种组织间的密度差异较大时,病变密度小于扫描层厚的边缘失真;④CT增强扫描使用的是碘对比剂,用量较大,注射速度快,可引起患者的对比剂不良反应,甚至过敏反应,使用前必须做碘过敏试验,碘过敏试验阳性者不能做增强扫描;⑤有较高的X线辐射剂量。CT对组织有电离辐射作用,会对人体造成损伤。

第三节　磁共振成像

一、特点

磁共振成像(magnetic resonance imaging,MRI)检查技术是在物理学领域发现磁共振现象的基础上,于20世纪70年代末,借助电子计算机技术和图像重建数学的进展和成果而发展起来的一种新型医学影像技术。

MRI是指通过对静磁场中人体施加特定频率的射频(radio frequency,RF)脉冲,使人体组织中的氢质子受到激励而发生磁共振现象,当停止发射RF脉冲时,利用氢质子在弛豫过程中感应出的MR信号而成像的。与包括CT在内的其他影像学技术相比,MRI具有以下显著的特点:①无电离辐射,因而对人体安全、无创;②对脑和软组织分辨力极佳,能清楚地显示脑灰质、脑白质、肌肉、肌腱、脂肪等软组织及软骨结构,解剖结构和病变形态显示清楚、逼真;③多方位成像,能对被检查部位进行轴、冠、矢状位,以及任何倾斜方位的层面成像而不必变动患者体位,便于再现体内解剖结构及病变的空间位置和相互关系;④多参数成像,通过分别获取T_1加权像(T_1,weighted image,T_1WI)、T_2加权像(T_2,weighted image,T_2WI)、质子密度加权像(proton density weighted image,PdWI)及T_2*WI、重T_1WI、重T_2WI等,取得组织之间、正常组织与病变之间在T_1、T_2、T_2* WI和质子密度等的信号对比,对显示解剖结构和病变敏感;⑤除了能进行形态学研究外,还能进行功能、组织生化成分等方面的研究。正是基于上述特点,使该技术在较短时间内得到广泛的应用。该技术所具有的潜力,也使其成为目前发展速度最快的医学影像技术之一。

二、主要用途

在中枢神经系统,MRI对诊断脑肿瘤、脑血管病、感染性疾病、脑变性疾病和脑白质病、颅脑先天发育异常等,均具有很高的临床实用价值,在发现病变方面优于CT。对于诊断颅颈交界区、颅底、颅后窝,以及椎管内病变和脊髓病变则为首选检查技术。MRI还是目前唯一能在机体上对脑组织存活性、白质纤维束的走行、脑功能活动定位和脑组织生化成分变化进行显示和研究的影像技术。

在头颈部,MRI的应用改善了眼、鼻窦、鼻咽腔及颈部软组织病变的检出、定位、定量与定性。MRI已成为头颈部及全身其他部位血管病变的主要检查技术之一。

在肌肉骨骼关节系统,MRI对诊断软组织病变、关节及关节周围病变(包括肌肉、肌腱、韧带)、骨骼的缺血性坏死、松质骨细微结构的破坏、骨小梁骨折及骨髓腔内病变,均有重要临床实用价值。

在心血管系统,可用于评价心脏大血管解剖学形态、心肌与瓣膜功能、血流动力学变化、心肌存活性,是检查心血管系统疾病理想的无创性的影像技术;可对大血管病变如主动脉瘤、主动脉夹层、大动脉炎、肺动脉栓塞及大血管发育异常等进行诊断;也可用于诊断心肌病、心脏大血管肿瘤和心包病变。

MRI对乳腺肿瘤、纵隔肿瘤、腹腔及盆腔器官(如肝、胰、脾、肾、肾上腺、子宫、前列腺)病变的诊断与鉴别诊断具有重要的临床实用价值。

术中MRI和介入性MRI目前已应用于临床,特别是在中枢神经系统,两者已成为介入放射学领域中的新技术。

三、限度

随着MRI设备硬件、软件的迅速发展,MRI检查技术日趋完善。该项检查技术发展初期存在一些限度,有的已经开始被克服,如随着快速扫描序列的研发、短磁体和开放式磁体设备的出现,成像时间长和少数患者产生幽闭恐惧感的问题得以解决。但是目前仍存在一定的局限性,主要表现在:①对带有心脏起搏器或体内带有铁磁性物质的患者的检查存在限制;②危重症患者不宜进行检查;③对钙化的显示效果远不如CT;④对以病理性钙化为特征的病变诊断困难;⑤对质子密度低的结构如肺、致密骨的细节显示不佳;⑥超高场强设备的噪声、伪影和特殊吸收率(specific absorption rate, SAR)引起的问题有待进一步解决;⑦与CT相比检查时间相对较长;⑧设备昂贵,检查费用高。

第四节　核医学显像

核素的骨显像在诊断骨骼系统疾病上比X线检查更加敏感,特别是在探查恶性肿瘤全身骨转移方面,明显优于X线检查。随着核素显像仪器的不断改进和提高,以及各种各样的骨骼显像剂的涌现,骨和关节显像已经成为核医学中运用最多的检查项目。骨显像在临床上的应用范围非常广泛,常见的骨检查适应证如下:①不明原因的骨痛诊断;②疑有癌肿时,排除是否有骨转移;③乳腺癌、前列腺癌及肺癌等癌肿的术前分期及治疗后的随访;④原发性骨肿瘤及骨转移瘤的早期诊断;⑤骨骼外伤的诊断,以及新、旧骨折的鉴别诊断;⑥脊柱压缩性骨折的鉴别诊断;⑦骨和软组织炎症的定位及疗效评价;⑧畸形性骨炎的诊断及疗效评价;⑨代谢性骨疾病的诊断;⑩骨关节置换术后感染的诊断及鉴别诊断。

用于骨显像的放射性药物种类十分繁多,自从1971年Subramanian和McAfee等介绍以氯化亚锡为还原剂,用^{99m}Tc标记的膦酸盐用于骨显像后,以^{99m}Tc标记的膦酸盐化合物在临床骨显像中得到了广泛运用,其中以亚甲基二膦酸(MDP)和亚甲基羟基二膦酸(HMDP)运用最为广泛。核素骨显像的常用方法有平面骨显像、SPECT断层骨显像、动态骨显像、三时相和四时相骨显像等多种骨显像方法。

第五节　关节造影

将造影剂注入关节腔内进行X线摄影的方法,称为关节造影,用以了解关节囊、韧带、关节软骨等有无病变。常用的造影剂为有机碘溶液和气体。应用有机碘溶液者为阳性造影法,应用气体者为阴性造影法,如两者同时并用则为双重对比造影法。关节造影主要用于膝关节、肩关节、腕关节和颞颌关节等。

一、颞颌关节造影

颞颌关节的软骨盘和关节凹面上纤维组织病变可造成关节活动受限和位置异常,普通X线平片不能显示这些病变,需做关节造影。颞颌关节有上、下两个关节腔,需分别造影。首先做下关节造影:穿刺下关节腔,注入35%有机碘水溶液0.5~

1.0mL后,拍摄颞颌关节张口和闭口的斜侧位片各1张。摄片满意后,相隔20分钟再做上关节腔造影,上关节腔较大,需注入1.5mL造影剂,以同样方法拍摄颞颌关节张口和闭口的斜侧位片各一张。如需做双侧颞颌关节造影,则第二次造影需1周后再做。

二、肩关节造影

肩关节造影主要应用于肩袖部肌腱或关节囊的损伤性病变。造影方法比较简单,穿刺关节间隙成功后,注入35%有机碘水溶液15~20mL,常规摄取肩关节内旋30°前后位片、外旋30°前后位片及肩关节腋位片共3张X线片。

三、肘关节造影

除适用于关节内骨性游离体的定位或疑有关节游离体的诊断,也可用于关节韧带损伤的检查。

四、腕关节造影

腕关节外伤疑三角软骨损伤者,腕关节造影很有价值。其方法为:穿刺桡腕关节注入造影剂(20%有机碘水溶液1.5mL,加入等量10%普鲁卡因溶液),如造影剂进入腕间关节或有三角软骨损伤时,可注入4mL造影剂,注入造影剂后即拍摄腕关节前后位片、侧位片及斜位片共3张。

五、髋关节造影

髋关节造影可了解髂腰肌与关节囊的关系及关节囊本身的病理改变,关节盂和股骨头软骨部、关节内韧带及髋臼内容物等情况。在透视定位下穿刺关节囊,注入造影剂后拔出穿刺针,适当转动关节,拍摄髋关节正位片即可。

六、膝关节造影

膝关节造影适用于检查半月板病变或十字韧带撕裂、关节内游离体、绒毛结节状滑膜炎或关节内肿瘤等。目前膝关节造影都用双重对比法:在髌骨外下缘穿刺关节腔,抽取关节内积液后,注入60%泛影葡胺10mL和空气20mL,做膝关节伸屈运动及旋转运动数次,然后用弹性绷带紧扎髌上囊。患者取侧卧位,分别做膝关节外侧和内侧向上,脚尖外翻、内翻和中间位不同角度的水平投照,以显示内、外侧半月板的全貌。也可在透视下摄片,垂直位或水平位均可。若要显示半月板以外的病变,可增加注气量达100mL,不用绷带包扎,做垂直位或水平位投照。也可采用单纯空气造影,注入空气50~100mL,做垂直位或水平位投照。

七、踝关节造影

严重的踝关节扭伤常常合并韧带撕裂,可应用踝关节造影来确定。特别是严重的急性损伤者,造影更易显示。如果损伤进入亚急性或慢性期,虽有韧带撕裂,但由于粘连等因素也可能显示不出来。造影方法为:在透视下,由踝关节前内侧穿刺关节囊,注入60%有机碘造影剂,向各方向活动踝关节后,摄取正、侧位片,必要时加拍斜位片。如有造影剂外溢,表示韧带有撕裂。

第六节　数字减影血管造影与介入技术

数字减影血管造影是在数字减影机上先拍摄减影部位蒙片,通过导管技术给靶血管注射高密度的对比剂,然后迅速拍摄造影片,通过数字减影机的数据换算,将造影片和蒙片做减法,从而只显示存在对比剂的血管影像,最后达到诊断血管性或伴血管改变的疾病的新技术。介入检查是在影像系统监视下,通过经皮穿刺活检,取得组织细胞学、细菌学、血液生化学等材料,以达到明确诊断为目的的新技术。但介入技术更多的应用于疾病的治疗,介入放射学是通过临床与影像诊断结合并且进行微创治疗的医学专业,根据治疗途径不同可分为经血管介入治疗和非血管介入治疗。介入检查与治疗在骨科的应用是十分广泛的,如皮瓣术前的血管造影检查、各种病变的经皮穿刺活检术、骨与软组织肿瘤的灌注栓塞、外周深静脉血栓形成的介入溶栓术、外周动脉闭塞或血栓形成的溶栓术及成形术、外伤后大出血的介入栓塞术、椎间盘突出的经皮椎间盘髓核摘除术或化学消融术、椎体压缩骨折及肿瘤的经皮椎体成形术、骨与软组织肿瘤的经皮瘤体内药物注射术、骨样骨瘤的经皮瘤巢毁损术等。随着介入技术不断发展和人们对微创治疗认识的不断提高,介入技术在骨科领域的应用将越来越广泛。

第七节　骨密度

骨密度全称是骨矿物质密度,是骨强度的一个重要指标,以"g/cm^2"表示。

一、概念

骨密度是一个绝对值,临床使用骨密度值时,由于不同的骨密度检测仪的绝对值不同,通常使用T值来判断骨密度是否正常。T值是一个相对值,正常参考范围在-1和+1之间。当T值低于-2.5时为不正常。

二、骨密度测定法

（一）单光子吸收测定法（single photon absor ption metry，SPA）

利用骨组织对放射物质的吸收与骨矿含量成正比的原理,以放射性同位素为光源,测定人体四肢骨的骨矿含量。一般选用部位为桡骨和尺骨中远1/3交界处（前臂中下1/3交界处）作为测量点。右利手的人测量左前臂,左利手的人测量右前臂。该方法在我国应用较多,且设备简单,价格低廉,适合于流行病学普查。但是,该法不能测定髋骨及中轴骨（脊椎骨）的骨密度。

（二）双能X线吸收测定法（dual energy X-ray absorptiometry，DEXA）

设备同时产生高能和低能两种X线,由于骨组织和软组织对不同能量的X线的衰减系数不同,两种X线穿透身体后,衰减速度也不一样,扫描计算机根据衰减系数的不同进行数据处理,区分出骨组织并得出骨矿物质含量。该仪器可测量全身任何部位的骨量,精确度高,对人体危害很小,目前已在我国各大城市逐渐开展,发展前景较好。

（三）定量CT（quantitative computed tomography，QCT）

近20年来,定量CT已在临床放射学领域得到广泛应用。而定量CT是中高端CT的选配功能之一,能精确地选择特定部位的骨测量骨密度,能分别评估皮质骨和松质骨的骨密度。临床上骨质疏松引发的骨折常位于脊柱、股骨颈和桡骨远端等富含松质骨的部位,运用QCT能精确地观察到这些部位的骨密度变化。

（四）超声波测定法

由于超声波测定法无辐射和诊断骨折较敏感而引起人们的广泛关注,利用声波传导速度和振幅衰减能反映骨矿物质含量和骨结构、骨强度的情况,与DEXA的相关性良好。该法操作简便、安全无害、价格低廉,所用仪器为超声骨密度仪。

第八节　图像融合

医学影像学按成像原理可分为两大类:一类是形态影像学,主要包括前述的X线、CT、MRI等,这类影像学均具有较高的空间分辨率,可观察到毫米水平,但所反映的均是病灶部位的形态结构改变。众所周知,疾病的发展均是先有分子生化功能的改变,后有形态结构的改变,形态影像学存在对疾病反映滞后的缺点;同时,同一病灶不同部位的代谢率不同,意味着疾病的分期、进展不同,采取的治疗方案也不同。形态学在这方面也存在一定的局限性。另一类是功能影像学,主要包括PET、SPECT、红外热成像等,这类影像学以反映病灶部位的功能变化为成像基础,具有较高的灵敏度,但同时存在空间分辨率较低的缺点。综上所述,各种影像学在单独应用时均存在一定的缺陷,图像融合技术(将形态学影像和功能学影像融合在一起)则很好地弥补了这种缺陷,不仅具备较高的灵敏度,还具有较高的空间分辨率。

在国外,医学图像融合的研究起步较早,技术也较成熟,在国内则起步较晚。PET/CT是图像融合的典型代表,是集代谢显像和形态显像于一体的设备,可以说是目前图像融合应用最为成熟的技术。在我国,经过近20年的发展,PET/CT无论从装机数量还是应用范围上,该技术均取得突破性进展,在肿瘤的早期诊断、疗效评价、心肌代谢和脑功能评价等方面均取得良好的效果,得到临床医生和患者广泛认可,但同时由于PET/CT设备昂贵,检查费用也很高,在广泛普及上还存在一定的局限性。此外,PET/CT成像所用的显像剂为$^{99m}Tc\text{-}MDP$或$^{99m}TcO_4^-$代谢显像,在骨骼成像方面也存在一定的局限性。$^{99m}Tc\text{-}MDP$ SPECT用于骨与关节系统疾病的显像则历史悠久,积累了丰富的宝贵经验,但其特异度较差,对疾病的准确定性也存在一定的局限性。SPECT-CT、SPECT-MR、SPECT-DR等图像融合技术则取长补短,实现了优势互补。

目前,图像融合在骨与关节系统疾病的应用,主要集中于隐性骨折、恶性骨肿瘤、急性骨髓炎、股骨头缺血性坏死等方面,而对骨与关节发育、髋臼唇损伤、骨折愈合、良性骨肿瘤、髋关节假体松动、风湿类关节疾病、骨与关节退行性变、骨关节无菌性炎症、全身代谢性骨病等骨与关节系统疾病方面的应用,则未见相关报道。

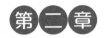

第二章

骨关节病的基本表现

第一节　骨病变的基本表现

一、骨质疏松

　　骨质疏松症是一种以骨量降低、骨组织微结构损坏,导致骨脆性增加、易发生骨折为特征的全身性、代谢性骨病。以前普遍认为,骨质疏松由成骨减少所致,近年来,许多研究提示,废用性骨质疏松的成骨正常,而破骨亢进。骨质疏松是指单位体积的骨量减少,即骨组织的有机成分和无机成分都减少,而钙化骨的化学成分并无变化。化学分析方面,该类患者每1g骨组织所含钙质与正常相同。但也有人发现,骨松质的骨组织本身的钙含量有所减少。组织学检查显示,骨小梁变细和分散稀疏,骨皮质的中央管扩大,部分管内可有破骨细胞。骨质疏松多见于一系列疾病者、老年人和废用者等人群。

　　骨质疏松的X线表现主要为骨质密度普遍性降低。仔细观察还可见骨质结构异常,表现为骨皮质变薄或变为层状;骨松质的骨小梁变细、减少;在某些区域,特别是不负重部位,可以看不见骨小梁;骨小梁变细后分界线清楚,与骨质软化者不同。有时在承重部位,较细的骨小梁被吸收或变细至X线也不能检查出来,只余下较粗的骨小梁沿重力方向走行,十分醒目。发生于椎体者表现为栅栏状排列的纵行骨小梁,不可误诊为血管瘤。骨质疏松发生后,骨质变脆,容易发生骨折。胸、腰椎的椎体,由于经常承重,在骨质疏松严重时椎体上、下缘都可向内凹陷,如鱼椎骨状,椎间隙呈梭形,相对较宽;有时椎体也可压缩呈楔形,其前缘呈梭状。有些骨质疏松,在弥漫性骨密度降低的基础上,出现散在分布的1mm至数毫米大小的点状透亮区,其边界可能模糊或较清晰,不可误诊为骨质破坏。

二、骨质软化

骨质软化为成骨过程中骨基质骨样组织的骨盐沉积受阻所造成的一种骨质异常,见于一系列能引起血中钙磷减少或维生素D缺乏的疾病。在这种情况下,成骨细胞产生的骨样组织正常或较正常多,但钙化不全,所以1g骨组织所含钙质较正常少,组织学检查显示为骨样组织钙化不足,常可见骨小梁中央部分钙化,外部覆盖一层未钙化的骨样组织。骨质软化发生于儿童称为佝偻病,发生于成人称为骨质软化症,两者的病理变化基本相同。

因为骨钙质含量减少,所以骨质软化突出的X线表现为弥漫性骨密度降低,与骨质疏松相比有下列不同之处。

（一）骨密度降低

这种骨密度降低,在拍摄质量优良的X线片上,与骨质疏松所致者不相同,表现为骨小梁和骨皮质边界模糊不清,这是由于骨小梁的边缘和骨皮质钙化不完全,所以骨小梁和骨皮质边界呈绒毛状。粗略看时,好似投照时患者有轻微移动所致。

（二）骨骺异常

骨骺异常见于生长发育期,由生长过程中新生成的骨样组织钙化受阻所致。

（三）假骨折线

虽然骨质软化和骨质疏松一样,容易发生骨折,但假骨折线是具有特征性的表现之一。一般认为它是一个愈合不良的不完全骨折,即发生不完全骨折后,愈合之骨样组织或纤维组织没有钙化或钙化不全。由于这种假骨折线发生在动脉的旁边,故认为可能与动脉搏动有关。典型表现为部分或全部贯穿骨骼的宽1~2mm的透亮线,与骨皮质垂直,其边缘可能略增白,一般无骨痂形成,并多为两侧对称性存在。好发部位为耻骨支、肩胛骨内缘、肋骨、肱骨及股骨上段。

三、骨质增生

骨质增生是骨骼成骨增加或破骨减少,或两者兼有的一种状态。在成骨增加的情况下,绝大多数由疾病影响成骨细胞的活动所致,只有少数是病理细胞自身成骨(如骨肉瘤的肿瘤骨形成)。骨质增生使一定单位体积的骨量增多,可见于许多疾病,其中常见的为亚急性或慢性炎症、外伤、某些原发良恶性肿瘤或转移性肿瘤。此外,还可见于部分新陈代谢障碍、内分泌紊乱、先天性或中毒性疾病。组织学上可见骨皮质增厚,骨小梁增多、增粗。

X线表现为骨密度增高,伴有或不伴有体积增大。仔细观察可见骨松质的骨小梁增粗、增多、密集,骨皮质增厚、致密。但在增生严重时,只能显示一片增白影,无法显示骨质结构,骨皮质和骨松质边界不清晰。骨质增生多数为局限性,少数为全身性(如大理石骨症);多数骨皮质和骨松质同时受累,少数只涉及骨皮质(如婴儿性骨皮质增生)或骨松质(如各种原因所致的骨髓硬化症)。

四、骨膜增生

骨膜增生又称骨膜反应,由骨外膜下成骨细胞活动亢进所致。任何原因刺激骨外膜均可引起骨膜增生,常见原因有炎症、肿瘤、外伤、骨外膜下出血、血管性病变和生长发育异常等。

骨膜增生在组织学上,可见骨外膜下成骨细胞增多,从骨外膜到骨皮质,先是成骨细胞分泌的骨基质钙化,再转变成幼稚的骨小梁,然后转变成成熟的骨小梁。在早期或骨外膜反应较轻微时,骨外膜下初钙化的骨基质和幼稚的骨小梁含钙较多且排列较密,而近骨皮质的成熟骨小梁排列较稀疏,多与骨干平行,并且与骨皮质之间有一个将来改建成中央管的间隙。因此,早期的X线表现为一段长短不定的致密线状影,细如发丝,与骨皮质间有1~2mm宽的透亮间隙。继续发展时,骨膜增生逐渐增厚,并由于骨膜增生,新生的骨小梁排列形式不同,可显示多种不同的X线形态。常见的有下列几种:①与骨皮质表面平行的较宽的致密线状影,并与骨皮质间隔而相对透亮线状影,如果成层排列则如葱皮状;②与骨皮质表面垂直的致密针状影,可长可短,较短的针状影相互间常平行,较长的常呈放射状排列;③骨皮质外一层密度增高影,密度均匀或略不均匀,其轮廓平直或高低不平如花边状;④上述各种形态以不同比例混合出现。各种形态的骨膜增生可分别发生于多种疾病,常需要结合其他表现才能对疾病做出判断。

骨膜增生的厚度差异颇大,可显示为需借助放大镜才能看见的线状影,也可厚至比原来骨干更多。骨膜增生的厚度与病变部位有关,长骨骨干、骨盆等骨膜增生较厚,颅骨盖骨膜增生较薄。关节面和部分骨无骨外膜包绕,所以关节面较多的骨,如腕骨和多数附骨常无骨膜增生或增生轻微。骨膜增生的长度差异也较大,可短至数毫米,也可长达整个长骨骨干。一般感染引起的骨膜增生为脓液蔓延于骨外膜下刺激骨外膜所致,多数较长;而肿瘤引起的骨膜增生,为肿瘤组织刺激骨外膜所致,多数较短;最短的骨膜增生见于疲劳骨折,仅数毫米长。

随着病变好转至痊愈,骨膜增生变得更加致密,逐渐与骨皮质融合在一起,表现为骨皮质增厚。痊愈之后,随着时间的推移,骨膜增生所形成的新骨可以逐渐吸收。这个过程成年人可能需要数年,儿童所需时间较短。

五、骨质破坏

骨质破坏是局限性骨组织消失，并为病理组织所替代，一般由炎症、肿瘤或肉芽所致。骨质破坏由下列两种方式或两者之一所致：①病理组织本身直接使骨组织溶解、消失；②病理组织间接引起破骨细胞生成和活动亢进。

骨质破坏的X线表现为局限性骨密度降低及正常骨结构消失，其形态、大小随病变的性质和病程的发展阶段而定。这个密度降低区与邻近骨组织之间，边界可以清晰或不清晰。一般病程发展较慢者，如良性骨肿瘤、肿瘤样病变、肉芽肿或慢性炎症两者之间边界比较清晰；而病程发展较快者，如急性骨髓炎、恶性程度较高的恶性骨肿瘤等，两者之间边界常不清晰。骨质破坏区边缘可见一圈骨质增生。

有些发展较慢的病变，多数为良性肿瘤、肿瘤样病变，少数为肉芽肿、慢性炎症（如指骨结核），骨质破坏区靠近骨外膜时，一方面，骨质破坏区不断向外扩大；另一方面，骨外膜下新骨生成，使骨质破坏所造成的密度降低区向骨骼正常轮廓之外膨胀。一般膨胀区外只覆盖一层较薄的骨质，有时甚至可见这一薄层骨质破裂。这时，骨质破坏区的边界较清晰，这种情况也可称为骨膨胀。

六、骨质坏死

骨质丧失新陈代谢的能力称为骨质坏死，其组织学证据为骨细胞死亡，坏死之骨称为死骨。许多疾病都可以引起骨质坏死，但其主要原因为血供中断，而其他如感染性疾病的细菌毒素等为次要原因。血管阻塞所致之骨坏死又称为骨梗死。

病理检查可见死骨因缺血而显苍白。病理镜检方面，在血供中断数日之内就可见骨细胞死亡，即先是骨细胞的细胞核丧失，继之整个骨细胞消失，造成骨陷窝空虚的现象。随之可见骨髓凝集、液化和萎缩等一系列变化。早期，骨小梁的结构和钙质含量均无变化，此时无X线改变。

在没有感染的情况下，骨坏死后，血管丰富的肉芽组织从邻近生存骨长向死骨，使死骨重新获得血供，随之而来的破骨细胞可将死骨吸收。这时，成骨细胞也活跃起来，通常在死骨骨小梁未完全被吸收之前，就有新骨沉积。骨吸收和新骨沉积往往是同时发生的，如果死骨吸收完全，新骨生成之后的骨小梁可与正常者相仿。如果死骨的骨小梁在未完全吸收之前，已完全被新骨所包绕，则死骨无游离面与肉芽组织接触，骨吸收即停止，这样新形成的骨小梁往往较正常者粗。骨吸收和新骨沉积，不仅是一个数以年计的缓慢过程，而且有时是不完全的，即相对停止于某一发展阶段，所以X线随访可以观察到一个缓慢变化过程，或者长期没有明显变化。在有感染的情况下,小的死骨可以完全被吸收,但大的死骨则不能完全被吸收。由于感染的存在,死骨上无新骨沉积,同时死骨又如异物般妨碍痊愈,所以除非手术取出或经瘘管排出,否则大块死骨是不容易自行消失的。

如前所述,骨坏死早期X线表现阴性,在血管丰富的肉芽组织长向坏死区之后才出现X线改变。骨坏死后,一般有不同程度的骨密度增加,其原因有如下3点:①未吸收的死骨骨小梁上有新骨沉积,骨小梁增粗且致密度增高;②死骨被压缩;③邻近生存骨的密度降低(如继发于废用性骨质疏松等),死骨相对显示密度较高。在少数情况下,死骨也可表现为密度降低,其原因为:①死骨骨小梁吸收的速度大于新骨沉积的速度,以致死骨密度降低;②死骨坏死前就有骨质疏松等骨密度降低的情况;③骨坏死之后,生存骨重新恢复正常,死骨则仍表现为密度降低。

随着发展阶段不同,各种疾病引起的骨坏死的X线表现,可由骨密度增高和骨密度降低的不同而形成各种形态。骨折并发缺血性坏死、骨软骨炎、减压病及各种感染所致死骨等骨坏死的X线表现将在相关章节中述及。动脉硬化或其他原因所致长骨干骺端血管阻塞引起的骨梗死,常具有特征性表现,呈斑点状和弯曲条纹状之骨密度增高区,并聚集成花朵样。

七、周围软组织改变

骨骼病变可以引起其邻近软组织的改变,注意观察这些软组织的改变,有助于得出正确的诊断。常见骨骼疾病的周围软组织改变有下列几种。

(一) 软组织水肿

骨骼周围一般覆盖有肌肉和皮肤,肌肉之间含有一定量的脂肪组织,形成肌肉之间线状透亮影,称为肌间隔。皮下组织含有较多脂肪组织,以致与肌肉或肌腱、韧带之间形成对比,前者透亮度高于后者,分界清晰。仔细观察,在相对较透亮的皮下组织内可见纤维组织间隔造成的细致网线状影。这些X线表现在儿童和肥胖者中显示格外清晰。发生水肿之后,X线表现为肌间隔模糊、消失;皮下组织与肌肉之间边界不清;皮下组织增厚,密度增高,其间的网线状影变得粗大,并且边界较模糊。这种变化常见于急性化脓性骨髓炎,往往在骨质变化之前,就可见病骨周围弥漫性软组织水肿。此外,这种表现还常见于外伤和软组织感染。

(二) 软组织肿胀

骨感染所形成的脓肿,常见于急性化脓性骨髓炎和骨结核,可位于骨外膜下使骨外膜膨出,也可穿破骨外膜入侵邻近软组织。发生于长骨者,只有少数骨外膜下或软组织内脓肿,其邻近肌肉和皮下组织无明显水肿,X线表现为长骨骨干或干骺旁有边界比较清晰的梭形软组织影膨出，将邻近肌间隔推移。大多数脓肿的邻近软组织都有明显水肿，故除局部软组织肿胀更显著之外，其他与软组织水肿所见相仿。发生于脊柱者，因所在部位不同而表现各异。继发于颈椎病变的脓肿，正位片往往不能显示，侧位片可见病骨前方咽喉后壁的软组织梭形肿胀，在咽喉部气影对比下十分清晰。发生于胸椎者，在肺部的对比下，正位片显示为病骨旁向两侧对称性膨出的梭形软组织影，边界清晰，轮廓光滑平整，称为椎旁脓肿。当脓肿穿破肺部后，椎旁软组织影增大，边界变得毛糙、模糊。侧位片有时可见脓肿沿前纵韧带上下蔓延并侵蚀椎体，X线表现为椎体前缘有凹面向前的弧形压缩。如果脓肿蔓延逐渐扩大，相邻几个椎体均可出现如此表现。腰椎脓肿常穿入腰大肌，称为腰大肌脓肿，见于一侧或两侧。X线表现为腰大肌外缘膨隆，其边缘常模糊不清。单侧的腰大肌脓肿，因腰大肌受脓肿刺激而痉挛，故可引起腰椎侧凸、凹面向腰大肌脓肿侧。骨结核性脓肿内还可见钙化影。

（三）软组织肿块

恶性骨肿瘤呈浸润性生长，发展到后期常蔓延至邻近软组织内，形成软组织肿块。邻近组织无明显水肿时，X线片上能清晰显示软组织肿块轮廓，常呈分叶状，在软组织肿瘤有纤维包膜和邻近脂肪组织较多时显示更清楚，而伴有邻近组织水肿时，则软组织肿块的边界模糊。发生于四肢者，结合骨质变化，一般不与软组织脓肿相混。发生于脊柱者，特别是发生于胸椎者，往往不易与椎旁脓肿相鉴别，两者的不同之处在于椎旁软组织肿块两侧常不对称，范围较局限，轮廓可呈分叶状或结节状，阴影内无钙化影。

（四）肌肉萎缩

常见于肢体动作长期受限的骨病，肌肉发生废用性萎缩。X线表现为肢体变细，在肌间隔对比之下显示肌肉较正常者薄。除神经系统疾病或骨病之外，也可由于石膏固定等原因出现废用性肌肉萎缩。

第二节　关节病变的基本表现

一、关节积液

滑膜关节腔内含有少量液体，为正常的滑液。关节积液系指疾病所致的关节内积液增多,常见病因有炎症、损伤和出血性疾病等。当关节囊及其周围软组织由于充血、水肿、出血和炎症增生等因素而增厚,称为关节周围软组织肿胀。关节积液和关节周围软组织肿胀的X线表现均为关节旁软组织增厚和密度增高,出现大量关节积液时可见关节间隙增宽。但关节积液并不常出现关节间隙增宽的征象,故多数情况下不能鉴别是关节积液还是关节周围软组织肿胀或者是两者兼有,所以只能统一诊断为关节肿胀。有些关节,如指间关节等,只能判断有无关节肿胀;有些关节由于其解剖上的特点,如关节囊外或滑膜外含有较多脂肪组织,脂肪组织和其他软组织对X线的吸收量不同,能够形成对比,因此关节积液后还可显示关节囊或滑膜囊膨隆的表现,从而判断是否有关节积液。

(一)膝关节积液

膝关节的关节囊外含有较多脂肪组织,主要位于髌骨上滑囊的四周和髌骨下方。正常膝关节X线侧位片上,股骨下端和股四头肌肌腱之间可见一略呈圆形的透亮区,为髌骨上组织;从股骨髁间凹,即髌骨后上方有一密度如肌肉的宽数毫米至1cm的条状影,穿过透亮的髌上组织,斜向前上方与股四头肌肌腱相连,但是不能显示密度略高的条状影穿过卵圆形透亮区,只能在卵圆形透亮区的前下方显示一密度增高影。正常正位片上不能显示关节囊的轮廓,仅显示髌上滑囊外脂肪,见股骨髁上沿股骨内、外缘有宽2~3mm的透亮弧线状影。其凸面向着股骨。

膝关节积液之后,关节囊被积液撑大,X线侧位片上因为有脂肪组织对比,显示得十分清晰。有少量积液时表现为斜穿过髌上滑囊条状影增宽,以及髌骨下脂肪对照而显示的膝关节囊的前缘轻度向前膨隆。有中量积液时,膝关节囊和髌上滑囊膨胀更显著,表现为髌上脂肪组织内有一较大的卵圆形或梨形密度增高影,其轮廓在脂肪组织对比之下可以全部显示或部分显示;在髌骨下脂肪内,可见膝关节的前缘凸出更加显著,其轮廓可以部分显示,或显示不清楚,并将股四头肌肌腱推移向前。如果关节囊周围组织能显示膝关节囊后缘时,还可见关节囊后缘向后膨隆。此外,有中量至大量积液时,还可见髌骨前移。在X线正位片上,髌上滑囊为积液所膨胀时,表现为股骨髁内、外侧各有一如肌肉密度阴影将髌上滑囊外脂肪推开,使原有透亮弧线状影向两侧分开,各以一凹面向着股骨;积液量较少时,只能显示内侧弧线状影。这种关节积液所形成的两侧膨隆的透亮弧线状影,与股骨内、外侧的肌间隔走行方向不同,一般不易混淆。

(二)肘关节积液

肘关节在关节囊之内、滑膜之外有3个脂肪垫,后方1个、前方2个。后方者在尺骨鹰嘴之后,当肘关节呈90°屈曲位时,这个脂肪垫被肱三头肌紧压在鹰嘴窝内。

前方的2个脂肪垫分别位于冠突和桡骨头窝内,在肱二头肌肌腱的后方。在X线正位片上,由于骨骼阴影重叠,不能显示脂肪垫。在X线侧位片上,肘关节90°屈曲位投照时,后方脂肪垫被肱三头肌肌腱压在鹰嘴窝内,为骨骼影所掩盖而不能显示。前方2个脂肪垫重叠在一起,表现为肱骨下端冠突窝前有一略呈三角形的透亮区,最宽处可达6~7mm,但有时也薄至仅能隐约见到。

　　发生肘关节积液后,X线侧位片上表现为肘关节前方的三角形透亮区变宽,其底部上抬至冠突窝的上部,积液多时可离开冠突窝。肘关节后方的脂肪垫,从不能显示,变为肱骨鹰嘴窝后方出现一弧形透亮线条,随着积液量的增加,这个弧形透亮线条从其下端与肱骨分离以致整个离开肱骨。前、后方之弧形透亮线条形似"八"字,但大多数与周围肿胀同时存在。

（三）髋关节积液

　　髋关节的关节囊外有一薄层脂肪组织,X线正位片上显示为与股骨颈平行或凸面向着股骨头宽2~3mm的弧线状透亮影。在关节囊外透光线的外上方和内下方分别可见臀肌和髂腰肌间隔阴影。发生髋关节积液后,关节囊外脂肪透亮线向两侧膨隆,离开股骨,且四周向着股骨颈,其外上方和内下方的肌间隔也分别向外上方和内下方推移。

（四）踝关节积液

　　踝关节的关节囊后方和跟腱之间有一较大的脂肪垫,关节囊前方有一较薄的脂肪垫。正常X线侧位片上,关节囊后方脂肪垫表现为一狭长三角形透亮区,位于跟距关节之后、跟骨的上方。这个透亮区的后方为跟腱,前方为屈趾肌及其肌腱。关节囊的轮廓由于屈趾肌及其肌腱所遮盖而不能显示,但有时显示为一轻微向后凸出的轮廓。关节囊前方脂肪垫显示为狭带状透亮区,可隐约显示关节囊的前缘和伸趾肌腱。发生关节积液后,关节囊向后膨隆使关节后三角形透亮区的前下角密度增高,其后缘呈凸向后方的弧形。积液量多时,整个跟骨上面为一半球形密度增高影,还可见关节囊前缘向前膨出,连同伸趾肌腱和皮下组织一同向前膨出。

二、关节软骨和骨质破坏

　　关节软骨和骨质破坏为病理组织侵及并取代了关节软骨及其下方的骨质,统称为关节破坏。最常见的病因为各种急、慢性关节炎,但也能见于痛风等代谢性疾病,这些情况所致的关节破坏,往往先侵及软骨,然后累及其下方的骨质。一般良、恶性肿瘤很少引起关节破坏,如果发生,也常常先出现关节面下的骨质破坏,而后出现软骨破坏。

关节骨质破坏在早期表现为关节硬骨板的密度降低至消失,逐渐发展为关节面毛糙、模糊,然后在不同部位出现各种形态的骨质缺损,根据其出现的快慢、部位和形态,可以判断是何种关节病变。例如,化脓性关节炎常发展迅速,从关节承重面开始,骨质缺损较弥漫,并且与正常骨质分界不清;关节结核则发展缓慢,从关节边缘开始有虫蚀状骨质破坏;风湿性关节炎的骨质破坏发展缓慢,从关节边缘开始,但大多为穿凿小囊状骨质破坏,且常为多关节病变。

三、关节强直

关节破坏在愈合过程中,由于愈合所致的关节活动丧失导致关节强直,可以分为纤维性强直和骨性强直2种。相邻关节破坏修复后为纤维组织所替代,由组织固定所致的关节强直为纤维性强直。这时,临床上关节活动已经丧失,X线片上仍能显示的关节间、关节面可光整,也可略显不规则,但是边界都较清晰。严重的关节破坏后,关节组成骨之间为骨质所连接,称为骨性强直,又称骨性愈合。X线表现为关节全部或部分消失,并有骨小梁通过原关节间。关节强直后,因活动受限,故常伴有废用性骨质疏松和肌肉萎缩。

四、关节脱位

关节从其正常位置上脱开,称为关节脱位。关节组成骨完全脱开者为全脱位;关节组成骨部分脱开者为半脱位。轻微的半脱位常表现为轻度的关节间隙增宽,发生于四肢者常需拍摄正常对侧位片比较才能做出判断。关节脱位从病因上可分为外伤性、先天性和病理性3种。外伤性脱位有明显的外伤史并常伴有骨折;先天性脱位常见于婴幼儿,并有一定的好发部位(如先天性髋脱位)和可能伴有其他畸形(如马德隆畸形);继发于关节或其邻近组织疾病的脱位为病理性脱位,通常可见关节或其邻近组织病变的影像学表现。

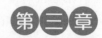

骨关节发育畸形与骨软骨发育障碍

第一节　四肢骨关节

一、多指畸形

【概述】

多指畸形也称"赘指畸形"。有家族遗传史,可呈双侧对称发病,也可单发,以重复小指或重复拇指多见,而重复中指较少见。重复拇指可只累及末节指骨,或同时累及近侧指骨,甚至有时第1掌骨也受累及。重复小指可表现为1个完整的第6指,或仅为1个赘生物,也可能于1个小指内有三重指骨,且末节指骨末端相互并合。

【病理】

主要是遗传因素或胚胎在发育过程中因受到一定刺激而导致手指畸形。胎儿多指畸形往往存在于小指和拇指部位,并指则多发于环指与中指或者环指与小指。基因突变、染色体变异等遗传因素,化学药物、病毒感染、电离辐射和异常的子宫内环境(例如羊膜带综合征)及母体疾病等环境因素均可导致胎儿肢端畸形。男性胎儿多于女性胎儿,多为双侧发病。

【临床表现】

临床上常分为3种类型:①软组织型:多余手指仅有软组织,无任何骨组织;②多生指型:与正常指骨一样,含有指骨并与掌骨构成关节,掌骨在构成关节处稍增大或呈分叉状,该型最多见;③多指骨型:从掌骨分叉,长出外形完整的手指。

【影像学表现】

X线检查见图3-1-1~图3-1-3。

【诊断】

超声检查是目前临床上对胎儿肢体畸形进行诊断的主要方法。常规产前检查

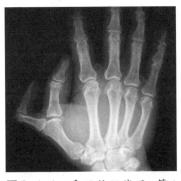

图 3-1-1 手正位 X 线示:第 1 掌骨远端膨大,掌骨、指骨出现重复畸形

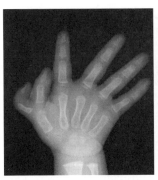

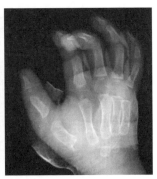

A   B

图 3-1-2 手正斜位 X 线示:多指畸形患者(A)多指畸形切除术后,第 1 掌指关节恢复正常(B)

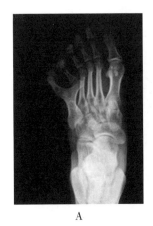

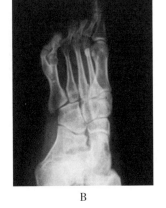

A   B

图 3-1-3 足正斜位 X 线示:第 5 跖骨远端分叉,出现趾骨重复畸形

又常常发生漏诊的情况,超声连续顺序追踪法在产前检查中的运用有效降低了漏诊情况的发生率,取得了较好的效果。同时,胎儿多指并指畸形也往往合并其他部位畸形,因此,一旦发现胎儿有多指并指畸形或其他肢体畸形一定要对胎儿其他部位进行较全面的检查。对婴幼儿进行 X 线检查,可明确诊断及了解骨关节情况。

二、马德隆畸形

【概述】

马德隆(Madelung)畸形又称先天性尺桡关节半脱位,马德隆畸形由桡骨远端内侧骨骺发育不良所致。由于桡骨远端内侧骨发育障碍,而外侧骨骺发育正常,当骨骺和骨干继续生长时,可使整个桡骨变短,内侧更短,以致桡骨弯曲,凸面向后外方,并伴有尺桡下关节半脱位;畸形严重时,出现腕部疼痛、无力及腕关节不稳定。由于主导生物特性的常染色体不完全外显,因此多见于女性,以双侧发病多见。

【临床表现】

双侧腕部受累,前臂缩短,尺骨远端外侧、桡骨远端向背侧和掌侧成角。腕部疼痛、僵硬,腕部倾斜严重时需要行矫形手术。软骨发育障碍表现为前臂、身高变短,Turner综合征(先天卵巢发育不良)可见马德隆畸形;多发性外生骨疣;奥利埃病(骨软骨瘤病综合征)。

【影像表现】

X线检查见图3-1-4:正位片可见桡骨远端关节面倾斜角度加大,邻近相应腕骨失去正常的排列顺序和弧度,而变成以月骨为前端的尖角状排列,尺桡下关节因桡骨缩短而呈半脱位状,桡骨弯曲,凸面向外;侧位片示桡骨远端关节面向前倾斜的角度增大,尺骨的远端指向后方,桡骨弯曲,凸面向后。

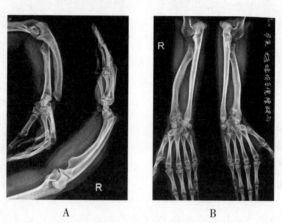

A   B

图3-1-4　尺桡骨X线示:桡骨缩短、弯曲畸形,尺桡骨远端骨骺不规则,尺桡关节间隙增宽,尺桡骨关节面之间的夹角为锐角(A);尺桡骨向背侧弯曲,尺桡关节间隙增宽(B)

【诊断】

主要以影像学为依据。

1. X线表现　特征性X线表现为桡骨干病理性屈曲短缩,尺骨相对增长,下尺桡关节脱位,近排腕骨呈倒三角状排列:影像学测量可见内倾角及前倾角增大。本例患者有明显外伤史,手腕部及前臂畸形明显,结合表现诊断并不困难。

2. MRI表现(不经常使用)　连接桡骨干骺端及骨骺的骨骺板,移位至尺侧表面,出现Vicker韧带(连接桡骨末端及月骨的不规则韧带),桡三角韧带尺侧不规则增厚。

【鉴别诊断】

严重的桡骨远端压缩骨折,若治疗不当可造成桡骨短缩、掌屈畸形,尺骨茎突外突,但两者不难鉴别。

三、先天性马蹄内翻足

【概述】

先天性马蹄内翻足(congenital talipes equinovarus)为最常见的足部畸形,约占足部畸形的90%,发病率为0.1%,男女发病比例为2:1,双侧多见,可单独发生,亦可与并指、多指、多发关节挛缩等畸形并存。马蹄内翻足的成因复杂,与遗传、神经异常和子宫内体位异常等有关。不同发病原因和类型的马蹄内翻足都有各自畸形表现和病理特点。

【临床表现】

1. 松弛型　畸形较轻,踝和足背外侧有轻度皮肤皱褶,足跟大小正常,小腿肌肉萎缩不明显。最大特点是手法背屈、外翻患足时,虽有阻力,但可以矫正其马蹄内翻畸形,能使患足达到或接近中立位。早期保守治疗2~3个月可获得满意矫正。

2. 僵硬型　畸形较严重,足跟小而内翻,小腿肌肉萎缩,足背和踝前部皮肤拉紧,足内侧和足底有较深的皮纹,可伴有小腿内旋甚至股骨内旋畸形。患儿常用足背外侧行走,使整个足发生扭曲,甚至足底朝上,足外侧负重部位出现较大的胼胝和滑囊。

【影像学表现】

X线　X线检查见距骨扁而宽,近端关节面呈切迹状,距骨中轴线(正位观)的延长线向外偏离第1跖骨(正常应穿过第1跖骨)。跟骨短而宽,有内翻及向上移位,几乎与胫骨后缘接触。舟骨呈楔状。前足内翻并呈马蹄形。足弓凹陷,距骨相互靠拢。第1跖骨肥大,其余跖骨萎缩(图3-1-5)。

四、先天性髋关节脱位

【概述】

先天性髋关节脱位(congenital dislocation of the hip,CDH),是髋关节在发育过程中以空间和时间上的不稳定为特征的一组病变的总称,包括

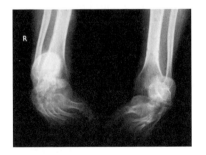

图3-1-5　踝关节X线示:距骨扁而宽,距骨中轴线的延长线向外偏离第1跖骨,舟骨呈楔状。前足内翻并呈马蹄形,距骨相互靠拢,第1跖骨肥大,其余跖骨萎缩

髋臼发育不良、髋关节半脱位及髋关节脱位。

【病理】

1. 软组织改变　股骨头向外上方移位并牵拉圆韧带,使之变长、增宽、增厚,也有少部分变细甚至缺如,关节囊拉长并松弛。由于髂腰肌腱经过关节囊的前方使之出现压迹,严重者会引起关节囊狭窄呈葫芦状,关节囊增厚、粘连。随着站立负重增加,股骨头向外上方脱位加重,髋臼盂唇与关节囊、圆韧带粘连,盂唇内翻髋臼变小,肥厚的圆韧带及纤维结缔组织占据髋臼内空间,阻碍股骨头复位。随着股骨向上方移位,髋关节周围的肌肉、筋膜发生挛缩,也会影响复位。

2. 骨骼改变　髋臼股骨头同心圆关系改变,使髋臼失去股骨头的应力刺激而发育不良,髋臼变浅,呈向外上的斜坡状;髋臼由正常的向外向下转变为向上向前,髋臼变小并常在前缘内上方出现缺损。股骨头移位与髂骨翼挤压摩擦,形成假臼;股骨头因为缺少髋臼的应力刺激,骨骺骨化核出现延迟,外形小且不规则;肌肉挛缩,向前挤压、扭转股骨头,使股骨颈前倾角、颈干角明显增大,股骨头骨骺外移。单侧髋脱位,下肢短缩,骨盆将向患侧倾斜,脊柱出现代偿性侧弯。双侧髋脱位,则腰椎前突增加。

【临床表现】

1. 婴儿期　出生数日即应进行髋关节发育状况筛查。

(1)外观与皮纹　单侧髋脱位时臀部、大腿与对侧不对称。患侧臀部增宽,臀部皮肤褶纹不在同一水平,患侧皮肤褶纹升高或数量增加,患肢缩短,呈轻度外旋位。

(2)股动脉搏动减弱　因股骨头脱位后的股动脉衬托消失,故股动脉搏动减弱甚至摸不到,股三角凹陷空虚。

(3)Barlow综合征(弹出试验)　患儿取仰卧位,检查者握持其双膝部,使其双膝、双髋各屈曲90°,拇指放在其股部内侧小转子处加压,轻轻内收髋关节并向后推;检查者指下有股骨头滑出髋臼的感觉,当去掉拇指压力后股骨头又有回弹进髋臼内的感觉,则为Barlow综合征阳性。

(4)Ortolani征(外展弹进试验)　检查者握持患儿膝部保持屈膝屈髋90°,轻轻外展外旋其髋关节,正常时膝外侧面可触及床面(图3-1-6)。当外展受限膝外侧

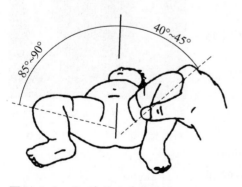

图3-1-6　髋、膝屈曲外展试验

面不能触及床面时,称为外展试验阳性;外展的同时前顶大转子,出现股骨头进入髋臼的弹入感,外展即可达90°,即为Ortolani征阳性。

（5）Allis征　患儿取平卧位,屈膝90°,两足靠拢对齐平放于床上,可见其双膝不在同一平面,位置低的一侧为阳性,说明该侧股骨上移。

2. 较大儿童期

（1）跛行步态　常是患儿就诊的唯一主诉。单侧脱位时表现为患侧肢短性跛行步态;两侧脱位时出现"鸭步",臀部明显后突,腰椎前突增大。

（2）Trendelenburg征（单腿站立试验）　嘱患儿单腿站立,另一下肢屈髋屈膝,使足离地,正常时对侧骨盆上升。脱位后由于患肢负重时臀中肌无法维持骨盆而向负重侧倾斜,致使对侧骨盆下降即为Trendelenburg阳性,从后面观察易发现异常。

【分类】

1. 根据股骨头与髋臼的关系分类　一般可将其分为以下3种类型:

（1）先天性发育不良　股骨头仅略向外移,Shenton线基本正常,但CE角可减小,髋臼变浅,根据Dunn的分类方法,此为先天性髋关节脱位Ⅰ级,即Dunn分类Ⅰ级。

（2）先天性半脱位　股骨头向外上方移位,但仍与髋臼的外侧部分形成关节,Shenton线不连续,CE角小于20°,髋臼变浅属Dunn分类Ⅱ级。

（3）先天性完全脱位　股骨头与髂骨之间属Dunn分类Ⅲ级。

2. 根据脱位的程度分类　孙材康参照Zionts的标准分为以下四度(图3-1-7)。

（1）Ⅰ度脱位　股骨头骺核位于Y线以下、髋臼外上缘垂线之外。

（2）Ⅱ度脱位　股骨头骺核位于Y线与Y线的髋臼上缘平行线之间。

（3）Ⅲ度脱位　股骨头骺核位于髋臼上缘平行线高度。

（4）Ⅳ度脱位　股骨头骺核位于髋臼上缘平行线以上,并有假臼形成。

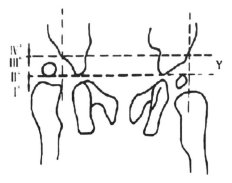

图3-1-7　先天性髋关节脱位四度分型

【影像学表现】

1. X线　婴儿出生后2~3个月内,股骨头骨骺骨化中心尚未出现,X线检查依靠股骨颈近侧端与髋臼关系来测量。骨化中心出现后,摄片包括双侧髋关节的骨盆片可以确定诊断。摄片时将双下肢并拢,将患肢上推和下拉住各拍摄1张片来对比测量,则变化更明显可靠。测量方法有以下几种:

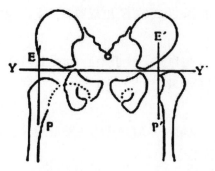

图3-1-8 先天性髋关节

脱位的X线测量：YY′=Y线Hil-genreiner线；EP、E′P′=Perkin线；虚线=Shenton线（健侧相连续）

（1）Pekin象限 股骨头骨骺核骨化出现后，可利用Perkin象限判断髋关节的脱位情况（图3-1-8）。连接双侧髋臼Y形软骨的水平线（称Y线或Hilgenreiner线），自髋缘外侧骨化边缘的垂线（称Perkin线或Ombredarne线），两线交叉将髋臼划为四区；正常股骨头骨化中心应在其内下区，若位于其他地区，则为脱位，脱位侧骨化中心常较小。

（2）髋臼指数 自Y形软骨中心至髋臼边缘做连线，此线与Hilgenreiner线之间的夹角称髋臼指数，此角说明髋臼之斜度，也提示髋臼发育程度（图3-1-9）。其正常值为20°~25°。出生时髋臼指数为25.8°~29.4°，6个月婴儿髋臼指数在19.4°~23.4°（Caffey 1956）。2岁以上者髋臼指数在20°以内。儿童开始步行后，此角逐年减小至12岁时基本稳定于15°左右。多数学者认为超过25°即为不正常，也有一些学者认为如超过30°则有明显脱位趋向。近年来发现，正常新生儿的髋臼指数可高达35°~40°，而绝大多数以后可转化为正常髋关节。因此在诊断上，不能单看髋臼指数这一项指标。但大于正常值者说明臼顶倾斜度增加，为髋臼发育不良。髋关节脱位时此角明显增大，甚至达30°以上。

（3）Von Rosen线 双侧大腿外展45°~50°并内旋，拍摄双侧股骨上端至骨盆正位片。做双侧股骨中轴线，并向近侧延长，即为Von Rosen线。正常时，此线通过髋臼外上角；脱位时，此线通过髂前上棘。在股骨头骨化中心未出现前，Von Rosen线对诊断有一定的参考价值（图3-1-10）。

（4）CE角 也称为中心边缘角，是自股骨头中心点与髋臼外上缘做一直线，与通过髋臼外上缘的H线的垂线所形成的夹角，正常值为20°以上。用于检测股骨头

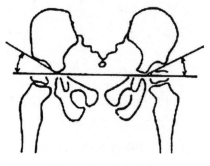

图3-1-9 髋臼指数

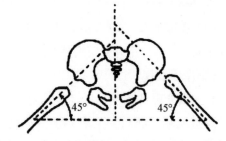

图3-1-10 左侧正常：股骨干轴线经过髋臼外上缘。右侧脱位：股骨干轴线经过髂前上棘

与髋臼相对的位置关系,髋臼发育不良或半脱位时,CE角减小或变成负角。

2. CT　三维CT可立体观察髋关节,有利于显示脱位的方向、程度和股骨头与髋臼的关系等。可直观显示股骨前倾角、股骨颈干角增大,股骨头骨骺向外后移位,且能提供髋臼指数、股骨前倾角、股骨颈干角等的准确测量数据。

3. MRI　MRI可清楚显示骨性及软骨性髋臼的发育情况、髋臼形态学病理改变、髋臼对股骨头的多方向覆盖情况等。此外,MRI可清楚显示髋臼软骨与髋臼大小不符并过度增厚;Y形软骨在髋臼窝顶部有不同程度的凸出;圆韧带及髋臼横韧带有不同程度的增厚。MRI还可早期确诊婴儿本病闭合复位严重的并发症之一——股骨头缺血性坏死。

【诊断与鉴别诊断】

1. 病史　患儿多有家族遗传史、臀位出生史。

2. 症状和体征　婴幼儿与较大儿童的临床症状多不明显,若出现下述症状、体征常提示有本病的可能:单侧髋脱位时臀部、大腿部的皮肤褶纹与对侧不对称,患肢缩短呈轻度外旋位;股动脉搏动减弱;患肢屈髋屈膝90°外展受限;牵动患侧下肢时,常闻及髋部弹响声或触及弹响感。单侧脱位时患肢呈短性跛行,双侧脱位时表现为"鸭步",臀部明显后突。在患儿肌肉放松和安静状态下进行Barlow综合征、Ortolani征、Allis征及Trendelenburg征等检查有助于诊断。

3. 鉴别诊断

(1) 发育性髋内翻　同样有跛行步态,患肢短缩,外展受限,但屈髋自如。X线表现为颈干角变小,股骨头内下方近股骨颈部可见三角形骨块,颈干角可达90°以下。Allis征、Trendelenburg征阳性。

(2) 病理性髋关节脱位　患儿常有髋部感染史或用药不当史,X线可见股骨头骨骺缺如,但髋臼指数正常。

(3) 麻痹性与痉挛性髋关节脱位　前者多为脊髓灰质炎后遗症,存在部分肢体瘫痪,有明显肌萎缩,肌力减低。X线显示半脱位,一般较容易鉴别。后者多为早产儿或出生后窒息者或有脑病病史者,出现半身瘫或截瘫的上运动神经元损伤的表现。

(4) 佝偻病　病变广泛,主要为骨骼改变、肌肉松弛及非特异性精神神经症状。X线提示全身骨骺板均受累,骺板增宽、边缘不清,骨骺部钙化带模糊,骺端呈杯状或毛刷状改变,骨质稀疏、骨干弯曲变形或骨折,还有方颅、鸡胸等畸形。

五、原发肥大性骨关节病

【概述】

原发肥大性骨关节病又称家族性特发性骨关节病或厚皮骨膜病,有家族史,病因不明,占3%~5%。可能为常染色体显性遗传,特点是有皮肤病损、四肢管状骨对称性骨膜增生和杵状指。

【临床表现】

本病大多在儿童时期发病,男性多于女性。特点是手足粗大,形如铲状,指(趾)末端杵状增大。颜面部皮肤增厚尤以额部明显,可形成"狮面"征。常有多汗和多脂。四肢皮肤增厚呈圆柱状,以下肢为著。症状随年龄增长呈进行性加重,30岁以后趋向稳定。临床上分为三型:①完全型:皮肤和骨骼均有改变;②不完全型:皮肤病变不明显,而骨骼改变明显;③顿挫型:皮肤改变明显,而骨骼改变较轻。病理上可见四肢管状骨骨膜下新骨增生并与皮质融合使骨干增粗,皮肤、皮下结缔组织、皮脂腺、汗腺均呈现增生。

【影像学表现】

X线 表现为两侧管状骨对称性骨膜增生,以手足短管状骨及远侧长管状骨如胫腓骨和尺桡骨最明显。增生骨膜多始于管状骨干的远侧,渐向近端发展,延及整个骨干。早期骨膜增生可呈锯齿状,以后则相互间有骨质连接而渐呈平行状。由于增厚的骨膜与皮质融合,使骨皮质增厚、骨干增粗。严重者可出现骨皮质变薄及骨质疏松。长管状骨骨端膨大,以桡骨下端、股骨下端及胫骨上下端为著。关节周围软组织肿胀,但不累及关节。指(趾)末端早期改变只见软组织增厚,而无骨质改变,以后逐渐出现指(趾)末端杵状膨大。指(趾)末端亦可见吸收变尖。颅缝常增宽,囟门未闭及众多缝间骨出现。一般躯干骨正常(图3-1-11和图3-1-12)。

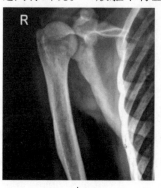 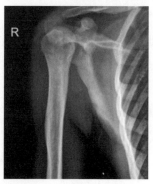

A   B

图3-1-11 (A-B)肩关节X线示:右侧肩胛骨外缘皮质增厚

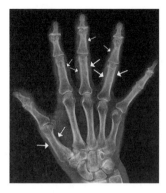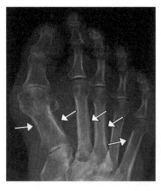

图3-1-12　手及足正位X线示：右手掌骨、指骨，右足跖骨弥漫性骨膜增生

【鉴别诊断】

1. 肢端肥大症　手足粗大，皮肤肥厚，面部粗糙等，易与肥大性骨关节病混淆，但不存在长骨和短骨的骨膜新骨形成，手足粗大，但仅是增粗、加宽，无明显加大现象，头围无明显增加，活动期生长激素和血清无机磷水平多升高，由于垂体瘤所致者大多有蝶鞍扩大，可资鉴别。

2. 甲状腺性肢端肥厚　有杵状指（趾）、恶性突眼及胫前黏液性水肿，X线检查示掌骨骨膜下新骨形成，多发于甲状腺功能亢进症（以下简称"甲亢"）治疗引起甲状腺功能减低时。患者有明显的甲亢病史。

3. 骨内膜性骨肥厚症　主要表现为骨内膜增生造成皮质增厚及髓腔变窄，骨横径不增加，常累及颅骨引起颅板增厚及板障封闭，且无杵状指（趾）及皮肤改变，与肥大性骨关节病不同。其他需与类风湿关节炎、畸形性骨炎、梅毒等疾病相鉴别。

4. 继发性肥大性骨关节病　多继发于心肺病变，55%的病例继发于胸部恶性肿瘤，其中绝大部分为肺癌。骨膜增生广泛，骨皮质和髓腔多不受累，此为本病的X线特征。特发性和继发性肥大性骨关节病主要通过临床鉴别。

六、泛发性骨皮质增厚症

【概述】

泛发性骨皮质增厚症也称为骨内膜增生症，病因不明，分为 Van Buchem 病和 Worth 病2型，为少见病。1955年首先由 Van Buchem 以家族性泛发性皮质增生症的病名报道此病。

【病理】

病理上见过量新生骨形成，而吸收机制正常；血清碱性磷酸酶水平升高，血清中硬化蛋白（又称硬骨素，是一种由SOST基因编码的糖蛋白，由213个氨基酸组成，有成熟细胞分泌,抑制骨形成)显著降低为特点。

【临床表现】

Van Buchem病为常染色体隐性遗传,而Worth病为常染色体显性遗传。病变主要累及颅骨、下颌骨、锁骨、肋骨和管状骨干。Van Buchem病者骨膜可形成疣状物,Worth病者则无。最终诊断必须依靠基因检测结果。

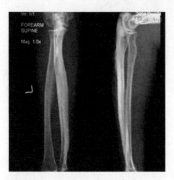

图3-1-13 左尺、桡骨正侧位X线示:尺骨内侧骨皮质广泛增厚,髓腔变窄,皮髓质分界不清,伴有轻度骨膜增生

【影像学表现】

X线 表现为全身骨骼对称性骨密度增高。其中以颅底骨增厚硬化,下颌骨增大致密,管状骨皮质向内增厚而无外形改变,髓腔狭窄但不消失。颅骨硬化,内外板均增厚,以颅底为著。下颌骨增大。肋骨和骨盆也可硬化,脊柱硬化以附件较明显(图3-1-13)。

【鉴别诊断】

本病需与硬化性增生性骨病(俗称"石骨症")鉴别,后者很少累及颅盖骨和下颌骨,管状骨改变主要累及骨骺及干骺端,而骨皮质较少累及,椎体有"夹心饼干"征,髂骨亦有"同心弧"状改变,还有"骨中骨"等特征性改变。

七、多发性骨骺发育不良

【概述】

多发性骨骺发育不良是少见的先天性骨发育障碍。特点是多数骨骺不规则,但无硬化,主要症状为髋部和膝部疼痛,僵直步态异常,手指粗短,严重者可因下肢大关节骨发育不良,而导致身材矮小,儿童时期最明显。男女均可发病,约50%系家族性发病。

【病理】

病理学包含发育(骨)骺的骨化中心。软骨内骨化是分裂的骨骺软骨细胞不规则的骨化。关节软骨最初是正常的,但患者在病程中因为根本的骨性支持变得松弛,所以变得畸形。关节畸形是永久性的,在早期就显示出成人退行性变及骨性关节炎。直到儿童发育晚期才能做出诊断。患儿主诉关节僵直、疼痛,跛行像鸭步(态)。这样的儿童身材矮小、肢体粗短。通常其肘、膝关节呈屈曲性挛缩,但智力不受影响。

【临床表现】

一般为常染色体显性遗传。其组织学改变主要为骨骺、骺板软骨细胞功能不全,骨骺、骺板不规则,软骨小柱排列不整齐,骨小梁缺乏,骨骺半乳糖胺减少。出生后并无明显畸形,直至4~6岁开始走路不稳,横距宽,身材矮小,方引起重视,青春期前可出现关节隐痛。多数病例只累及四肢,不累及脊柱与躯干,个别病例可出现脊柱侧弯。四肢受累一般是对称性的,以髋、肩、膝、踝关节部位骨骺更为明显。手指短粗,指甲短而钝,重者握物能力明显低下。

【影像学表现】

X线　出生并无不良,股骨头二次骨化中心出现延迟往往是最早的X线征象,可以延迟至1~2岁才出现。股骨头骺不规则,密度增加、不均匀、斑驳、破碎,很像Perthes病的表现。其他部位如股骨远端,胫骨近端,胫骨远端,肘、腕关节骨骺,均可有程度不等的变异,腕骨和跗骨间可发生融合。待发育成熟,骨骺闭合后关节面不规整,呈桑椹状,股骨颈干角减小,呈短颈、扁平髋,膝关节力线不良,内翻或外翻;踝关节踝穴变形,距骨滑车塌陷变扁,距骨颈变短,距骨头扁平,距骨缺血坏死,跗骨扭曲,趾骨短缩,肘关节、腕关节间隙明显变窄,尺、桡骨发育不对称,腕骨扭曲,掌骨短缩。个别病例累及椎体,表现为椎体不规整,前方稍呈楔状变形(图3-1-14)。

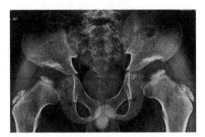

图3-1-14　髋关节骨骺发育不良
X线示:股骨头骺变小、不规整,密度增加、不均匀、斑驳、破碎

八、髌骨背侧缺损

【概述】

髌骨背侧缺损(DDP)多发生在髌骨外背侧,主要特征表现为病灶呈圆形的骨质缺损,边缘清晰,可以单侧发生,也可以双侧同时出现。主要发生在15岁和30岁左右。该病变属于髌骨发育性的正常变异,一般无临床意义,既往有学者提出其与二分髌骨形成有一定的因果关系。

【临床表现】

该病的大部分患者没有任何症状,多为偶然间发现,但部分患者会出现膝关节区疼痛,特别在活动后出现,少部分患者会出现关节异响,如活动时感觉"砰"的一声。

该病变骨质缺损可逐渐修复,愈合后表现为局部的骨质硬化。在成人髌骨背侧偏外如见到局限骨质硬化,可能为儿童时期缺损修复后的改变。部分缺损可终身不愈合,到老年期发现缺损时,应注意与其他疾病相鉴别。

【影像学表现】

1. X线　通常为圆形透亮低密度区,周围可见硬化边。

2. CT　表现为髌骨背侧面软骨面下可见类圆形或椭圆形低密度骨质缺损区,无明显软组织形成[图3-1-15(A~C)]。

3. MRI　髌骨背侧缺损表现为髌骨背侧面骨质内表现T_1等低信号、T_2压脂高信号,周围不伴明显的骨质水肿[图3-1-15(D~F)]。

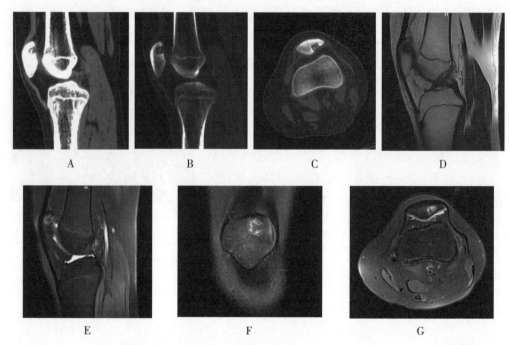

A　　　　　B　　　　　C　　　　　D

E　　　　　　　F　　　　　　　G

图3-1-15　(A~C)CT示:髌骨上缘背侧骨质缺损区,内见点片状钙化影,周围有硬化边;(D~G)MRI示:病变呈T_1等低信号,T_2压脂高信号,髌骨背侧关节面覆盖有完整的透明软骨

【鉴别诊断】

1. 临床上该病与剥脱性骨软骨炎、半月板撕裂、韧带损伤、髌骨软化和髌骨不稳等症状相似,故需要鉴别考虑。

2. 本病也需与关节炎相关的软骨下囊变、感染和甲亢引起的褐色肿瘤相鉴别,虽然髌骨肿瘤少见,但是偶尔需要与软骨母细胞瘤相鉴别。

第二节 脊柱

一、先天性阻滞椎

【概述】

先天性阻滞椎又称Klipple-feil综合征、先天性骨性斜颈、先天性脊椎融合。可影响2个或多个节段。融合可为完全性，或仅限于椎体和椎弓，常见于腰椎，次为颈椎，胸椎较少见。虽然多个椎体互相融合在一起，但其总高度不变。

【临床表现】

因胚胎时期原椎体分节障碍所致。阻滞椎有三大临床特点：颈部短粗、后发际低平、颈部活动受限。主要表现为短颈畸形，是脊柱的先天性骨性融合，常累及2个或2个以上椎体，受累部位2个椎体往往显示完全性骨融合，除椎体处，椎弓根亦可相互融合。常可合并其他肢体或脊柱畸形。若合并先天性蝴蝶椎或半椎体畸形，即为骨性斜颈。融合椎与下位正常椎体间的椎间盘因应力集中，易导致后天性颈椎间盘突出，引发相关脊髓症状。阻滞椎在临床上不多见，阻滞椎上下位椎体椎板、关节突骨折，而阻滞椎体本身无损伤少见，可能与阻滞椎体、椎板、棘突均融合为一体，强度增加有关。

【影像学表现】

1. X线 主要表现为融合椎前缘光滑，有弧性凹陷。椎体矢状径较正常椎体短缩。椎体融合部缩细，呈蜂腰状。椎体的高度相当于正常椎体加椎间隙的高度。椎管矢状径增宽。椎间孔狭窄，呈哑铃状或双肾状。阻滞椎附件发生广泛融合。

2. MRI 能够清晰地显示颈椎融合的节段，并可确定脊髓受压部位和严重程度，为治疗方案的选择提供可靠的依据。

【鉴别诊断】

X线及CT检查足以明确阻滞椎的诊断。本病需要与脊椎结核、脊椎感染合并椎体融合等脊椎慢性病相鉴别。

二、侧向半椎体畸形与矢状椎体裂

【概述】

侧向半椎体畸形及矢状椎体裂因胎儿的椎体起源于1对左右排列的软骨中心，

以后形成各自的骨化中心,然后各自由残余脊索的分隔成前、后两部分,如果成对的椎体软骨中心的1个不发育则形成侧向半椎体。正位X线片上呈尖端指向不发育侧的楔形,常引起不同程度的脊柱侧弯。如果是2个软骨中心联合异常,则椎体成为左、右2个三角形骨块,称为矢状椎体裂,正位X线片上可见形似蝴蝶的两翼,故称蝴蝶椎(图3-2-1和图3-2-2)。

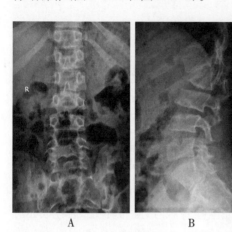

图3-2-1 (A～B)腰椎正侧位X线示:L₂椎体呈三角形,前部椎体发育不全,部分骨质缺如

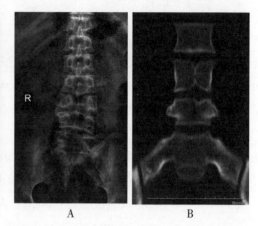

图3-2-2 (A)X线示:腰4椎体中间骨质凹陷,可见一纵裂;(B)CT示:腰4椎体中间见一纵裂,两侧椎体形似蝴蝶状

三、移行椎

【概述】

移行椎为常见脊柱先天性异常,由脊柱错误分节所致。整个脊柱的脊椎总数不变,在颈、胸、腰骶和尾椎交界处可见椎体变异,出现相邻节段脊椎的特点。

【影像学表现】

X线 常见的为第5腰椎出现骶椎的特点,称为腰椎骶化。X线片上表现为一侧或两侧横突宽而过长,与骶骨骨性融合或形成假关节,椎体间亦可融合,可引起下腰痛。若X线片上见骶椎出现与骶翼分离的横突,甚至骶1、2间仅以椎间盘相连,则为骶椎腰化(图3-2-3和图3-2-4)。

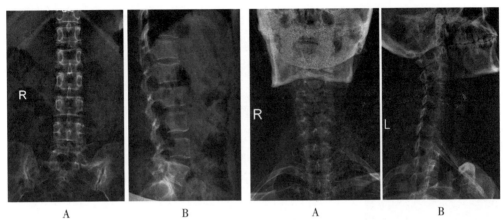

图3-2-3 （A~B)腰椎正侧位X线示:骶椎腰化,第1骶骨向上移行为腰椎,腰椎显示6枚

图3-2-4 （A~B)颈椎X线示:颈7椎体左侧形成颈肋,提示颈7椎体胸椎化

四、脊椎侧弯

【概述】

顾名思义,脊柱侧弯是脊柱向一侧出现了弯曲,正常人的脊柱从后面观察应该是一条直线,并且躯干两侧对称。脊柱侧弯又称脊柱侧凸,它是一种脊柱的三维畸形,包括冠状位、矢状位和轴位上的序列异常。国际脊柱侧弯研究学会对脊柱侧弯定义如下:应用Cobb法测量站立正位X线像的脊柱侧方弯曲,如侧屈角度大于10°则定义为脊柱侧弯。主要表现以下3个方面:

1. 先天性脊椎侧弯 由脊柱的多种先天性疾病引起,最常见的为非对称性分布的多个半椎体畸形融合。侧弯畸形随年龄增长而呈进行性加重。发育成熟后停止,可伴有四肢及内脏畸形。

2. 特发性婴儿脊柱侧弯 表现为胸椎侧凸,提起婴儿时侧凸不消失,弯凸的凸侧肋骨明显背突,凹侧消失,头向凸侧旋转受限,伴斜头畸形。发病年龄为自出生至10个月,90%以上的病例可自行恢复。

3. 原发性脊椎侧弯 多见于女性,6~7岁开始发病,畸形较轻,进展缓慢的严重侧弯畸形常伴有脊柱扭转畸形,造成侧弯的凸侧面胸向后壁隆起,故形成驼背。胸前壁凹陷,而侧弯的凹陷面向胸后壁凹陷,则胸前壁突出。

【病理】

主要表现为以下几个方面。

1. 脊柱侧向弯曲畸形　首先出现的某一部位弯曲称为主曲线(主弯),为了维持重心平衡和头部的正中位置,可以出现病变部位上下节段相反方向的代偿性弯曲,称为代偿性曲线(代偿弯)。曲线范围内的凹侧椎间隙变窄,凸侧椎间隙增宽,尤以顶椎处最明显。

2. 脊椎旋转与脊柱结构性改变　随着侧凸的进展,侧凸范围内可出现结构性畸形,椎体可在冠状面和矢状面上呈楔形变,并出现椎体旋转。椎体通常转向凸侧,凸侧椎弓根变长,横突及椎板隆凸,使胸腔凸侧变得狭窄。凹侧椎弓根变短、变小,椎板较凸侧小,棘突向凹侧倾斜。随着椎体旋转而转向凸侧,棘突随之转向凹侧。

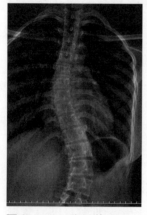

3. 肋骨与胸廓畸形　椎体旋转导致凸侧肋骨移向背侧,并向后侧隆起,形成"剃刀背"畸形(图3-2-5),凹侧肋骨移向前方。凸侧肋间隙增宽,凹侧肋间隙变窄,造成胸廓不对称。以上畸形可导致胸腔内容积变小,胸廓活动度下降,胸腔内脏器受挤压,心肺功能下降。腹腔内脏器亦可由挤压导致功能障碍。

4. 椎间盘、韧带及肌肉等软组织变化　凹侧的肌肉、韧带、关节囊等将会发生挛缩,凸侧的肌肉、韧带、关节囊等被牵拉变长。随着脊柱侧凸病变的不断发展,可以继发局部退变,椎体边缘增生,脊神经受牵拉或者压迫,出现神经功能障碍。

图3-2-5　胸腰椎正位X线示:胸腰椎呈S形侧弯

【临床表现】

脊柱侧弯的现状及患者的临床表现,我国脊柱侧弯的发病率为1%~3%,女性多于男性,以10~14岁青少年常见。脊柱侧弯大多发病隐蔽,患儿大多不痛、不痒,偶有背痛,容易被家长忽视。即便患者就诊,若专科医生不仔细检查也很容易误诊。从外形上看,侧弯可以产生背部隆起畸形,形成"剃刀背"畸形,有的甚至产生"漏斗胸"或"鸡胸"畸形;同时合并这种背部畸形时,可以伴随双侧肩关节不平衡或者骨盆不平衡,以及双下肢不等长,可以引起患者明显的局部畸形,身高缩短,胸腔和腹腔容量减少,甚至造成神经功能、呼吸功能、消化功能的损害等。

【影像学表现】

X线　是确诊脊柱侧弯的重要手段,脊柱任何程度的向左或向右弯曲,包括S形(2个弯曲)与C形(1个弯曲)2种,2个弯曲中曲度较大者为主弯曲,曲度较小者为次弯曲。常见于胸椎,其次为胸腰段,弯曲角度为10°~90°。X线片还可见肋骨排列异常(凹侧肋骨集中)与脊柱后凸。CT与MRI有助于显示本病的原因,如骨质异常以及伴随疾病,如椎管闭合不全。Cobb 测量法测量弯曲起点与终点处脊椎终板平行线的交角。

【诊断】

1. 脊柱侧弯的诊断　主要根据临床表现及 X 线片检查进行确诊。在病变早期,畸形往往不明显,容易被忽视;10 岁以后,很容易出现侧凸明显加重,凸侧肩部增高,凹侧肩部变低,容易被识别。严重者可以继发胸廓畸形,胸腔容积变小,引起气短、心悸、消化不良、食欲不振等内脏功能障碍。如脊柱侧凸长期得不到有效治疗,可能会出现脊髓神经牵拉或者压迫的症状。通过 X 线片检查,可以明确脊柱侧凸的部位及侧凸的类型。

2. 体征

(1)脊柱直立位形态检查　观察双肩、肩胛骨是否在同一水平、形态是否一致;两侧胸廓是否对称;两侧臀部是否大小相等;骨盆两侧高度是否一致;双下肢是否等长。以上因素均有可能导致脊柱形态变化,出现侧凸,从而影响对局部畸形性质的判断。

(2)脊柱活动度检查　受检者站立,双足并拢,观察脊柱前屈、后伸、侧屈、旋转的角度;观察活动过程中脊柱畸形变化的情况,判断脊柱僵硬的情况,看是否属于结构性侧凸。

(3)Adams脊柱前弯试验　受检者双足并拢,双下膝伸直,向前弯腰近90°,同时双掌对合,双上肢自然下垂,观察者从后方观察其后背是否对称、等高。

(4)神经功能检查　具体包括四肢皮肤浅表感觉、肌力、腱反射、括约肌功能检查。可以排除神经系统病变导致的脊柱侧凸。

【鉴别诊断】

1. 先天性侧凸　见于婴幼儿,由于椎体畸形引起的脊柱侧凸。可能由于胚胎发育过程中的环境因素引起,目前尚未发现遗传基因与单纯的先天性脊柱侧凸有关。椎体畸形包括椎体形成障碍、椎体分节障碍及包括这两种类型的混合障碍。

2. 退变性脊柱侧凸　多见于老年患者。为脊柱退变因素导致的脊柱侧凸。常伴有椎间盘变性或突出,关节突关节松弛,椎体或椎间关节增生,以及椎管狭窄。

3. 脊柱感染及脊柱结核　脊柱结核或感染破坏椎体后,可出现脊柱侧凸畸形。这类患者可以有炎症指标升高及结核病的相关阳性指标。同时,影像学检查可提示脊柱感染或脊柱结核。

五、脊柱裂

【概述】

脊柱裂是较常见的一种发育异常,因两侧椎板不联合而形成的先天性裂隙。可有1个或2个缺损,常见于腰骶椎,其次为颈椎。缺损部常被软组织或纤维组织所填充。按有无椎管内容物膨出及膨出内容物的不同分为4型。

1. 脊膜膨出型 脊髓脊膜膨出。

2. 脂肪瘤型 脊髓脊膜膨出或可合并脊柱裂的椎管内脂肪瘤,无神经症状。

3. 隐性脊柱裂 常无任何神经症状。

4. 其他类型 可发生下肢瘫痪、肌肉萎缩等症状。

【影像表现】

X线 脊柱裂常见为隐性脊柱裂,即两侧椎弓未愈合但无脊膜、脊髓膨出。显性脊柱裂者合并脊膜或脊膜、脊髓膨出。X线片即可显示这些异常(图3-2-6和图3-2-7),然而脊髓膨出的确诊需行MRI检查。

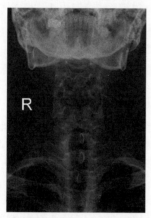

图3-2-6 颈椎正位X线示:颈5椎体双侧椎弓板未融合,可见游离棘突影

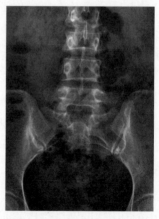

图3-2-7 腰椎X线示:腰5椎体双侧椎弓板未融合,可见游离棘突影

六、脊椎峡部裂及脊椎滑脱

【概述】

椎弓峡部不连是指脊椎的椎弓峡部(关节突间部)骨不连接,也称为椎弓崩裂。多数学者认为这是先天发育不良,也有人认为这是由应力性骨折所致,还有人认为是在先天发育薄弱的基础上,加上多次微小骨折所致。如果由于椎弓两侧峡部不连

而导致该椎体向前不同程度的移位,则称为脊椎滑脱;相对于脊柱退行性变引起的椎体向前移位,称为真性脊椎滑脱。

【病理】

1. 椎弓峡部裂

(1)先天性椎弓峡部裂 由先天发育骨化过程中,峡部未能融合所致,有一定的家族史和遗传性。

(2)外伤性椎弓峡部裂 下腰椎的椎弓峡部发育细薄,具有潜在的解剖薄弱性,加之人体负重集中在下腰部,腰椎存在生理性前凸,腰4、腰5椎体受到体重压力有向前、向下滑移的倾向,椎弓峡部应力集中,易出现应力骨折。而且椎间盘退行性变也会使相邻节段的稳定性下降,导致上位椎体向前滑移,产生脊柱的矢状位序列失衡。在椎弓峡部发育不良的基础上,遭受外伤或持续劳损时,则容易出现峡部或应力骨折。

2. 腰椎滑脱 由于各种原因,如椎弓发育不良、椎弓峡部裂、关节突关节退行性变等,导致脊柱上位椎体相对于下位椎体发生移位。依据发生腰椎滑脱的原因分为椎弓发育不良性、椎弓峡部裂性、退行性、创伤性和病理性滑脱。随着滑脱的进展,可导致椎管狭窄,马尾和神经根受压,产生神经症状。同时由于局部失稳,腰部肌肉、关节囊、韧带劳损,弹性下降,出现局部疼痛,活动受限。

【临床表现】

此病多发生于20~40岁的成年人,男女发病比例为2∶1。绝大多数发生于第5腰椎(90%),多发者占发生率的15%。峡部缺损可为单侧或双侧。主要临床症状为下腰痛,并向髋部或下肢放射。

【影像学表现】

1. X线 前后位片上椎弓峡部不连,可表现为椎弓峡部裂隙、密度增高,结构紊乱等改变;侧位片上,椎弓峡部缺损位于椎弓的上、下关节突之间,为自后上斜向前下方的裂隙样骨质缺损,边缘可有硬化,有时因滑脱而使裂隙两边的骨质出现分离和错位。但前后位或侧位片一般不能作为确诊的依据。左右斜位片上峡部显示最清楚、最可靠,并可确定哪一侧不连。腰椎左后斜位片显示的是腰椎左侧椎弓峡部,右后斜位片显示的是腰椎右侧椎弓峡部。在腰椎斜位片上,正常腰椎附件的投影形似"猎狗"样:被检测横突的投影似"猎狗"的嘴部,椎弓根的轴位投影似一只"狗眼",上关节突的投影似"狗耳朵",下关节突的投影似"狗前腿",上、下关节突之间的峡部似"狗的颈部",椎弓似"狗的体部"。当峡部出现椎弓裂时,"猎狗"的颈部(即峡部)出现一纵行的带状透亮裂隙。显示椎体向前移位,以侧位片为准;测量滑脱程度,以

Meyerding测量法较适用,即将下一椎体上缘由后向前分为四等份,根据前移椎体后下缘在下一椎体上缘的位置,将脊椎滑脱分为四度:例如位于第1等份内的为Ⅰ°滑脱,位于第2等份内的为Ⅱ°滑脱,依此类推。一般依靠X线平片即可做出诊断,其显示椎弓峡部不连比CT轴面像和MRI均优越,但各向同性CT的MPR重建比平片能更清晰显示峡部不连(图3-2-8和图3-2-9)。

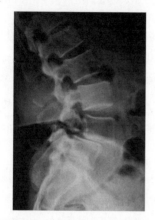

图3-2-8 腰椎侧位X线示:腰4椎体向前移位,椎弓部见裂隙影

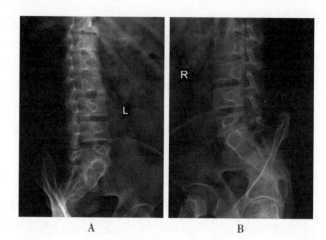

图3-2-9 腰椎双斜位X线示:腰5双侧椎弓峡部见裂隙影

2. CT 上位椎体向前移位,使椎体后缘与其椎弓的间距增宽,椎管前后径增加,因椎间盘未移位而在椎体后缘形成条带影,易误诊为椎间盘膨出,在椎弓峡部层面可显示峡部不连。采用多角度MPR重建可更清晰地显示峡部不连。

3. MRI 矢状面可观察脊椎的移位。通过峡部的横断面可以显示其不连,它在T_1WI和T_2WI均为低信号,横断面也可显示椎管前后径增加。此外,椎体骨髓因受力改变而发生变化,开始为长T_1、长T_2信号(纤维血管组织),然后脂肪化而呈高信号,最后变为骨质硬化的低信号。

【诊断】

1. 病史 患者可能有腰部外伤或劳损史,发病时间长短不一,症状程度不一,可能由于某种姿势诱发加重。

2. 症状 脊椎滑脱多见于腰4、腰5节段,单纯椎弓峡部裂早期常无任何症状,一般20岁后逐渐出现临床症状。包括局部症状、神经压迫症状(见临床表现)。

3. 体征 临床体检可见腰部活动受限,局部有叩击痛,后正中线压痛,椎旁肌肉紧张、痉挛,腰部生理前凸加大,臀部后凸,腹部下垂,局部棘突深浅不一。滑脱明显者可触及"阶梯"样感,棘突及其周围韧带有压痛。神经压迫明显者可致下肢感觉、肌力下降及腱反射减弱。压迫马尾神经者可出现鞍区感觉减退,括约肌功能障碍。

【鉴别诊断】

1. 假性滑脱与真性滑脱　假性滑脱亦称为退行性滑脱,多由退行性变引起,患者年龄偏大,50岁以上的老年患者居多。神经根受压症状多由退行性变导致的骨赘增生、椎间盘突出等引起,滑脱一般不超过Ⅱ°。真性滑脱由于椎弓峡部裂导致,一般临床症状较为严重,重度滑脱者多属于这种类型。两者可以通过影像学检查鉴别。

2. 腰椎间盘突出症　由腰椎间盘突出压迫神经根或者硬膜囊导致。两者在临床上均可出现腰痛及一侧或两侧神经根性症状,严重滑脱者常伴有椎间盘突出,通过影像学检查不难鉴别。

七、皮毛窦

【概述】

皮毛窦又称藏毛窦,属于畸形发育,可出现在枕部到骶尾部间的任何部位,以骶尾部最多见,可与脊髓裂、脊柱裂伴发。瘘口常呈针眼状,四周往往有异常的长毛,有色素沉着或毛细血管瘤样改变,有的在其上方还有脂肪瘤突出。窦道所经处,相应部位可有颅骨、硬脑膜、棘突、椎弓板、硬脊膜缺损。无感染时易被忽视。

【病理】

分为先天性和后天性。先天性:由于髓管残留或骶尾缝发育畸形导致皮肤的包涵物。但婴儿的中线位肛后浅凹部位很少找到藏毛疾病的前驱病变,在成年人中却较多见。后天性:认为窦和囊肿是由于损伤、手术、异物刺激和慢性感染引起的肉芽肿疾病。常见的病菌有厌氧菌、葡萄球菌、链球菌和大肠埃希菌。多数需氧菌为革兰阴性细菌。

【临床表现】

皮毛窦静止期在骶尾部中线皮肤处可见不规则小孔,直径为0.1~1cm。周围皮肤红肿变硬,常有瘢痕,有的可见毛发。探针探查可探入3~4mm,有的可探入10cm,挤压时可排出质稀淡臭液体。急性发作期有急性炎症表现,有触痛和红肿,排出较多脓性分泌物,有时发生脓肿和蜂窝组织炎。内藏毛发是其特点,但不是唯一的诊断标准。背侧皮窦发生于胚胎原始神经管形成期,1/3~2/3的病例皮窦进入椎管内。背侧皮窦少见,多见于儿童,无性别差异。一半以上的病变发生于腰骶部,其次为枕部与胸椎。约半数以上的病例合并有皮样或上皮样囊肿,皮样或上皮样囊肿的患者合并背侧皮窦者占20%~30%。

【诊断】

皮毛窦和藏毛囊肿的主要诊断标志是骶尾部急性脓肿或有分泌的慢性窦道,局部有急性炎症表现,检查时在中线位见到藏毛腔,藏毛窦有症状和体征容易诊断。藏毛囊肿如无继发感染常无症状,只是骶尾部突起,有的感觉骶尾部疼痛和肿胀。通常主要和首发症状是在骶尾部发生急性脓肿,局部有红、肿、热、痛等急性炎症特点。多自动破溃流出脓汁或经外科手术引流后炎症消退,少数引流口可以完全闭合,但多数表现为反复发作或经常流水而形成窦道或瘘管。

【鉴别诊断】

1. 与疖、肛瘘和肉芽肿鉴别　①疖:生长在皮肤,有皮肤突出,顶部呈黄色。②痈:有多个外孔,内有坏死组织。③肛瘘:肛瘘外口距肛门近,瘘管行向肛门,触诊有索状物,肛管内有内口,有肛门直肠脓肿病史。④藏毛窦:走行方向多向颅侧,很少向下。⑤结核性肉芽肿:与骨相连,X线检查可见骨质破坏,身体其他部位有结核性病变。⑥梅毒性肉芽肿:有梅毒病史,梅毒血清反应阳性。

2. 与表皮样囊肿、皮样囊肿及畸胎瘤鉴别　如果表皮样囊、皮样囊肿及畸胎瘤较小或无功能,通常无特异性临床表现。早期症状主要包括腰背疼痛、双下肢运动感觉及其反射异常、阳痿、膀胱与直肠括约肌功能障碍。

3. 与椎管内其他肿瘤相比较　此类肿瘤患者除发病年龄较轻、病程较长等情况外,还有如下特点:①因为囊肿主要位于脊髓下段,圆锥和马尾部较多,所以腰腿疼痛者较多,常呈钝痛或剧烈神经根性痛;②直肠与膀胱功能障碍者较多,80%以上的患者有排尿、排便功能障碍;③运动系统损害可不典型,当囊肿合并腰骶部脊柱裂时,脊髓下端常被固定于较低部位;④若合并皮毛窦时,常可以引发颅内感染,亦有少数皮毛窦者,由于囊内容物刺激而引起发热等表现。对于有颅内炎症表现,特别是反复发作、腰背部有皮毛窦者,首先应该考虑表皮样囊肿、皮样囊肿或畸胎瘤的诊断。

【影像学表现】

1. CT及CTM　可见病变部位皮下脂肪内带状软组织密度结构横过,经开放的椎弓板进入椎管,深度不一,近端可止于硬膜,也可进入硬膜与圆锥及终丝相连。合并有椎管内皮样或上皮样囊肿胸时,带状窦的近端常止于囊肿。与CT相比,MRI显示病变更清晰,但对于硬膜囊内段的皮窦显示则不及CTM。

2. MRI　矢状位TWI显示骶椎水平皮下软组织内有一条软组织信号影与脊膜

囊相连,并在中线位处与硬膜囊内终丝相续。脊椎异常,其与增粗的终丝彼此分不清,向下一直延伸到骶管。MRI矢状位SE序列T加权像可清晰显示管的位置(图3-2-10)。

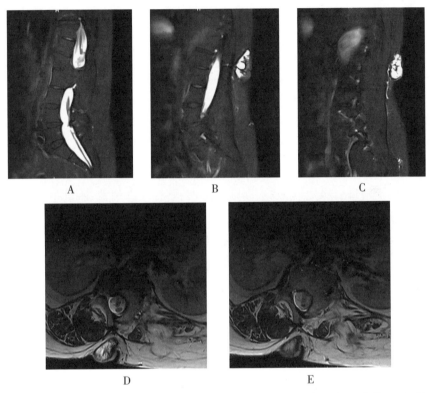

图3-2-10　(A~C)MRI矢状位示:腰1~腰2水平皮下软组织内混杂信号影,似与脊膜囊相连;(D~E)MRI轴位显示:终丝及马尾神经增粗

八、脊柱骨骺发育不良

【概述】

脊柱骨骺发育不良是一种软骨发育不良性侏儒症,病变有选择性或结合性地累及脊柱、骨骺和干骺。依据临床X线表现和遗传特征,分早发型和迟发型两型。早发型:出生时即存在,影响脊柱和近侧长骨骨骺。新生儿身材短,面部扁平,眶间距增宽,有短颈和桶状胸,常有腿弯曲,膝内翻,足内翻畸形,肌张力降低,称摇摆步态。迟发型:仅男性发育障碍,开始于5~10岁,主要为躯干变短,临床上常有背部疼痛。可较早出现髋关节病,引起关节疼痛和活动功能受限。

【病理】

其病理表现主要是受累骨骺前半部的缺血、坏死和碎裂,致使椎体前半部分高度发育延迟,成楔形改变。

【临床表现】

1. 早期腰背疲劳和疼痛不适,久立疼痛加重,休息后疼痛缓解或消失。

2. 脊柱胸段后凸渐加大,呈圆驼状向后隆起,称圆背畸形。被动及主动活动均不能改变后凸畸形,腰的前凸代偿性增大,但不影响腰部活动。

3. 终末期疼痛等症状逐渐消失,但圆背畸形将永久存留。

【影像学表现】

1. 早发型

(1) 新生儿期表现为骨化延迟,耻骨、股骨远端和肱骨近端骨骺、距骨、跟骨均未骨化,椎体变扁且后缘短缩,呈不规则四边形,髂骨底部增宽,胸廓呈钟形,肋骨前端呈喇叭口形张开。

(2) 1岁时表现为耻骨仍未骨化,股骨头骨化中心未出现,膝关节骨化中心出现延迟且不规则,椎体仍扁,胸腰椎交界处常有1个或多个椎体发育不良,股骨和胫骨变短,股骨远端干骺不规则。

(3) 儿童期表现为髋臼加深,顶部水平,股骨头小而不规则,颈干角变小,呈内翻畸形,耻骨虽骨化,但软骨间隙仍宽,长管状骨变短,干骺不规则,有骨赘形成,呈喇叭口形增宽,短管状骨一般正常,扁平椎继续存在,椎间隙变窄,枢椎齿状突骨化不全,下腰椎前突增加,前颅底向上倾斜,基底角加大。

(4) 成年期表现为椎体明显变扁,椎间隙变窄,侧弯和腰椎前突增加,椎体不规则,枢椎齿状突仅部分骨化,1个或数个椎体前缘呈喙状,桶状胸,股骨头小而不规则,长管状骨变短,干骺张开,关节面不规则,常有膝外翻和髌骨脱位,距骨和掌骨头轻度变扁,近排腕骨常不规则(图3-2-11)。

2. 迟发型

(1) 腰椎椎体上、下缘可有驼峰形的象牙质样骨结构(图3-2-12)。

(2) 髋臼窝增大。

(3) 股骨头小且扁,较早发生骨性关节炎。

(4) 胸廓前后径、横径均增宽。

(5) 髂骨翼小,坐骨支相对增长。

【诊断】

1. 病史　青少年患者主诉腰背不适或疲劳,有僵硬感。

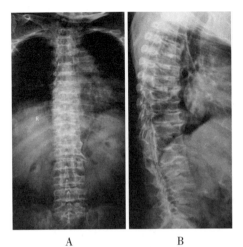

图 3-2-11 (A~B)X 线示：椎体形态变扁，前后径增宽，椎体前部呈"阶梯"样改变，椎间隙变窄，椎弓根变短

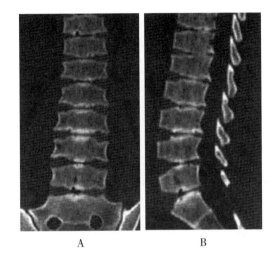

图 3-2-12 (A~B)腰椎 CT 示：胸腰椎形态呈"花瓶"样改变，终板不规则，呈驼峰状凸起，椎间隙变窄

2. 临床表现　包括疼痛、活动障碍、脊柱驼背畸形等。

3. X 线或 CT 表现。

【鉴别诊断】

本病应与强直性脊柱炎、脊椎结核、脊柱化脓性骨髓炎等其他可能引起脊柱驼背畸形的疾病相鉴别。如强直性脊柱炎以脊柱强直为特征，畸形多累及整个脊柱；脊柱结核多呈角状后凸畸形；化脓性骨髓炎多呈板状强直，同时疼痛剧烈。

九、迟发型脊柱骨骺发育不良伴进行性骨关节病

【概述】

本病又名晚发型脊柱骨骺发育不良伴进行性骨关节病，为常染色体隐性遗传，男女发病相仿。一般在 3 岁以后逐渐出现发育异常，表现为身材矮小，四肢关节对称性增大，活动障碍，以及早发型进行性关节病引起的关节疼痛。

【临床表现】

为常染色体隐性遗传性疾病，特点是对称性骨骺、干骺增大伴进行性多关节（尤其是手指小关节）病变。3~8 岁出现症状，躯干短缩和下肢屈曲致患者身材矮小，四肢关节呈对称性疼痛、肿大及挛缩屈曲畸形，但无关节周围软组织肿胀。头颅发育正常。

【诊断与鉴别诊断】

1. 诊断要点　　常染色体隐性遗传,多为3~8岁发病,短躯干型侏儒,四肢关节肿大但无周围软组织肿胀。X线特点为普遍性椎体变扁,椎间隙变窄,四肢长、短管状骨骺和干骺端增大并向侧方突出,关节间隙变窄。

2. 鉴别诊断

(1) 大骨节病　　短管状骨及腕、踝改变,此病为"地方病",有流行病史,脊椎和四肢近侧大关节很少有改变。

(2) 黏多糖Ⅳ型　　侏儒驼背、头下降、肩高耸。X线片上最突出特点为一致性扁平椎,椎体中央呈舌状突出。管状骨短粗,干骺端增宽。骨盆变形,股骨头扁,骨骺碎裂。

【影像学表现】

X线　　表现为脊椎椎体普遍性变扁,横径和前后径均增宽,前部上、下缘凹陷,但中后部无典型的驼峰状凸起。椎弓根变短,椎间隙变窄。骶髂关节和耻骨联合间隙增宽。骶骨底部宽而短,髋臼处上缘唇样增生,使髋臼窝深而大。股骨头增大、扁而宽,关节面不规整并有囊变,股骨颈粗短。髋关节间隙变窄。四肢管状骨的骨骺和干骺端呈对称性增大,并向侧方增生突出。腕、跗和短管状骨的非骺侧端明显增大。近侧指骨远端关节面呈波浪状,边缘唇样增生,关节间隙有不同程度的变窄。远侧指间关节增大并屈曲,致使末节指骨相对变尖和偏斜。关节周围软组织无肿胀(图3-2-13)。

第三节　骨软骨发育障碍

一、软骨发育不全

【概述】

软骨发育不全又称软骨营养障碍、软骨营养障碍性侏儒症,是一种由软骨内骨化缺陷导致的先天性畸形,是侏儒症中最常见的一种类型。其特点为只累及软骨内成骨的骨骼,以四肢发育障碍为主,而膜内成骨的骨骼(如颅骨)却可发育正常,故患者成年后身材矮小,呈侏儒状态。

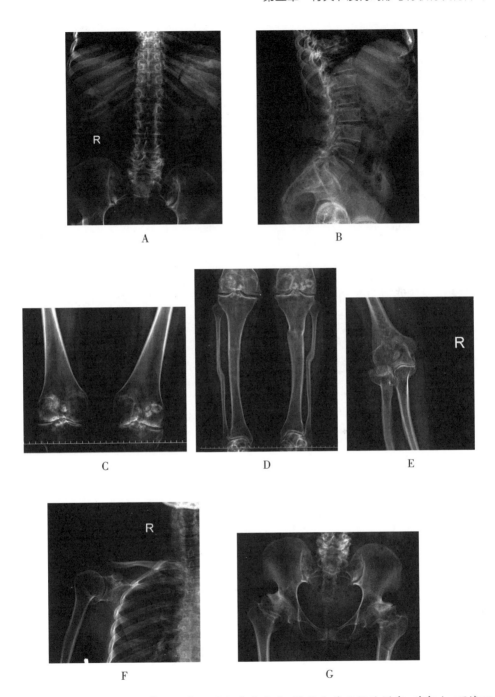

图3-2-13　(A~B)X线示:椎体形态不同程度地变扁,横径和前后径均增宽,前部上、下缘凹陷,椎弓根逐渐变短,椎间隙变窄。(C~F)X线示:四肢关节骨端膨大,关节面不规整,关节间隙变窄。(G)X线示:髋臼上唇样增生,髋臼窝深而大;股骨头增大、扁而宽,关节面不规整并有囊变,股骨颈粗短,髋关节间隙变窄。

【病理】

主要病理变化为软骨内化骨发生障碍,而膜内化骨不受影响。长管状骨骨骺软骨细胞增殖及成熟不良,不能形成柱状排列,不易增长,妨碍其纵向生长。骨膜下成骨未受影响,骨干的横向生长正常,故骨干短而粗。少数患者的腕骨及掌骨骨骺出现较晚。不规则骨的病理改变,骨盆可呈前后扁平状;下腰椎椎体与椎弓发育异常,则椎体变小及椎管管腔变窄。

【临床表现】

本病女性多于男性,通常在出生后即表现为畸形。

1. 四肢畸形　四肢短小,躯干近于正常四肢与躯干不成比例的侏儒身材,为其典型特征。出生时即可发现四肢短小,肢体近端较远端明显,上臂较前臂、股部较小。腿更为短小,并随生长发育逐渐变得明显。双上肢伸直下垂指尖,仅能达到大转子部位。成年时身高也不足1m。肘关节屈曲伸直受限,手短而宽,手指短而粗,不能并拢,呈"海星"或"三叉"状,各指似等长。臀部后翘,双膝内翻,小腿弯曲,踝内翻,常呈O形腿畸形,行走晚且呈摇摆步态。

2. 头颅外形　头面宽、前额突出、鼻梁马鞍形、上颌小、下颌突出、嘴唇厚,外貌犹如脑积水,但智力正常。

3. 脊柱与骨盆　腰椎异常前突,有的表现为脊柱侧弯,甚至出现椎管狭窄、脊髓和神经根压迫症状,骨盆前倾。

4. 智力、性征和肌肉发育均正常,偶有智力低下。

【影像学表现】

X线　X线平片检查显示:颅底短,颅盖相对较大。肱骨和股骨对称性短粗且弯曲,骨皮质增厚,肌肉附着的结节部常明显增大。终板光滑或轻度不规整,并有散在点状致密影。干骺端增宽,向两侧张开,而中央凹陷呈杯口状或V形,骨骺陷入其中,尤以膝关节显著。二次骨化中心延迟出现、发育小,常提前与骨干愈合。尺骨较桡骨短,近侧端增宽,远端变细,其近端通常有一向上的突起。手足短管状骨粗短,诸手指近于等长。

椎体较小,后缘轻度凹陷,骨性终板不规整。椎弓根间距从第1腰椎到第5腰椎逐渐变小,与正常者相反。骨盆狭小,髂骨呈方形,坐骨大、切迹小,呈鱼口状,上缘变宽,呈水平状(图3-3-1~图3-3-3)。

【鉴别诊断】

1. 垂体侏儒症　四肢与躯干的比例正常,性腺发育不良。

2. 软骨外胚层发育异常　除管状骨短缩,如胫腓骨及尺桡骨短缩外,另有外胚层发育异常,如牙齿、指(趾)甲及毛发发育不全,常伴有多指(趾)和并指(趾)畸形,胸廓发育异常,干骺端增宽,呈哑铃状。

3. 克汀病　患者智力低下,皮肤有黏液水肿,骨骺骨化中心出现延迟,但躯干与四肢比例正常。

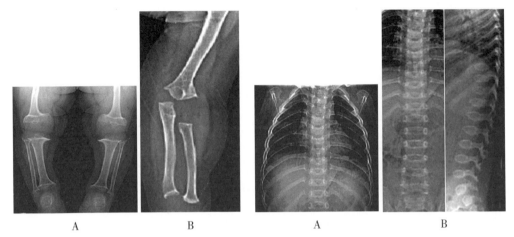

图 3-3-1　膝关节(A)及肘关节(B)X 线示:干骺端增宽,呈喇叭口样扩张,骨骺扁小,骨化中心延迟出现

图 3-3-2　脊柱 X 线示:椎体形态呈子弹头样改变,骨性终板不规整

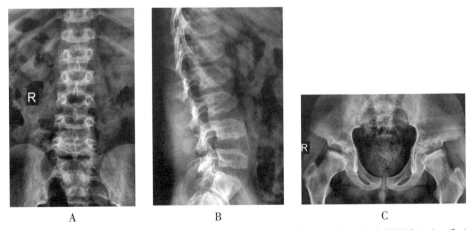

图 3-3-3　腰椎(A~B)及髋关节(C)X 线示:腰椎椎体前缘不规则,呈"阶梯"样改变,骨盆狭小,髂骨呈方形,坐骨大、切迹小,呈鱼口状,髋臼浅平,股骨头骨骺变扁,股骨头及髋臼关节面不规整

二、成骨不全

【概述】

成骨不全又叫脆骨病,是一种遗传性病变,骨质疏松易骨折、巩膜蓝色、牙齿发育不全和听力障碍为其四大特点。本病分4型,以早发型(Vrolik 病)和晚发型(obstein 病)多见。基因突变编码位于这2个链的位点,即 COLI A1(17q21)和 COLI A2(7q22.1)。85%的基因型为杂合子型。

【病理】

病理见骨质疏松、脆弱,细长或弯曲,骨皮质变薄甚至极薄,呈蛋壳样。可于一处或多处发生病理性骨折,易出现骨折畸形愈合或不愈合。镜下见成骨细胞减少,骨胶原缺乏,骨小梁排列紊乱、稀疏,骨膜外层纤维组织增厚。

【分型】

根据发病年龄和病变严重程度,分为产前型(先天型)和产后型,后者又分为早发型和晚发型。

1. 产前型 胎儿受到子宫的收缩挤压即可发生多处骨折,很难成活,极易形成死胎或死产。

2. 早发型 婴儿出生后1年内,因轻微外力即可反复发生骨折,由于无法实施固定而出现畸形愈合,身材短小,四肢弯曲畸形,难以成活而夭折。

3. 晚发型 患者出生时无异常发现,至学龄期发现受到轻微外力即易发生骨折,骨折可反复发生于同一处,亦可发生于多处,骨折处有骨痂生长,骨折愈合速度正常或稍延迟。骨折的次数随年龄增长而减少,至成年后很少再发生骨折。

【临床表现】

早发型出生时即有骨折,或在婴幼儿期发病。患儿头大而软,前额突出。手和足一般不受累;晚发型出生时正常,骨折发生于儿童学走路时和青春期,成人极少发病。长管状骨和肋骨为骨折的好发部位。骨折次数随年龄增长而逐渐减少。90%有蓝色巩膜,由巩膜的透亮度增加使脉络膜色素显露所致。约1/4病例有进行性耳聋,常在儿童时期出现。本病系由基因缺陷所致的骨Ⅰ型胶原纤维合成数量不足或结构异常,而致骨骼强度和耐受力差。

【影像学表现】

X线 本病的X线基本征象为多发骨折、骨皮质变薄和骨密度降低,以长管状骨明显。骨折为多发性,但不对称。骨折愈合较迅速,伴正常骨痂或过量骨痂形成,有时可形成假关节。长管状骨的X线表现可分为3种类型:粗短型:一般胎儿期和婴儿发病,其长管状骨粗短,伴多发骨折和弯曲畸形;囊型:少见,出生后即发病,呈进行性,骨内可见多发囊样区,似蜂窝样,以下肢明显,长管状骨明显弯曲畸形;细长型:发病较迟,病情较轻,亦可在胎儿期或出生后即出现,表现为骨干明显变细,干端相对增宽,骨骺和骨干交界处可见横行的致密线(图3-3-4)。

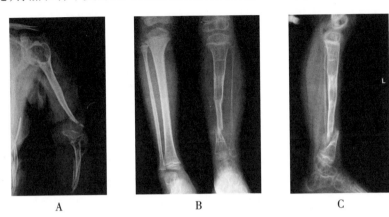

A　　　　　　　B　　　　　　　C

图3-3-4　左上肢(A)及胫腓骨(B~C)X线示:左侧肱骨、尺桡骨及胫腓骨远端纤细,腓骨呈"细面条"样改变,骨皮质变薄和骨密度降低,合并多发性骨折

颅骨改变多见于婴幼儿。头颅呈短头畸形,两颞突出,颅板变薄,颅缝增宽,囟门增大,闭合延迟,常有缝间骨。

椎体密度降低伴有双凹变形,亦可普遍性变扁或呈楔形变。肋骨变细,皮质变薄,密度减低,常有多发性骨折。

【诊断】

多有家族遗传病史,出生时或幼儿期即有多次骨折是本病的典型特征。骨折能够愈合,但畸形愈合率很高,加上关节挛缩、骨质疏松软化等因素,导致肢体短小、弯曲、畸形。患者发育缓慢,身材矮小,形成侏儒,但智力正常。头大面小,两侧颞骨向外膨出,两耳向前下方突出,呈特殊的三角形。90%以上患者有蓝色巩膜,牙齿釉质沉着不良而呈蓝灰色,切齿薄而透明,有的咬缘有缺损。关节松弛,血小板异常,毛细血管脆性增加,易出血,为瘢痕体质。至成年可因听骨硬化而出现耳聋。由于本病局限于骨骼系统,患者智力正常,性功能正常,有生育能力,从而会将病变基因遗传给下一代,造成新病例的出现。

【鉴别诊断】

1. 佝偻病　虽有骨密度降低及长骨弯曲、变形,但弯曲程度没有成骨不全明显,且无多发性骨折。佝偻病的长骨干骺端增宽与骨骺线有明显变化,为杯口状凹陷。

2. 坏血病　多见于营养不良的患儿,临床上出现牙龈出血,易感染,毛囊角化现象。X线检查虽可见明显的骨质萎缩,干骺端出现钙盐沉着带,其下方有坏血病带,骨骺端周围有致密环状阴影等。

3. 软骨发育不全　其长骨粗短和椎体变形与此相似,但骨密度无明显降低,四肢短小,管状骨变短、增粗,干骺端呈喇叭口形,且无多发性骨折。

4. 呆小病　多有甲状腺功能过低的症状,X线表现为骨骺(二次骨化中心)出现延迟,有斑点状或部分节状改变与成骨不全不同。

三、石骨症

【概述】

石骨症又名大理石骨、泛发性脆性骨硬化症、粉笔样骨等,是一种较少见的泛发性骨质硬化性病变。本病由于正常的破骨吸收活动减弱,使钙化的软骨和骨样组织不能被正常骨组织所代替而发生蓄积,致骨质明显硬化且变脆。骨髓腔缩小,甚至闭塞,造成贫血,髓外造血器官如肝、脾、淋巴结继发性肿大。

【临床表现】

临床一般分为2型。

1. 轻型　为常染色体显性遗传,症状出现较晚,亦较轻,常在轻伤下发生骨折。可有轻度贫血、牙齿发育不良、视觉和听觉缺陷等。

2. 重型　为常染色体隐性遗传,症状出现早且严重。发育迟缓,身材矮小,贫血较重,白细胞和血小板计数亦减少,肝、脾和淋巴结常肿大。智力减退,视神经萎缩和其他脑神经异常,牙齿发育不良。大量出血和反复感染是其常见的致死原因。

【影像表现】

X线　主要表现为骨硬化、成型异常和骨中骨。全身大部分或所有骨骼密度增高、硬化,但下颌骨很少累及,颅骨症状亦较轻。骨硬化可表现为无定形、横行带状和纵形长条状。硬化区骨皮质、髓腔、骺板和骨小梁消失而不能辨认。重型者全身所有骨骼呈普遍性硬化。骨皮质、松质、骺板和髓腔完全不能分辨。骨成型收缩差,长管状骨两端明显扩张,骨干增粗。股骨近端常发生骺滑脱和病理骨折。下颌骨改变通常较轻。轻型管状骨硬化以干骺端,尤其在生长旺盛端改变显著,如股骨、桡骨远端,胫骨、肱骨近端,掌骨远侧和指骨近侧,骨结构消失而不能分辨,骨干仍可见透亮的髓腔影。干骺端可有多条平行的横行或波纹状密度。间隔以松骨质,有时可为仅有的X线征象。干骺端硬化亦可表现为纵行条状致密影。骨成型收缩差,致干骺端呈杵状增粗。髂骨的致密带与髂骨嵴平行,呈同心弧状排列,形如年轮。脊柱的所有椎体上、下缘增厚且致密,中间夹以松质骨,似夹心蛋糕,称为夹心椎。肋骨骨皮质显著增厚,髓腔狭窄,锁骨和肩胛骨亦有同样改变。颅底骨致密增厚,尤以蝶骨体明显,前后床突致密、增厚,呈柱状。颅盖骨较少累及(图3-3-5)。

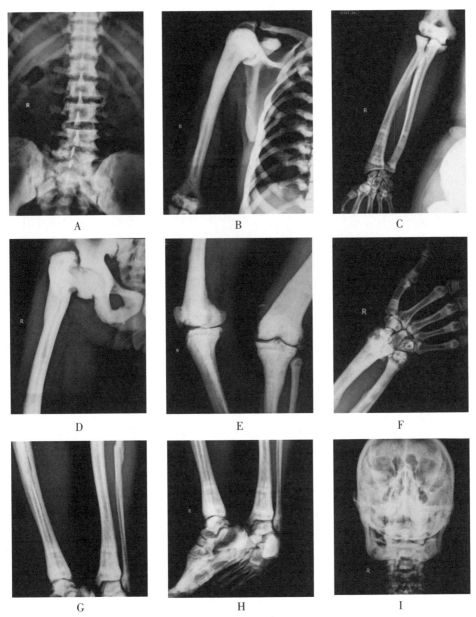

A　　　　　　　　B　　　　　　　　C

D　　　　　　　　E　　　　　　　　F

G　　　　　　　　H　　　　　　　　I

图3-3-5　(A~I)X线示:全身骨骼密度增高,硬化区骨皮质、髓腔、骺板和骨小梁消失而不能辨认;脊柱的所有椎体上、下缘增厚且致密,中间夹以松质骨,似夹心蛋糕。颅底骨致密增厚,尤以蝶骨体明显

【诊断】

"骨中骨"是本病特征表现之一,在骨内有一椎形小骨,大小和形态类似新生儿的骨骼。这种表现多见于椎体、骨盆和短管状骨。本病临床上易发生骨折、贫血及肝、脾和淋巴结肿大。全身所有软骨化骨的骨骼均表现为硬化改变,下颌骨和颅盖骨影响较轻。硬化区骨结构消失而不能辨认,硬化表现在管状骨干骺端,呈横行带状,骺和不规则骨发生在周边部,髂骨翼呈同心圆状排列,椎体呈夹心蛋糕样。干骺端杵状增粗。

【鉴别诊断】

本病需与氟骨症及泛发性骨皮质增厚症相鉴别。

四、颅锁骨发育异常

【概述】

颅骨锁骨发育异常也称颅骨锁骨发育不全、骨-牙形成障碍,系全身性骨发育障碍,膜内化骨和软骨内化骨的骨骼均可受累,表现为骨化不全、生长迟缓和变形。

【病因】

锁骨发育不全,病因尚未明确。主要认为是先天遗传,为常染色体显性遗传,但也有散发,无家族史。

【临床表现】

典型体征是头大、面小,有怪样表情。有时身材矮小、牙齿发育不全,颅缝闭合延迟,但无智力减退。锁骨发育甚小,胸部狭窄,肩胛骨小,两肩下垂,肩部运动范围较大,两肩可明显地向中线移动。

1. 锁骨发育不全　锁骨有不同程度的发育不全使肩部有不正常的活动,可由于锁骨残疾压迫而致神经系统和心血管系统症状。一侧或两侧锁骨的胸骨端或肩峰端缺如明显可见,锁骨完全缺如者极少见。两侧均有病变时,两肩可放到胸前,双肩和颏部接触。患侧肩胛骨较小,呈翼状。有时有肱骨头半脱位、肩下垂和胸部狭窄。

2. 锁骨缺损常伴有肌肉异常　如三角肌前部纤维或斜方肌的锁骨部缺如。臂丛可因残损的锁骨刺激而引起疼痛和麻木,偶见并发脊髓空洞症、皮肤和软组织钙化。

3. 头部异常发育(短头畸形)　儿童期及成人期仍存留有额骨缝囟门不完全闭合而骨小,且发育欠佳,常呈侏儒状,乳突气室缺如或较小。可存在眼距过远,颅骨膜部骨化不完全,但颅底正常,骨缝延迟闭合或不能闭合,前囟门增大,有时可达到眶上嵴部位。一些患儿的前囟直至成人期仍不闭合,在蝶骨体部和乳突部也可出现

"囟门"。病变严重的颅顶大部分不能骨化,额窦和鼻旁窦小或缺如,偶有额窦特别扩大者,鼻骨、泪骨和颧骨部分或完全缺如,上颌发育差,下颌正常,但在下颌联合部不融合,头部短,两眼距离增宽,腭弓高而窄,下颌有凸出畸形。乳牙生长正常,恒牙生长延迟并有发育不良。

4. 腕骨和跗骨骨化缓慢 第2、第5掌骨和跖骨的近端和远端均有骨骺,第2掌骨过长,其基底部附加的骨骺增大,有时可发生指骨短小或缺如。

5. 其他 此种畸形常伴有单侧或双侧髋内翻和股骨颈短。胸椎和腰椎的神经弓不连接。因肋骨倾斜和胸骨柄缺损,胸廓也有畸形。有时并发脊柱侧弯、颈椎横突加大和脊椎滑脱。骨盆的两侧骨化不正常,耻骨联合增宽,有时骶髂关节也增宽。骨盆畸形不会影响胎儿的娩出。

【影像学表现】

X线 X线见前额及双顶骨膨突,呈短头形。颅板变薄,囟门和颅缝增宽,延迟闭合或不闭合,可见较多缝间骨。副鼻窦及乳突气化不良。恒齿出现延迟或不发育。锁骨常双侧部分缺损,以中外1/3处最多见,部分形成假关节,肩胛骨短小或高位,喙突发育不全,骨盆小,坐耻骨支局部缺损或骨化迟缓,少数耻骨可完全未骨化,耻骨联合明显增宽。髋臼可变浅。其他如髋内翻、膝外翻、鸡胸、脊柱侧弯、脊椎椎弓骨化不全等可合并发生。四肢管状骨亦可出现骨化不全。

【鉴别诊断】

本病需与成骨不全相鉴别。成骨不全亦可表现为众多缝间骨,但是管状骨改变与本病不同。

五、蜡油样骨病

【概述】

蜡油样骨病又称单肢骨纹理增生症、单肢型象牙样骨质增生症、流动性骨质硬化症、累氏病等,是一种罕见的骨质硬化性疾病。本病的患者群很广,多数发生于5~20岁。

【病理】

病理改变为骨内外膜增生,呈不规则硬化,骨干上新生骨堆积,可致轮廓变形,病变部位的造骨细胞活动增加及破骨细胞运动减少,故出现软组织内异位骨化为成熟的骨组织及软骨组织。

【临床表现】

主要侵犯单侧肢体,多发生于管状骨,下肢较上肢多见,双侧侵犯极其少见。发病早期无明显症状,随着疾病发展,可表现为受累肢体疼痛,多为钝痛,关节僵硬、畸形,活动受限,肢体缩短伴肌肉萎缩等。本病病程缓慢,预后良好,不发生恶变及病理性骨折。

【影像学表现】

X线为首选检查方法,CT可作为检查的补充。MRI对本病诊断意义不大。

(1)长骨改变　骨皮质呈连续性或间断性的硬化骨条或斑块,由近端向远端延伸,骨干表面凹凸不平,形似流注的熔蜡;病变可跳跃关节间隙,侵及另一骨干,增生过多时髓腔可变窄,骨干增粗;增生严重时骨干段骨髓腔闭塞。

(2)扁管骨、短管状骨改变　以内膜性增生为主,表现为骨内斑点状或条纹状致密影,骨形态无改变。

(3)骨关节及周围软组织改变　病变累及整个肢体时,关节两端相对应的骨性关节面发生填充样骨质增生堆积,关节面光滑,关节间隙仍正常;关节周围软组织可见骨化,表现为不规则、不均匀的团块高密度影(图3-3-6)。

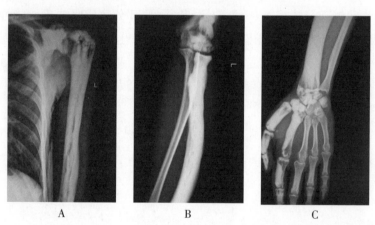

A　　　　　　　B　　　　　　　C

图3-3-6　(A~C)X线示:肱骨、尺桡骨、掌骨及指骨骨皮质呈连续性硬化骨条,由近端向远端延伸,骨干表面凹凸不平,形似流注的熔蜡,骨干增粗、弯曲、畸形,局部骨干段骨髓腔闭塞

【鉴别诊断】

1.骨纤维结构不良　骨干膨胀,骨皮质变薄,可见分格,无骨膜反应,呈磨玻璃样或地图状改变。

2.石骨症　全身骨质硬化,骨皮质增厚。髓腔变窄或完全封闭,骨轮廓无波浪状改变,骨脆、易骨折。

3.骨斑点症　为弥漫性浓缩性骨病,骨松质内见弥漫性圆点状致密影。

4. 硬化性骨髓炎　多发生于一骨,皮质增厚局部呈梭形隆起,髓腔增生、硬化,局部可见骨质破坏及骨膜新生。

5. 进行性骨干发育异常　长骨骨干进行性、对称性梭形膨胀性改变,而蜡油样骨病多为单侧发病且病变形态不同。

六、马方综合征

【概述】

马方综合征又称细长指、蜘蛛脚样指,系中胚层发育异常。其特点是患者较正常人高,四肢细而长,以指、趾尤著。皮下脂肪少,肌张力低。

【临床表现】

本病是先天性遗传性疾病,特点是骨骼和其他组织发育异常且相伴发病,患者身材多较常人高,四肢细而长,指、趾尤著。躯干可因侧弯后突而短缩,使四肢显得更为伸长,宛如蜘蛛足,故名蜘蛛脚样指。肌张力降低,关节活动度增加。漏斗胸或鸡胸较常见。皮下脂肪减少(图3-3-7)。约半数患者有双侧性眼球晶状体脱位和瞳孔缩小,因散瞳肌缺如,故对散瞳剂无反应。约1/3患者合并先天性心脏病,常见为特发性主动脉扩张、夹层动脉瘤、间隔缺损和二尖瓣异常。

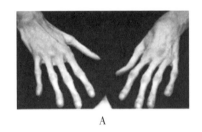

A

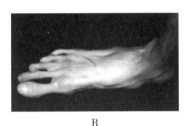

B

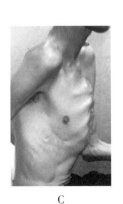

C

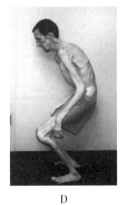

D

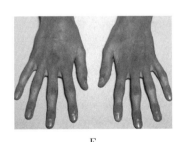

E

图3-3-7　马方综合征临床表现

【影像学表现】

X线 X线特点为所有管状骨骨干细长,以短管骨为著,其发病比例愈向远端愈高,故手、足短管状骨特别显著。骨皮质变薄,骨小梁细而疏,但干骺和骺形态基本正常。常有漏斗胸、脊柱侧弯后突畸形。

【鉴别诊断】

1. 成骨不全 骨密度降低、骨干细,但长度不增加,皮质变薄呈线样,常合并骨折。两者临床表现亦不同。

2. 克氏综合征 克性染色体异常,身材高、细,但可出现女性特征。

七、骨溶解症

【概述】

骨溶解症在国外文献中上多称Gorham-Stout综合征,又叫大块骨质溶解症、消失骨病、急性自发性骨吸收、影子骨等,是一块或多块骨自发性破坏和吸收。早在1828年,Romer就报道了颌面骨骨溶解症,迄今能查到的全世界范围报道仅数百例,所以说本病是非常罕见的。本病病因和发病机制尚不清楚,被认为可能与遗传、外伤、感染、血管瘤或淋巴管瘤等有关。男性发病多于女性,男女患病比例约为2:1。从婴儿到老年人均可发病,但以青少年居多。

【病理】

基本病理改变是蔓延增生的异常毛细血管和淋巴管,以及纤维组织增生导致的邻近骨组织溶解消失,血管内皮细胞生长不活跃,无细胞异型性。有时见少量坏死灶及淋巴细胞浸润,并伴有骨溶解,常被误诊为肿瘤、病理性骨折、乳糜胸、慢性骨髓炎。病变起自骨端,可越过周围软组织,侵及邻骨。骨活检的病理特征是:镜下有丰富的毛细血管纤维组织增生,呈血窦状,可见淋巴细胞浸润或破骨细胞。病变组织细胞培养发现为单核-吞噬细胞系列,具有不成熟破骨细胞特征,会释放大量破骨细胞源和血管生成源分子。

【临床表现】

受累骨可以是任意部位,以肩带骨和上肢骨常见,也常侵犯颅面骨、脊柱和骨盆。累及颅骨时,可有脑脊液漏,侵犯颈胸时合并乳糜胸。患者常以局部疼痛及病理性骨折为主要症状,取决于受累骨部位、破坏程度、是否累及重要器官。随着病程发展,病变范围逐渐扩大,直至同一解剖部位的骨骼全部溶解吸收。一般病变发展缓慢、病程长,可自限性生长。

【影像学表现】

影像学在病变早期多见单一骨骼受累,X线片及CT可显示骨皮质下及髓腔内有透亮区,继而皮质骨向中心皱缩,最后骨质完全溶解破坏,可发生病理性骨折(图3-3-8)。受累骨质无骨膜反应,无新生骨形成,这是区别于其他骨病的X线片特征。

放射核素骨扫描(ECT)病灶常为"冷区",即核素稀疏,MRI对血管淋巴管畸形及侵犯病骨周围软组织有诊断价值。

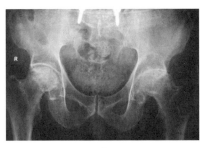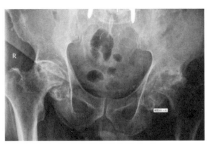

A　　　　　　　　　　　　B

图3-3-8　(A)因左髋关节疼痛就诊时X线示:左侧股骨头内密度不均,关节间隙变窄;(B)40天后复查X线示:双侧股骨头变小,部分骨质溶解吸收,髋关节间隙狭窄

【鉴别诊断】

1. 特发性骨质溶解　主要改变是腕掌、跗跖和肘部发生缓慢的进行性骨吸收。

2. Sudeck综合征　创伤后反应性骨萎缩,常发生于轻微外伤后。X线表现为骨质疏松,但仔细观察可见骨皮质完整。

3. 恶性骨肿瘤　骨质破坏呈进行性,无自行停止倾向,骨膜反应多呈放射状或针状,有软组织肿块及瘤骨形成。晚期临床表现为恶病质转移。

4. 骨嗜酸性肉芽肿　病变呈穿凿样或地图样溶骨性破坏,骨皮质膨胀、变薄,病灶边缘骨质硬化,周围有层状骨膜反应,软组织可出现肿胀,血常规示嗜酸性粒细胞增多。

八、条纹状骨病

【概述】

条纹状骨病又称Voorhoeve病,是一种良性的无痛性骨病。1935年,Fairbank将之命名为文传骨病,是一种罕见的发育畸形。其病因不明,有遗传性。好发于儿童时期,男性多于女性。临床上常无明显症状,少数可表现为大关节间歇性轻微疼痛和肿胀。有的可伴前额扩大等颅面畸形。

【病因】

遗传及家族因素可能与本病有关,本病还可能与软骨发育障碍有关。

【临床表现】

条纹状骨病是一种罕见的发育异常,好发于四肢长管状骨,双侧对称受累,表现为线状或条状致密影从干骺端伸向骨干。条纹之间的骨质可有疏松现象。髂骨病变表现为扇形分布的条纹状致密影。短骨及脊柱较少受累。病变的自然动态改变,儿童、少年较成年人更显著,成年人变化缓慢或无变化。本病属良性改变,不影响患者的正常寿命。患者无固定的临床表现,亦无骨骼方面的症状,大多数因查体意外发现。临床及化验检查皆无异常。

【影像学表现】

X线 ①与重力线或骨小梁平行的、规则的条纹致密影,由管状骨干骺区伸向骨干,骨纹之间即骨疏松区。最长的条纹多见于股骨远侧,或胫骨远、近两侧。②髂骨的典型表现是致密条纹由髋臼上区的髂骨体部呈放射状,伸向髂骨翼(图3-3-9)。③颅盖骨的病变仅为骨密度升高,可为普遍性,亦可局限于前额、后枕或仅限于颅。④椎体的病变可类似骨血管瘤。

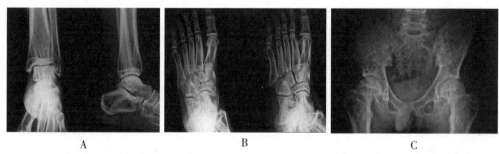

A   B   C

图3-3-9 条纹状骨病X线示:骨盆、双侧股骨上段、双胫腓骨下段及足骨见对称性纵行条纹状致密影,条纹之间骨质疏松

【鉴别诊断】

1. 成骨性转移瘤 成骨性转移瘤有原发恶性肿瘤病史,临床有明显骨痛症状,好发于脊柱四肢骨,较少累及手、足骨。多发,非对称性,大小、形态不一,多呈边缘模糊的棉球状致密影。结合影像检查,不难鉴别。

2. 骨斑点症 临床上无任何症状,好发于骨盆、管状骨的干骺,骨干少见,结合X线检查,不难鉴别。

九、大骨节病

【概述】

大骨节病是一种以关节软骨和骺板软骨变性与坏死为基本病变,以累及全身骨关节损害为主的地方病,该病发病原因至今未明,可能与缺少某些元素和硫酸根离子及镰刀菌中毒等有关。

【病理】

本病主要累及软骨化骨的骨骼,特别是四肢骨,表现为透明软骨的变性坏死及伴随吸收、修复性改变,软骨细胞细胞核固缩、碎裂、溶解消失后,残留红染的细胞因子。骺板软骨的坏死主要发生于肥大细胞层,重者可贯穿骺板全层。骺板深层发生坏死后,由干骺端而来的血管不能侵入该部,正常的软骨内成骨活动停止,但坏死灶上方存活的增生层软骨细胞还能继续增生、分化,使骺板局部增厚,最终导致骺板提前骨性闭合,形成短指(趾)或短肢畸形。关节软骨的病变,深层成熟的软骨细胞受累坏死,形成裂隙或囊腔,在机械力作用下,其表层软骨组织易成片剥落,形成关节游离体,局部关节面则遗留大小不等的溃疡面。

【临床表现】

本病为全身对称性发病的骨关节病,常先累及手、足、踝和肘关节。对称性关节发病,骨端粗大。

【影像表现】

X线　X线见骺线锯齿样改变、干骺端凹陷、干端硬化、骨中心愈合、骨性关节面局限性吸收,锯齿状凹陷、骨性关节面硬化、骨性关节面凹凸不平、骨端囊变、骨端增大,骨关节肥大畸形、骨端缺损(图3-3-10)。本病的发生是一个连续发展的过程。

钱氏等曾按大骨节病的指骨X线像结合发病年龄及发病发展情况,将大骨节病分为四型。

1. 干骺型　发病年龄最小,多见于5岁左右,见于二次化骨核化骨以前,X线表现局限于干骺端,临床可无症状或症状轻微,是大骨节病的早期损害表现,最易治愈。

2. 干骺骨骺型　发病于二次化骨核化骨以后,干骺联合以前。多发生于12岁左右,X线改变出现在骨骺及干骺端,表现较明显,多有临床症状。

3. 骨端型　见于干骺联合前后,多发生于16岁左右。X线改变见没有骨骺的骨端或干骺联合的骨端,基本上多有临床症状。

4. 骨关节型　见于干骺联合以后,发病多在17岁以后,以24岁左右最著,临床症状大都比较严重,相对2个骨端都有损坏,表现为大骨节畸形或短骨关节畸形,此

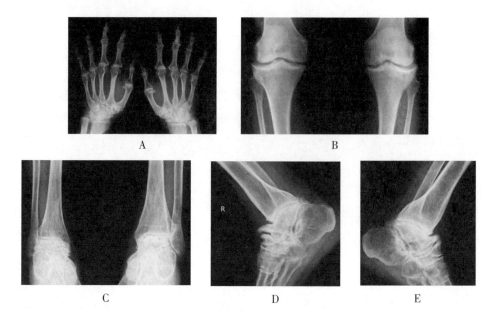

图 3-3-10　大骨节病 X 线示：掌骨、指骨、股骨、胫腓骨骨端增大，关节面不平整，骨质硬化，关节间隙变窄

时不易治愈。

【诊断】

大骨节病以骨端肿大、侏儒及关节变形为临床特点。主要病理变化为长骨早期骨化并与干端早期融合，以致长骨发育过早终止而变短。X 线上以手、足、踝变化最为明显。

【鉴别诊断】

（1）成骨不全症　全身骨骼纤细，骨质疏松明显，且有多发性病理骨折。

（2）佝偻病　骨质疏松明显，干端呈杯状凹陷，骨质钙化不全。

（3）创伤性关节炎　常发病于成年人或老年人，大关节为好发部位，关节肿大并不太明显，没有侏儒现象。

十、骨斑点症

【概述】

骨斑点症又称为局限性骨质增生症、弥漫性浓缩性骨病、点状骨病、播散性致密性骨病或全身脆性硬化症，多为硬化性骨发育异常，是一种较罕见的骨疾病，呈家族性发病，亦可散发，无性别差异。目前骨斑点症多在相关疾病检查时偶然发现，一般无临床症状，对患者的日常生活无明显影响。

【病因及发病机制】

骨斑点的病因不明,男女发病无明显差异,有家族遗传的特征,属于常染色体显性遗传,遗传与性别无关。有研究者认为,骨斑点症、条纹状骨病及蜡泪样骨病可能为同一病因、不同阶段的表现,后两者好发于四肢长骨骨骺及干骺端,以及干骺端软骨生长活跃的部位,故认为本病与软骨发育有关。

【临床表现】

一般无明显不适及阳性体征。可在体检或外伤等其他疾病行影像检查时偶然发现。部分患者可累及关节,存在轻微的关节疼痛或关节积液,当合并如结缔组织病、胶原组织增生等皮肤病变时,表现为对称性分布、广泛或局部丘疹,或线条样突出结节。但特殊情况下可有轻中度身材矮小、腰骶部疼痛,可表现在以下4个方面:

1. 骨损害 特有表现,X线表现为成群边界清楚的圆形或椭圆形高密度,常对称性分布。

2. 皮肤损害 单发或多发豆样皮肤结节。

3. 不同程度的关节病 关节炎及腰骶疼痛。

4. 其他伴发疾病 发育迟缓、侏儒、唇裂、牙齿发育异常、主动脉狭窄。

【影像学表现】

1. X线 见弥漫多发的斑点状及结节样高密度影,直径为0.3~1cm,呈对称性分布[图3-3-11(A~C)]。

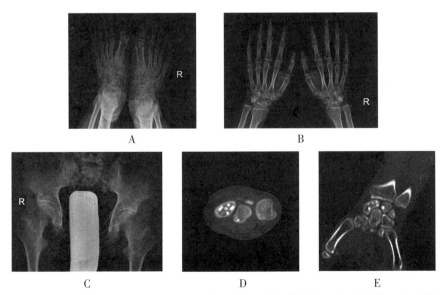

图3-3-11 (A~C)X线示:双足、双腕关节及双髋关节诸骨内见多发结节状致密影,多呈对称性分布;(D~E)CT示:病变分布在松质骨内,不累及骨皮质

2. CT检查　能清晰显示骨松质中的斑点样硬化灶,较X线能更准确反映病灶的分布情况,有不累及骨皮质、骨膜及周围软组织情况[图3-3-11(D~E)]。

3. MRI表现　见长T_1、短T_2信号,压脂低信号,骨髓信号无异常,增强后无强化,邻近关节腔无积液。核素扫描无放射性浓聚。

第四节　黏多糖病

【概述】

黏多糖病属于遗传性疾病,为溶酶体中分解黏多糖(mucopolysaccharides)的酶缺乏或功能缺陷导致其大量贮积在各组织器官(如骨、神经、皮肤、肝、角膜及心脏等),造成发育和(或)智力障碍。本病属于常染色体隐性遗传病。

【病因与病理】

黏多糖是结缔组织间的主要成分,包括透明质酸、硫酸软骨素、硫酸皮肤素、硫酸类肝素和硫酸角质素,这些直链杂多糖可同时与1条蛋白质肽链结合,聚合成更大的分子。

正常溶酶体中含有许多种糖苷酸,其中有10种参与葡糖氨基聚糖链的降解过程,它们中任何1种糖苷酸的缺陷都会造成葡糖氨基聚糖链分解障碍,导致溶酶体在体内积聚。

分解不完全的黏多糖可贮积在全身各脏器和组织中,包括骨骼、神经、肝、脾、血管、心脏瓣膜、淋巴结、骨髓、皮肤和角膜等,引起体格发育畸形、智力发育障碍和脏器功能损害等。

MPS中仅有MPSⅡ型为X性连锁隐性遗传,男性、女性均为患病基因携带者。其他各型MPS均为常染色体隐性遗传,只有纯合子基因型才会发病。各型MPS发病的基础都是因为编码黏多糖代谢的酶基因变异(包括点突变、缺失、插入、重复等),导致黏多糖降解所需的各种酶功能缺失,引起黏多糖在角膜、软骨、骨骼、皮肤等组织内大量堆积,导致脏器结构与功能的损害。

【临床表现】

本病男女均可发病,男性稍多于女性。出生时多无明显异常,4岁时出现身高不增、步态异常和骨骼畸形。身材矮小者主要表现为脊柱变短,而肢体相对较长,站立时手可伸达膝部,身高很少超过100cm。颈短,头似沉陷于高耸的两肩之间。鸡胸,脊柱明显后突成角畸形。关节肿大呈球形,以膝部为著。髋、膝关节活动受限,站立时膝屈曲呈半蹲姿势。腕、手、踝、足关节因肌肉韧带松弛而表现为活动过度,并有扁平足。这些外表畸形均有特殊诊断意义。智力一般正常,颅面部无特殊改变,肝脾肿大少见。

【影像学表现】

X线　检查结果如下。

(1) 脊柱　典型表现为椎体普遍性变扁,椎间隙相对增宽,椎体前部上、下角常有缺损,致椎体呈楔形变或中部呈舌状前突,常见于下胸上腰部椎体,而下部腰椎则趋于正常。脊柱后突成角畸形常发生于L_1或L_2椎体处,椎体变小并稍向后移位[图3-4-1(B~C)]。肋骨平直并变宽、脊柱端变细,颇似船桨状。

(2) 骨盆　髂骨翼呈圆形,可有缺损,基底部窄而长。髋臼变浅,髋臼角增大,上缘不规整。股骨头扁平、分节,边缘不规整,股骨颈干角逐渐消失,最后股骨头可完全吸收,股骨颈变得粗短,形成髋外翻畸形(图3-4-1A)。

(3) 掌骨　近端及指骨远端变尖,尺桡骨远端关节面相对倾斜。腕骨骨化中心出现延迟,发育小。儿童期腕骨变扁,外缘成角,至成年期,原先出现的腕骨可消失。

(4) 长管骨　长管骨变短、增粗,骨小梁不规整,皮质变薄。干骺端增大、不规整,可有缺损区。骨骺骨化中心出现延迟、小而扁平,常有分节现象,与骨干融合时间延迟。这些改变以股骨近端最明显。关节间隙增宽、脱位或畸形,如髋外翻、膝外翻、肩关节盂变浅等。

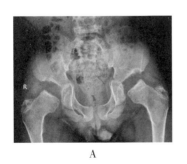
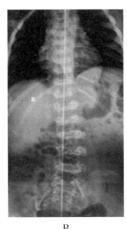
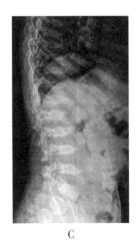

A　　　　　　　　B　　　　　　　　C

图3-4-1　(A)骨盆X线示:髂骨翼呈圆形,可有缺损,基底部窄而长。髋臼变浅,髋臼角增大,上缘不规整。股骨头扁平、分节,边缘不规整,股骨颈变得粗短,形成髋外翻畸形。(B~C)胸腰椎X线示:椎体形态变扁,椎间隙相对增宽,椎体前部上、下角有缺损,椎体呈楔形变,部分椎体中部呈舌状前突

【诊断】

本病影像学检查主要依靠传统X线片。先天性脊柱骨发育不良也表现为短躯干型侏儒，但为常染色体显性遗传，躯干短小于出生时即存在，无角膜浑浊，尿中无异常黏多糖，椎体变扁但椎间隙不增宽，髂骨改变轻微。最后确诊需要实验室检查确定发生缺陷的细胞酶。角膜浑浊发病年龄比Ⅰ型迟，一般在10岁左右较明显。进行性耳聋通常开始于青春期。诊断本病需符合下列3项：①存在单克隆浆细胞病；②存在周围神经病变；③至少存在以下7个特征之一——骨硬化性骨病、Castleman病、器官肿大、内分泌病（糖尿病或甲状腺功能减退症除外）、水肿、典型皮肤改变和视盘水肿。

【鉴别诊断】

1. 多发性硫酸酯酶缺陷症　本病的临床表现与MPS有相似之处，但智力下降和神经系统症状较MPS出现更早，常类似于易染性白质萎缩症。患者常有肝肿大和固定的皮肤鳞癣。实验室检查无黏多糖尿及细胞酶缺陷。

2. 全身性神经节苷脂沉积症　兼有脂肪贮积和MPS的临床特点，患儿在婴儿期即有严重的全身神经节苷脂沉积，智力发育迟缓，肌张力低下，肝脾肿大，半数以上的患者有皮肤黄斑和樱红点。

3. 甘露糖苷增多症　患者有精神、运动发育迟缓，听力丧失，面容丑陋，肝脾肿大，肌张力低下，轻度的多发性骨发育不良等。尿中有大量的甘露糖低聚糖，无黏多糖尿。

4. 岩藻糖病　患者面容丑陋，肝脾肿大，严重的精神、运动发育迟缓，多发性骨发育不良。尿中排泄岩藻糖，无黏多糖尿。

5. 天冬氨酰葡萄糖胺尿症　容易与MPSⅠH型和MPSⅡ型相混淆。患儿出生时正常，逐渐出现宽鼻、塌鼻梁、鼻孔前屈、唇厚等丑陋面容，并有短颈，头颅不对称，脊柱侧凸，肝脾肿大。尿中含有大量的天冬氨酰葡萄糖。

6. 黏脂病　黏脂病Ⅰ型的临床表现和X线改变与MPSⅠH型有许多相同之处。但黏脂病多数有肌阵挛性抽搐，肌肉萎缩，舞蹈病样手足徐动，眼球震颤，以及皮肤黄斑和樱红点。尿中涎酸结合的低聚糖排泄量增加，黏多糖水平正常。黏脂病Ⅱ型者精神、运动发育迟缓发生较早，且发展较快。早期有牙龈增生，胸廓狭小，心瓣膜病多见，无角膜混浊，半岁左右即可见长骨骨膜形成，患儿常早年夭折。尿中无黏多糖增多。黏脂病Ⅳ型者亦可有智力发育迟缓、角膜混浊等，但无黏多糖尿。

7. Kniest综合征　临床表现与MPSⅣ型相似，包括大头、鼻梁塌陷、短颈、钟状胸、视网膜剥离、听力损害、腹外肢体和躯干短小、弓形胫骨、脊柱后凸、关节强直等。

患儿亦可有硫酸角质素尿,但无N-乙酰半乳糖苷-6-硫酸酯酶或β-半乳糖苷酶缺陷。

8. POEMS综合征 POEMS综合征是一种少见的浆细胞克隆增生性疾病,根据其5个主要临床特征而命名:多发性神经病、器官肿大、内分泌病、M蛋白改变和皮肤改变。

内分泌功能障碍常见性腺功能不全,50%患者糖耐量减低,肾上腺皮质功能不全和甲状腺功能不全也较常见。

第四章
风湿骨病影像学诊断

第一节　类风湿关节炎

【概述】

类风湿关节炎(rheumatoid arthritis,RA)是一种以慢性对称性周围性多关节炎为主要临床表现的异质性、系统性、自身免疫病。异质性指患者遗传背景不同,病因可能也非单一,因而发病机制不尽相同。临床主要表现为受累关节疼痛、肿胀及功能下降。当炎症破坏软骨和骨质时,可出现关节畸形和功能障碍。RA可见于任何年龄,其中80%发病于35~50岁,女性患者约为男性的3倍。

【病理】

滑膜炎是RA的基本病理改变,类风湿结节和类风湿血管炎是RA的重要病变。疾病早期,滑膜下层血管充血,内皮细胞肿胀,间质水肿和中性粒细胞浸润。疾病晚期,滑膜增厚,并形成许多绒毛样突起,伸入关节腔内,亦可侵入软骨和软骨下骨质。这些绒毛大部分为具有免疫活性的A型滑膜细胞。增生的滑膜细胞具有很强的破坏性,是造成关节破坏、畸形和功能障碍的病理基础。滑膜下层有大量淋巴细胞浸润,其中大部分为CD4 T细胞,其次为B细胞和浆细胞。血管炎可发生于患者关节外的任何组织,可有多种形式。类风湿结节是血管炎的一种表现,结节中心部是纤维素样坏死组织,周围有上皮细胞浸润,排列成环状,外覆以肉芽组织。常见于关节伸侧受压的皮下组织,但也可见于肺、胸膜、心包、心肌等部位。

【临床表现】

60%~70%RA患者隐匿起病,在出现明显的关节症状前可有乏力、全身不适、发热、纳差等症状。少数患者急性起病,数日内便出现多个关节的症状。

1. 关节表现　典型患者表现为对称性多关节炎。主要侵犯小关节,以腕关节、近端指间关节、掌指关节最常见,其次为足趾、膝、踝、肘、肩等关节。远端指间关节、脊柱、腰骶关节极少受累。可有滑膜炎症状和关节结构破坏的表现，前者经治疗后有一定可逆性，但后者很难逆转。其表现如下：

（1）晨僵 95%以上的RA患者可出现晨僵。受累关节出现因炎症所致的充血水肿和渗液，使关节肿胀、僵硬、疼痛，不能握紧拳头或持重物。晨僵是RA突出的临床表现，持续时间多数大于1小时，活动后可减轻，晨僵持续时间与关节炎症程度成正比，常作为观察本病活动的重要指标。

（2）痛与压痛 关节痛往往是最早的症状，初期可以是单一关节或呈游走性多关节肿痛，呈对称性、持续性、时轻时重，伴有压痛。受累关节的皮肤可出现褐色色素沉着。

（3）肿胀 凡受累关节均可肿胀，多因关节腔内积液或关节周围软组织炎症引起，病程较长者可因慢性炎症后肥厚而引起肿胀，常见部位为腕关节、掌指关节、近端指间关节、膝关节等，多呈对称性，其中指间呈梭形样肿胀是RA的特征性表现（图4-1-1）。

（4）畸形 多见于晚期患者，因滑膜炎的绒毛破坏软骨和软骨下的骨质结构而造成关节纤维性或骨性强直，又因关节周围的肌腱、韧带受损使关节不能保持在正常位置。最为常见的关节畸形是：①掌指关节半脱位（图4-1-2）；②手指尺侧偏斜而呈"天鹅颈"（swan neck）样及"纽扣花"（boutonniere）样（图4-1-3）；③关节纤维性

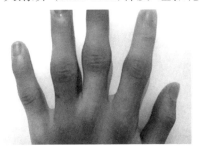

图4-1-1 肿胀

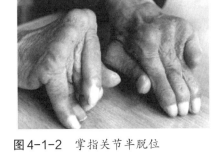

图4-1-2 掌指关节半脱位

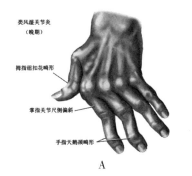

A

B

图4-1-3 手指尺侧偏斜

强直(腕、肘和膝关节),以致患者日常生活多不能自理。

(5)功能障碍　关节肿痛、结构破坏和畸形都会引起关节的活动障碍。

2. 关节外表现　当病情严重或关节症状突出时易见。RA患者的表现有个体差异,受累的脏器可以是某一器官,也可同时有多个脏器受累,受累程度也不同。

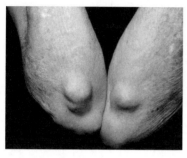

图4-1-4　类风湿结节

(1)类风湿结节　20%~30%的RA患者有类风湿结节,常提示本病处于活动期。结节常发生在关节隆突部及经常受压部位的皮下组织,如前臂伸面(图4-1-4)、鹰嘴突附近、足跟腱鞘、枕后粗隆等处。结节大小不一,数量不等,其直径可由数毫米至数厘米、质硬、无压痛、呈对称性分布。也可累及心、胸膜、肺、眼、脑等实质组织及内脏,若结节影响脏器功能,可出现受损脏器的相关症状。

(2)类风湿血管炎　关节外损害的病理基础,多影响中小血管,可发生于任何部位。体检可见指甲下或指端出现的小血管炎,其表现和滑膜炎的活动无直接相关性。少数可引起局部组织的缺血性坏死。眼受累多为巩膜炎,严重者因巩膜软化而影响视力。

(3)器官系统受累　①呼吸系统:侵犯肺部可出现胸膜炎、肺间质性病变及肺动脉高压等。②循环系统:心脏受累最常见的是心包炎,伴RF阳性,多数无相关临床表现,超声心动图可见约30%出现少量心包积液。③神经系统:神经受压是RA患者出现神经系统病变的常见原因。受压的周围神经病变与相应关节滑膜炎的严重程度相关。最常受累的神经有正中神经、尺神经及桡神经,神经系统的受累程度可以根据临床症状和神经定位来诊断,如正中神经在腕关节处受压而出现腕管综合征。神经系统受累时也可出现脊髓受压、周围神经炎的表现。④血液系统:RA患者的贫血程度通常和病情活动度(尤其是和关节的炎症程度)相关,多为正细胞正色素性贫血。如果患者出现小细胞低色素性贫血,贫血可因病变本身或因服用非甾体类抗炎药而造成胃肠道长期少量出血所致。在活动期的RA患者常见血小板增多,机制尚不明确,其增高的程度和滑膜炎活动的关节数呈正相关,并受关节外表现的影响。RA者伴有脾大、中性粒细胞减少,甚至出现贫血和血小板减少,称Felty综合征,此时患者并非都处于关节炎活动期,其中很多患者合并下肢溃疡、色素沉着、皮下结节、关节畸形,以及发热、乏力、食欲减退和体重下降等全身表现。

(4)其他　30%~40%患者在病程各个时期均可出现干燥综合征,表现为口干、眼干。RA很少累及肾脏,长期RA患者偶见轻微膜性肾病、肾小球肾炎、肾内小血管炎及肾淀粉样变等。

【影像学表现】

对本病的诊断、关节病变的分期、监测病变的演变均很重要。手指及腕关节的X线片可以见到关节周围软组织肿胀阴影,关节端骨质疏松(Ⅰ期)(图4-1-5);关节间隙因软骨的破坏而变得狭窄(Ⅱ期)(图4-1-6);关节面出现虫蚀样改变(Ⅲ期)(图4-1-7);晚期可出现关节半脱位和关节破坏后的纤维性和骨性强直(Ⅳ期)。CT

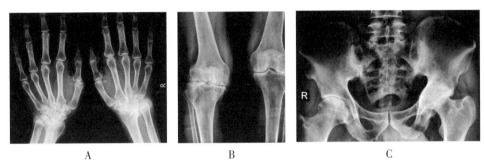

图4-1-5　(A)X线示:双腕关节间隙变窄,右侧腕骨骨质破坏,左侧第1掌指关节半脱位畸形,第1掌骨头骨质破坏,双腕关节周围关节囊肿胀;(B~C)X线示:双膝关节及左髋关节间隙变窄,关节面下骨质密度不均

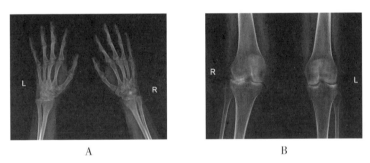

图4-1-6　(A)X线示:双腕关节间隙变窄,腕骨骨质破坏融合,桡骨关节面硬化;(B)X线示:双膝关节间隙变窄,关节面骨质破坏、硬化

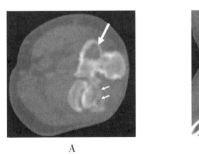

图4-1-7　(A~B)CT示:肘关节关节面骨质破坏,关节间隙变窄并趋于融合

及 MRI 对诊断早期 RA 有价值。CT 可以显示在 X 线片上尚看不出的骨破坏。MRI 可以显示关节软组织早期病变,如滑膜水肿、骨破坏病变的前期表现骨髓水肿等。

【诊断】

1. 美国风湿病学会 1987 年 RA 的分类标准

(1)关节内或周围晨僵,每天持续至少 1 小时。

(2)至少同时有 3 个关节区软组织肿胀或积液。

(3)腕、掌指及近端指间关节中,至少有 1 个关节区软组织肿胀。

(4)对称性关节炎。

(5)有类风湿结节。

(6)血清 RF 阳性。

(7)X 线片改变(至少有骨质疏松和关节间隙狭窄)。

符合以上 7 项中 4 项者,可诊断为 RA(第 1~4 项病程至少持续 6 周)。该标准容易遗漏早期或不典型的病例,故应根据本病的特点,结合辅助检查进行全面综合诊断。

2. ACR 和欧洲抗风湿联盟(EULAR)2010 年分类标准　新标准去除了影像学改变和类风湿结节的内容,而是专注于关节的受累、血清学检测及症状的持续时间,标准如下。

(1)受累关节　查体时发现的任何肿胀或有触痛的关节,可通过滑膜炎的影像学证据证实。①1 个大关节(0 分):大关节指肩关节、肘关节、髋关节、膝关节和踝关节。②2~10 个大关节(1 分)。③1~3 个小关节(有或没有大关节)(2 分):小关节指掌指关节、近端指间关节、2~5 跖趾关节、拇指指间关节和腕关节。④4~10 小关节(有或没有大关节)(3 分)。⑤超过 10 个关节(至少有 1 个小关节)(5 分):在这 1 条中,至少有 1 个受累关节是小关节,其他关节可以包括任何大的或额外的小关节组合,如其他部位未特别列出的关节(颞颌关节、肩锁关节、胸锁关节)。

(2)血清学　至少需要 1 项结果:①RF 和抗 CCP 抗体均阴性(0 分)。②RF 和抗 CCP 抗体至少有 1 项呈低滴度阳性(2 分)。③RF 和抗 CCP 抗体至少有 1 项呈高滴度阳性(3 分)。

(3)急性期反应物　至少需要 1 项结果:①CRP 和 ESR 水平均正常(0 分)。②CRP 或 ESR 水平异常(1 分)。

(4)症状持续时间　①<6 周(0 分)。②≥6 周(1 分)。

有至少 1 个关节具有明确的临床滑膜炎(肿胀),用其他疾病不能得到很好的解释的,可应用上述评分系统,评分在 6 分或以上者可以分类为 RA。

【鉴别诊断】

1. 骨关节炎　本病多见于中老年人,起病缓慢。膝、髋、肘及脊柱关节易受累,而掌指、腕及其他关节较少受累。病情通常随活动而加重,晨僵时间多小于半小时。类风湿因子多为阴性,少数老年患者可有低滴度阳性。

2. 银屑病关节炎　本病的多关节炎症状和类风湿关节炎较相似。但银屑病关节炎患者有特征性皮疹或指甲病变,或有银屑病家族史。常累及远端指间关节,早期多为非对称性分布,血清类风湿因子等抗体阴性。

3. 强直性脊柱炎　本病以青年男性多发,以中轴关节如骶髂及脊柱关节受累为主,虽可有外周关节病变,但多表现为下肢大关节,多为非对称性的关节肿胀和疼痛,并常伴有棘突、大转子、跟腱、胸肋关节等肌腱和韧带附着点的疼痛。X线片可见骶髂关节侵袭、破坏或融合。患者类风湿因子阴性,HLA-B27阳性。

4. 系统性红斑狼疮　本病患者在病程早期可出现双手或腕关节的关节炎表现,但患者常伴有发热、疲乏、口腔溃疡、特征性皮疹、蛋白尿或抗核抗体阳性等狼疮的特异性、多系统表现,而关节炎症状较类风湿关节炎患者程度轻,不出现关节畸形。实验室检查可发现多种特殊自身抗体。

5. 反应性关节炎　本病起病急,发病前常有肠道或泌尿道感染史。以大关节(尤其下肢关节)非对称性受累为主,一般无对称性手指近端指间关节、腕关节等小关节受累。可伴有眼炎、尿道炎、龟头炎及发热等。HLA-B27可呈阳性,而类风湿因子阴性。患者可出现非对称性骶髂关节炎的X线改变。

第二节　强直性脊柱炎

【概述】

强直性脊柱炎(ankylosing spondylitis,AS)是一种以侵犯骶髂关节、中轴脊柱关节、外周大关节、肌腱末端等为主要病变特点的慢性炎症性疾病。

【病理】

特征性病理表现包括中轴关节炎、外周大关节炎和伴有软骨下骨髓炎的附着点炎。骨修复,即软骨样化生,继而软骨钙化和骨形成,也是本病的病理特点,在中轴关节尤其明显。MRI检查中,常在中轴骨原发炎症的部位见到脂肪变。

【临床表现】

（一）关节及周围组织表现

1. 下腰背痛　本病的初发部位在腰部者占35%~57%，隐匿起病的慢性下腰痛是本病最具特征性的早期症状。这种疼痛开始为难于定位的深部臀区疼痛呈单侧或间歇性发作，而后逐渐发展为持续性、双侧受累，且伴有下腰部僵硬感和疼痛。疼痛多发生于夜间、晨起或久坐起立后。

2. 外周关节　24%~75%的AS患者在病程中出现外周关节受累，23%~43%的AS患者以外周关节为首发部位。受累的外周关节以肩关节、髋关节、膝关节、踝关节居多。外周关节炎以非对称性分布，少数关节和单个关节及下肢大关节受累居多为特征。

3. 脊柱受累　约90%的AS患者最先表现为骶髂关节炎，以后逐渐上行，发展至腰、胸和颈椎，并出现相应部位的疼痛、活动受限或脊柱畸形。

4. 肌腱端炎症　由肌腱附着点炎症造成的关节或关节附近骨压痛，是AS的早期特点。常发生肌腱端炎的部位有胸肋关节、脊柱棘突、肩胛、髂骨翼、股骨大转子、坐骨结节、胫骨粗隆或足跟。

（二）关节外表现

1. 全身症状　发热可见于AS早期或活动期，多表现为不规则低热，体温为37~38℃。部分患者可出现慢性单纯性贫血。

2. 眼部炎症　为AS常见的关节外表现，主要表现为急性前葡萄膜炎或虹膜睫状体炎，在HLA-B27阳性患者中更为多见。通常呈急性单侧发作，表现为眼部疼痛、畏光、流泪、角膜充血、虹膜水肿等。

3. 心血管受累　AS受累特点是侵犯主动脉和主动脉瓣，引起上行性主动脉炎、主动脉瓣关闭不全等。累及心脏传导系统时，可引起房室传导阻滞。

4. 肺部受累　AS的肺部受累较少出现，患病15~20年后的疾病晚期可出现缓慢进展的肺上叶囊性纤维化。部分则由于胸廓活动度变小会导致肺功能的一系列改变。

5. 神经系统受累　AS出现神经系统病变多由脊柱骨折、脊椎不稳定、受压或炎症所致。骨折常发生在颈椎，如引起四肢瘫痪则病死率很高，是最严重的并发症。AS患者由于颈椎的不稳定性可出现寰枢关节半脱位和枢椎向上半脱位。后纵韧带骨化、椎间盘损害、椎管狭窄是引起神经系统并发症的原因。

6. 肾脏受累　AS可并发IgA肾病和肾淀粉样变性。

【影像学表现】

强直性脊柱炎的影像学检查包括 X 线、CT 和 MRI。

1. X 线　最常用的影像学检查。强直性脊柱炎的 X 线表现主要包括骶髂关节炎、脊柱和外周病变。

（1）骶髂关节炎　大部分患者最初出现病变的部位,呈双侧对称性骶髂关节炎。根据炎症病变程度和影像表现,纽约标准将其分为 5 级:0 级为正常骶髂关节;Ⅰ级表现为骨质疏松,关节间隙增宽,可疑的骨质侵袭和关节面模糊;Ⅱ级表现为微小的关节面破坏,关节边缘模糊,略有硬化,可见囊变;Ⅲ级表现为关节破坏和重建,关节间隙明显变窄,边缘模糊,有明确的囊性变,关节两侧硬化,密度增高;Ⅳ级表现为关节间隙消失、硬化,关节融合或强直。

（2）脊柱病变　多由下至上逐渐发展,早期表现为普遍的骨质疏松,腰椎曲度变直等。随着病情发展,椎体方形改变,椎间小关节模糊,椎旁韧带钙化,骨桥形成;晚期整个脊柱出现广泛性骨化和骨桥连接,最终形成"竹节样"改变(图 4-2-1 和图 4-2-2)。

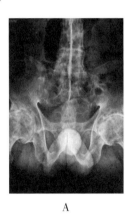 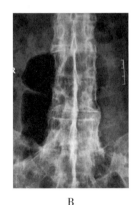 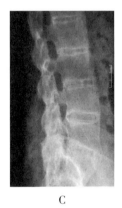

A　　　　　　　　B　　　　　　　　C

图 4-2-1　(A~C)X 线示:双侧骶髂关节骨质破坏、融合,关节间隙消失;双髋关节间隙变窄,关节面下骨质破坏;腰椎曲度变直,呈方形椎,椎间隙变窄,椎旁韧带钙化,骨桥形成,呈"竹节"样改变

（3）周围关节病变　主要是腱端炎症及附着点炎,如耻骨联合、坐骨结节、跟骨、髂棘等骨质出现糜烂、硬化等,表现为"羊胡须"样改变。青少年患者随着病情发展可逐渐累及髋关节,表现为侵蚀性关节炎,后期也会出现关节强直。

骶髂关节冠面上是呈 S 形的斜面关节,关节变异度较大,后上 2/3 由韧带连接,前下 1/3 是滑膜关节。因而,普通 X 线成像有一定的局限性,且对早期的病变不够敏感。对早期怀疑或者可疑者可加选用 CT 或 MRI。

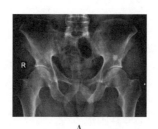
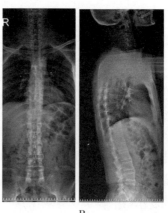

图4-2-2 （A~B)X线示:双侧骶髂关节面骨质破坏,关节间隙变窄,几近消失;胸腰椎椎旁韧带钙化,部分椎间隙变窄

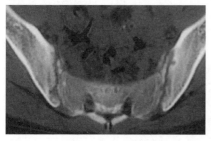

图4-2-3 CT示:骶髂关节双侧可见骶髂关节面"虫蚀"样破坏,关节间隙略有变窄

2. CT 主要运用于骶髂关节,比X线能更早、更清晰地显示骶髂关节面的破坏程度,并且可以消除前后骨骼成像时的重影。典型的改变是在骶髂关节下1/3处,关节双侧均可见虫蚀样改变,周围可见密度增高的硬化带(图4-2-3)。

3. MRI 对骶髂关节炎有较高的识别能力,在发病初期即可有显著的影像学表现。关节内表现出长 T_1、长 T_2 信号,增强扫描可以准确诊断炎症,并且可以根据实际情况来判断患者是否处于活动期。MRI还可以通过对椎体和椎间盘的扫描,准确判断炎症所在。因而,MRI在早期的关节病变,特别是在关节面出现侵蚀之前,比X线、CT更具有诊断价值(图4-2-4)。在中、后期,骨质出现侵蚀或骨化后,X线和CT对骨质的成像更加直观。

【诊断】

近年来,较多用1984年美国风湿病学会修订的纽约诊断标准。对一些暂时不符合上述标准者,可参考2009年ASAS推荐的中轴型SpA分类标准,分述如下:

1. 1984年修订的AS纽约标准 ①下腰背痛持续至少3个月,疼痛随活动改善,但休息不减轻。②腰椎在前后和侧屈方向活动受限。③胸廓扩张范围小于同年龄和性别的正常值。④双侧骶髂关节炎2~4级,或单侧骶髂关节炎3~4级。

如具备④并分别附加①~③中的任何1条,可能为强直性脊柱炎:符合3项临床

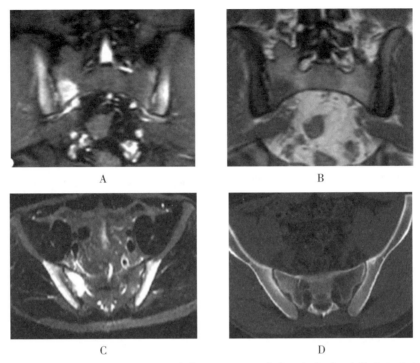

图4-2-4 （A~C）MRI示：早期骶髂关节炎显示骶髂关节两侧水肿，关节面无明显骨质破坏，关节间隙正常；（D）CT示：双侧骶髂关节仅有骨密度改变

标准或符合放射学标准而不具备任何临床标准(应除外其他原因所致的骶髂关节炎)，可确诊为强直性脊柱炎。

2. 2009年ASAS推荐的中轴型SpA分类标准 起病年龄小于45岁和腰背痛≥3个月的患者，加上符合下述中1项标准：①影像学提示骶髂关节炎加上≥1个SpA特征；②HLA-B27阳性加上≥2个SpA其他特征。

其中影像学提示骶髂关节炎指的是：①MRI提示骶髂关节活动性(急性)炎症，高度提示与SpA相关的骶髂关节炎；②有明确的骶髂关节炎影像学改变(根据1984年修订的纽约标准)。

SpA特征包括：①炎性背痛；②关节炎；③起止点炎(跟腱)；④眼葡萄膜炎；⑤指(趾)炎；⑥银屑病；⑦克罗恩病、溃疡性结肠炎；⑧对非甾体抗炎药反应良好；⑨有SpA家族史；⑩HLA-B27阳性；⑪ESR、CRP水平升高。

3. 2009年ASAS推荐的外周型脊柱关节炎诊断标准

必备：关节炎、附着点炎、指和(或)趾炎。

(1) 以下符合1条以上 ①银屑病；②前驱感染；③眼葡萄膜炎；④炎症性肠病；

⑤HLA-B27阳性;⑥影像学显示骶髂关节炎。

（2）以下符合2条以上 ①关节炎;②指和(或)趾炎;③具有SpA家族史;④附着点炎;⑤腰背痛等炎性病史。

【鉴别诊断】

1. 弥漫性特发性骨肥厚(DISH) 该病X线可见韧带钙化,常累及颈椎和低位胸椎,而骶髂关节和脊椎关节突关节无侵蚀,晨起僵硬感不加重,血沉正常及HLA-B27阴性。

2. 类风湿关节炎 本病以女性多见,发病高峰为30~50岁,主要侵犯外周关节,以多发性、对称性小关节受累为主。可伴有类风湿结节、血管炎等多系统受累的表现。患者多有类风湿因子等自身抗体阳性,较少出现骶髂关节病变。

3. 瑞特(Reiter)综合征和银屑病关节炎 两者都可发生脊柱炎和骶髂关节炎,但脊柱炎一般发生较晚,症状较轻。骶髂关节炎一般为单侧性或双侧非对称性,无普遍性骨质疏松。另外,Reiter综合征有结膜炎、尿道炎、黏膜、皮肤损害,银屑病关节炎则有皮肤银屑病损害。

4. 外伤性腰痛 由于强直性脊柱炎发病隐匿,早期患者常不自觉或易忽视,而贻误治疗。运动和休息的效应最具鉴别诊断价值,强直性脊柱炎患者的腰部疼痛往往夜间较重,活动后减轻;外伤后腰痛为活动后加重,休息后减轻,且病程较短。

5. 骶髂关节其他炎症 主要有骶髂关节结核、骶髂关节化脓性关节炎、致密性髂骨炎。

6. 脊柱其他炎症 如脊柱结核、脊柱化脓性骨髓炎、布氏杆菌性脊柱炎、伤寒性脊柱炎等。

7. 脊柱其他疾病 如椎间盘突出症、椎间盘退行性变、青年性驼背、脊柱退行性关节炎等。

第三节　　系统性红斑狼疮

【概述】

系统红斑狼疮(systemic lupus evythematosus,SLE)是一种累及多系统、多器官并有多种自身抗体出现的自身免疫病。

【病理】

基本的病理变化是结缔组织的黏液性水肿、炎性坏死、类纤维蛋白变性和成纤维细胞增生。

【临床表现】

SLE的临床表现复杂多样。多数呈隐匿起病,开始仅累及1~2个系统,表现为轻度的关节炎、皮疹、隐匿性肾炎、血小板减少性紫癜等,部分患者长期稳定在亚临床状态或轻型狼疮。部分患者可由轻症突然转变为重症狼疮,更多的则由轻型逐渐出现多系统损害;也有一些患者起病就累及多个系统,甚至表现为狼疮危象。SLE的自然病程多表现为病情加重与缓解交替。

(一)全身表现

SLE患者常常出现发热,可能是SLE活动的表现,但除外感染因素,尤其是在免疫抑制治疗过程中出现的发热,更应警惕感染。疲乏是SLE常见但容易被忽视的症状,常是狼疮活动的先兆。

(二)皮肤与黏膜表现

在鼻梁和双颧颊部呈蝶形分布的红斑是SLE的特征性改变。SLE还可出现的皮肤损害,包括光敏感、脱发、手足掌面和甲周红斑、盘状红斑、结节性红斑、脂膜炎、网状青斑、雷诺现象等(图4-3-1)。

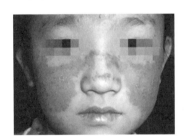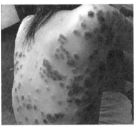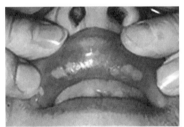

图4-3-1　系统性红斑狼疮皮肤与黏膜表现

(三)关节和肌肉表现

常出现对称性多关节疼痛、肿胀,通常不引起骨质破坏。激素治疗中的SLE患者出现髋关节区域或膝关节隐痛不适,需注意缺血性股骨头坏死的可能。SLE可出现肌痛和肌无力,少数可有肌酶谱增高。

(四)肾脏损害

肾脏损害又称狼疮性肾炎(lupus nephritis,LN),表现为蛋白尿、血尿、管型尿,乃至肾衰竭。5%~70%的SLE病程中会出现临床肾脏受累,肾活检提示几乎所有SLE均有病理学改变。LN对SLE预后的影响甚大,肾衰竭是SLE的主要死亡原因之一。LN的病理分型对于判断预后和指导治疗有积极的意义(表4-3-1):通常Ⅰ型和Ⅱ型的预后较好,Ⅳ型和Ⅵ型的预后较差。但LN的病理类型是可以转换的,Ⅰ型和Ⅱ型有可能转变为较差的类型,Ⅳ型经过免疫抑制剂的治疗,也可以有良好的预后。肾脏病理还可提供LN活动性的指标,如肾小球细增殖性改变、纤维素样坏死、核碎裂、细胞性新月体、透明栓子、金属环、炎细胞浸润,肾小管间质炎症等均提示LN活动期;而肾小球硬化、纤维性新月体、肾小管萎缩和间质纤维化则是LN慢性指标。活动性指标高者,肾损害进展较快,但积极治疗可以逆转;慢性指标可提示肾脏不可逆的危害程度,药物治疗只能减缓而不能逆转慢性指标的继续升高。

表4-3-1 国际肾脏病学会/肾脏病理学会(ISN/RPS)狼疮性肾炎分型(2003年)

Ⅰ型	轻微系膜性LN (光镜正常,免疫荧光和电镜可见系膜区免疫复合物沉积)
Ⅱ型	系膜增生性LN
Ⅲ型	局灶性LN (<50%的小球受累。应列出活动性、硬化性病变及其程度)
Ⅳ型	弥漫阶段性(IV-S)或弥漫性球性(IV-G)LN (≥50%的肾小球受累。应列出纤维素样坏死、新月体及其程度)
V型	膜性LN(如可合并Ⅲ或Ⅳ型LN,应予分别诊断)
Ⅵ型	晚期硬化性LN (≥90%的肾小球表现为球性硬化,且不伴残余的活动性病变)
应列出肾小管萎缩、间质炎症和纤维化的程度及动脉硬化或其他血管病变的程度	

(五)神经系统损害

又称神经精神狼疮(neuropsychiatric SLE,nSLE)。轻者仅有偏头痛、性格改变、记忆力减退或轻度认知障碍;重者可表现为脑血管意外、昏迷、癫痫持续状态等(表4-3-2)。存在上述表现,并除外感染、药物、代谢性等继发因素的情况下,结合影像学、脑脊液、脑电图等检查可诊断神经精神狼疮。以弥漫性高级皮层功能障碍为表现的神经精神狼疮,多与抗神经元抗体、抗核糖体P蛋白抗体相关;有局灶性神经定位体征的神经精神狼疮,又可进一步分为2种情况:一种伴有抗磷脂抗体阳性;另一种常有全身血管炎表现和明显病情活动,在治疗上应有所侧重。横贯性脊髓炎在SLE中不多见,表现为出现感觉平面、截瘫、括约肌功能障碍、病理征阳性。进行脊髓的磁共振检查有助于明确诊断。

表4-3-2　美国风湿病学院(ACR)所列19种常见的神经精神狼疮表现

中枢神经系统表现
无菌性脑膜炎、癫痫发作、脑血管病、脱髓鞘综合征、脊髓病变、运动障碍、头痛、急性精神错乱、焦虑、认知障碍、情绪失调、精神障碍
周围神经系统表现
格林-巴利综合征(急性感染性多发神经根炎)、重症肌无力、脑神经病变、单神经病变、多发性神经病变、神经丛病变、自主神经系统功能紊乱

(六)血液系统表现

SLE常出现贫血和(或)白细胞减少和(或)血小板减少。贫血可能为慢性病贫血或肾性贫血。短期内出现重度贫血常由自身免疫性溶血所致,多有网织红细胞升高,Coomb's试验阳性。SLE本身可出现白细胞减少,治疗SLE的细胞毒性药物也常引起白细胞减少,需要鉴别。SLE者的白细胞减少,一般发生在治疗前或疾病复发时,多数对激素治疗敏感;细胞毒性药物所致的白细胞减少,其发生与用药相关,恢复也有一定的规律。血小板减少与血小板抗磷脂抗体及骨髓巨核细胞成熟障碍有关。部分患者在起病初期或疾病活动期伴有淋巴结肿大和(或)脾肿大。

(七)肺部表现

SLE者常出现胸膜炎,如合并胸腔积液多为双侧,呈渗出性。SLE肺实质浸润的放射学特征是阴影分布较广、易变,与同等程度X线表现的感染性肺炎相比,SLE肺损害的咳嗽症状相对较轻,痰量较少,一般不咳黄色黏稠痰。如果SLE患者出现明显的咳嗽、黏稠痰或黄痰,提示呼吸道细菌性感染。结核感染在SLE中表现常呈不典型性。持续性发热的患者,应警惕血行播散性粟粒性肺结核的可能。SLE所引起的肺脏间质性病变主要是处于急性和亚急性期的肺间质毛玻璃样改变和慢性肺间质纤维化,表现为活动后气促、干咳、低氧血症,肺功能检查常显示弥散功能下降。少数病情危重伴有肺动脉高压者或血管炎累及支气管黏膜者可出现咯血。SLE合并弥漫性出血性肺泡炎死亡率高。SLE还可出现肺动脉高压、肺梗死、肺萎缩综合征。后者表现为肺容积的缩小,横膈上抬,盘状肺不张,呼吸肌功能障碍,而无肺实质、肺血管受累,也无全身性肌无力肌炎、血管炎的表现。

(八)心脏表现

SLE患者常出现心包炎,表现为心包积液,但心脏压塞少见。SLE可有心肌炎、心律失常。多数情况下,SLE的心肌损害不太严重,但是在重症SLE,可伴有心功能不全,为预后不良指征。SLE可出现疣状心内膜炎,表现为瓣膜赘生物,其与感染性心内膜炎区别之处在于疣状心内膜炎瓣膜赘生物最常见于二尖瓣后叶的心室侧,并不引起心脏杂音的改变。疣状心内膜炎通常不引起临床症状,但可以脱落而引起栓塞,或并发感染性心内膜炎。SLE可以有冠状动脉受累,表现为心绞痛和心电图ST-T改变,甚至出现急性心肌梗死。除冠状动脉炎可能参与发病外,长期使用糖皮质激素加速了动脉粥样硬化,以及部分SLE患者存在抗磷脂抗体导致动脉血栓形成,也可能是引起冠状动脉病变的另外两个主要原因。

(九) 消化系统表现

SLE可出现恶心、呕吐、腹痛、腹泻或便秘,其中以腹泻较常见,可伴有蛋白质丢失性肠炎,并引起低蛋白血症。活动期SLE可出现肠系膜血管炎,其表现类似急腹症,甚至被误诊为胃穿孔、肠梗阻而进行手术探查。当SLE有明显的全身病情活动,且有胃肠道症状和腹部阳性体征(反跳痛、压痛)除外感染、电解质紊乱、药物、合并其他急腹症等继发性因素,可考虑本病。SLE肠系膜血管炎尚缺乏有力的辅助检查手段,腹部CT可表现为小肠壁增厚伴水肿,肠扩张伴肠系膜血管强化等间接征象。SLE还可并发急性胰腺炎。SLE常见肝酶水平增高,少数出现严重肝损害和黄疸。

(十) 其他

SLE的眼部受累包括结膜炎、葡萄膜炎、眼底改变、视神经病变等表现。眼底改变包括出血、视乳头水肿、视网膜渗出等,视神经病变可以导致突然失明。SLE伴有继发性干燥综合征,有外分泌腺受累表现为口干、眼干,常有血清抗SSB抗体阳性、抗SSA抗体阳性。

【影像学表现】

红斑狼疮的影像学检查主要用于对红斑狼疮引起的各个脏器损害进行检查,如可引起肺间质纤维化,胸腔积液或心包积液,脑血管病变及狼疮性股骨头坏死等。

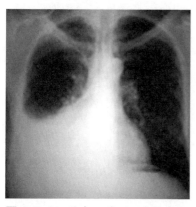

图4-3-2 胸部X线示:系统性红斑狼疮患者右侧大量胸腔积液

1. X线 胸部X线在疾病发展过程中可逐渐出现各种病变:①斑点或片状浸润性阴影,呈片状分布,密度不均,边界不清,可移动性阴影是狼疮性肺炎的特征;②网状或结节状阴影,在两肺中下部,为肺间质性病变;③绒毛状或蝴蝶状实变阴影,在肺门周围或肺中下部,是肺水肿的表现;④胸腔积液或胸膜增厚,积液或多或少,在胸腔的两侧或者一侧;⑤心影增大,为心包积液和心肌病变的表现(图4-3-2)。

2. CT 显示肺间质改变及阶段性肺不张较X线更加敏感(图4-3-3)。

3. MRI　对胸腔积液显示更加敏感,但由于胸腔积液中蛋白质含量较高,在T_1上呈现高信号。MRI可以直接显示心腔大小和房室壁厚度,比较容易区分心包积液和心肌肥厚。

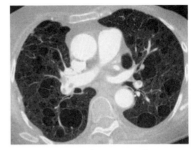

图4-3-3　胸部CT示:系统性红斑狼疮患者肺多发囊性改变

红斑狼疮引起的股骨头坏死,主要是因为长时间口服大量激素引起的激素性股骨头坏死(图4-3-4)。激素是引起股骨头坏死的主要病因之一,其影像学改变在专章中有介绍。

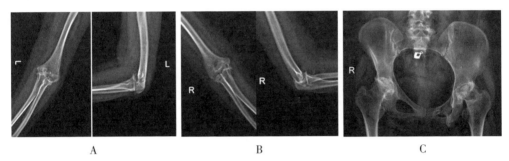

A　　　　　　　　　　　B　　　　　　　　　　　C

图4-3-4　(A~C)X线示:系统性红斑狼疮患者累及双肘关节、双骶髂关节及双髋关节,造成关节面骨质破坏,关节间隙变窄

【诊断与鉴别诊断】

1. 诊断　目前普遍采用美国风湿病学院推荐的SLE分类标准(1997年)。SLE分类标准的11项中,符合4项或4项以上者,可诊断为SLE。其敏感性和特异性均>90%(表4-3-3)。

表4-3-3　美国风湿病学院推荐的SLE分类标准(1997年)

1. 颊部红斑	固定红斑,扁平或隆起,在两颧突出部位
2. 盘状红斑	片状隆起于皮肤的红斑,粘附有角质脱屑和毛囊栓;陈旧病变可发生萎缩性瘢痕
3. 光过敏	对日光有明显的反应,引起皮疹,从病史中得知或医生观察到
4. 口腔溃疡	经医生观察到的口腔或鼻咽部溃疡,一般为无痛性
5. 关节炎	非侵蚀性关节炎,累及2个或更多的外周关节,有压痛、肿胀或积液
6. 浆膜炎	胸膜炎或心包炎
7. 肾脏病变	尿蛋白>0.5g/24h或+++,或管型(红细胞、血红蛋白、颗粒或混合管型)

（续表）

8. 神经病变	癫痫发作或精神病,除外药物或已知的代谢紊乱
9. 血液学疾病	溶血性贫血,或白细胞计数减少,或淋巴细胞计数减少,或血小板计数减少
10. 免疫学异常	抗 ds-DNA 抗体阳性,或抗 Sm 抗体阳性,或抗磷脂抗体阳性(后者包括抗心磷脂抗体,或狼疮抗凝物,或至少持续 6 个月的梅毒血清试验假阳性,三者中具备一项阳性)
11. 抗核抗体	在任何时候和未用药物诱发药物性狼疮的情况下,抗核抗体滴度异常

2. 鉴别诊断

（1）类风湿关节炎　系统性红斑狼疮患者早期的多关节痛和多关节炎易被误诊为类风湿关节炎。但一般 SLE 较 RA 的发病年龄早,多为青年女性,关节病变表现如疼痛、肿胀、晨僵等均较 RA 患者轻且持续时间短;SLE 患者的关节病变一般为非侵蚀性,不遗留关节畸形。SLE 患者具有特征性的皮疹,绝大多数患者有肾脏病变,ANA 阳性率很高;而 RA 患者不具备这些特点。免疫学检查发现抗 dDNA 抗体、抗 Sm 抗体则高度提示 SLE 的可能。

（2）系统性硬化症　系统性硬化可累及全身多个系统,尤以雷诺现象,以及皮肤、肺部、消化道和肾脏表现突出,ANA 的阳性率很高,但其皮肤表现特异,肺部受累多见,可有抗 Scl-70 抗体阳性,而血液系统受累极少见,中枢神经系统表现较少,一般无抗 Sm 抗体阳性,可与 SLE 相鉴别。此外,皮肤活检对两者的鉴别有很大帮助。

（3）混合性结缔组织病　混合性结缔组织病临床表现有雷诺现象,关节痛或关节炎,肌痛,肾脏、心、肺、神经系统均可受累,ANA 呈现高滴度斑点型,但与 SLE 相比,混合性结缔组织病者双手肿胀、肌炎、食管运动障碍和肺受累更为多见,抗 U1RNP 抗体呈高滴度,而严重的肾脏和中枢神经系统受累较 SLE 少见,抗 dSDNA 抗体、抗 Sm 抗体和 LE 细胞通常呈阴性,血清补体水平不低。

（4）结节性多动脉炎　本病常有发热、皮疹、关节和肾脏损害,易与系统性红斑狼疮混淆。但本病皮疹多为皮下结节,关节病变多为大关节。组织活检显示中小动脉的节段性坏死性血管炎。抗核抗体、抗双链 DNA 抗体、抗 Sm 抗体和类风湿因子等多为阴性,而抗中性粒细胞胞质抗体阳性,可与系统性红斑狼疮区别开。

（5）多发性肌炎或皮肌炎　一方面,一些 SLE 患者可出现类似多发性肌炎或皮肌炎的症状,易与之混淆,但 SLE 患者的肌痛程度多较轻,肌酶谱多为正常,肌电图也无特异性改变。另一方面,多发性肌炎或皮肌炎患者肾脏病变和神经系统表现较少见,抗 dSDNA 抗体和抗 Sm 抗体均为阴性,可将两者区别开来。有些患者可同时发生多发性肌炎或皮肌炎和SLE,称为重叠综合征。

第四节　幼年特发性关节炎

【概述】

国际抗风湿病联盟(ILAR)儿科委员会专家组经过多次讨论(1994年智利圣地亚哥、1997年南非德本和2001年8月加拿大埃得蒙顿),将儿童时期不明原因、持续6周以上的关节肿胀统一命名为幼年特发性关节炎(juvenile idiopathic arthritis,JIA)。

【病理】

JIA的基本病理变化在很多方面与成人RA是相同的,其病理变化主要在关节,以关节慢性非化脓性滑膜炎为特征,也可侵袭全身各系统的结缔组织。

关节滑膜最早受累表现为滑膜的绒毛肥大,滑膜内层增生变厚,滑膜下组织充血、水肿,且常伴有血管内皮增生,淋巴细胞和浆细胞浸润,常有小区域浅表性滑膜细胞坏死、糜烂,并覆有纤维样沉积物。一方面,病变进一步发展形成血管翳,并逐渐向软骨面延伸,覆盖于关节软骨面上,阻断软骨与滑液的接触,导致营养障碍。另一方面,血管翳中释放的某些降解酶对关节软骨、软骨下骨、韧带和肌腱中的胶原基质具有侵蚀作用,使关节腔破坏、上下面融合,进而发生纤维性强硬、错位甚至骨化,致使关节功能完全丧失,相邻骨组织也会产生失用性疏松。

JIA皮疹的组织学特点是皮下组织的毛细血管和小静脉周围有圆形细胞浸润,显示轻度血管炎。皮下结节位于受压或摩擦部位皮下组织,结节直径由数毫米到数厘米,与关节囊相连,可侵入骨膜,呈对称发生,常见于鹰嘴突、腕部和踝部等处。典型的类风湿结节由3个界限明显的带组成:中心区是一团坏死组织、纤维素和沉积的免疫复合物;中间带为栅栏状排列的增生性纤维细胞;外带为有单核细胞浸润的纤维肉芽组织。在儿童,纤维蛋白样坏死的中心区和上皮样的栅栏可能减少或缺如。

眼部病变常表现为虹膜睫状体炎、巩膜炎、眼色素炎或角膜结膜炎,也可导致角膜软化穿孔。

肾活检常显示轻微的肾小球病变和肾小管萎缩。尸检常发现有慢性肾盂肾炎,一般少见严重的组织损伤。

胸膜、心包膜和腹膜等浆膜内层表面显示非特异性纤维素炎症。

非特异性滤泡增生致使肝、脾大。肝脏内门脉周围可见炎性细胞聚集和库普弗细胞增生。

在肌肉组织、周围神经鞘、心包和胸膜等处的结缔组织内可有淋巴细胞浸润,并聚集成小结节。可发生小动脉炎,在动脉各层有较广泛炎性细胞浸润。

【临床表现】

1. 关节表现　绝大多数患儿都有关节症状,任何关节都可能受累,但是与成人RA不同,JIA表现为膝、腕、肘、踝等大关节最常受累。手和足的小关节,以及颈、胸、腰椎关节也可能会被累及。关节炎常呈对称性分布,但也可能只有一侧关节受累。但关节症状的轻重及出现症状的迟早,个体之间差异性很大。重者有炎症最基本的表现:红、肿、热、痛和功能丧失,轻者则只表现为局部皮肤的轻微发热或发红。颞颌关节的累及是JIA较特征性的表现之一,表现为张口受限和关节疼痛,体检发现耳部前缘有触痛。大约有2%的患儿会出现脊柱骨突关节的关节炎,可能会出现斜颈。腘窝囊肿也可能会出现,腱鞘炎是疾病活动期的表现之一。腱鞘炎最常发生的部位是手和足背侧的伸肌腱鞘,踝关节周围的胫后肌腱以及伸长和伸短肌腱腱鞘。屈肌腱鞘的滑膜炎常导致手指不能伸展,并可能出现爪形手畸形。腕管综合征在儿童中并不常见。眼的上斜肌腱腱鞘炎会引起眼睛向上注视时的疼痛,有时有复视。

2. 关节外表现　在JIA病程中,常常会出现关节外表现,这是JIA临床表现的一部分或是其并发症,说明JIA是一种系统性疾病,而不仅仅局限于关节。

(1) 生长和发育异常　活动性JIA患儿的生长和发育可出现异常,特别是全身型或多关节型起病的JIA,其异常程度取决于关节炎的程度、病程的长短及是否使用了糖皮质激素治疗。疾病活动期,会影响骨的线性生长,使骨骺过早闭合,身高停止增长,导致身材矮小,性腺与第二性征发育均迟缓,生长发育停滞也可发生在某一局部如下颌,造成下颌畸形。但在疾病早期也可因炎症刺激而使骨化中心和骨骺发育增快,致使患侧肢体较健侧长。疾病活动控制或病情缓解时,骨骼生长加速。

JIA患儿可出现骨质减少或骨量过低,四肢骨皮质和中轴骨小梁均可受累。骨质减少与JIA活动性和严重程度相关,某些药物如糖皮质激素的使用也可促发骨质减少。JIA患儿如有骨质减少则会影响到成年后肢体的功能。

(2) 类风湿结节　JIA患儿皮下组织的类风湿结节不像成人RA那样多见,但5%~10%的JIA患儿会出现类风湿结节,并且几乎只见于多关节型RF阳性的患儿,很少见于其他关节型和RF阴性的患儿。约10%的患儿结节出现于发病的第1年。常见部位为关节伸面,如尺骨近端鹰嘴突、足跟、枕部、坐骨结节等处,常对称发生。如患儿戴眼镜,则结节可出现在鼻梁上。也可因声带存在类风湿结节而致声音嘶哑。

(3) 皮肤和皮下组织　全身性起病的典型皮疹是随体温升降而显现或隐退,即高热时出现皮疹,体温降至正常后迅速消退,如此反复。皮疹多数是分散分布,常为直径2~5mm的红色麻疹样斑丘疹,最常见于躯干及肢体近端皮肤,但亦可见于其他部位,如面部、掌、腋窝等处。有时皮疹也呈多样性,如荨麻疹样(但不痒),皮疹周围可能绕以苍白环状带。如皮损直径较大时,皮疹中心部位皮肤正常。皮肤受到搔抓、摩擦或热等物理刺激可诱发皮疹(Koebner现象)。第二种皮肤变化为患儿手的近端指间关节表面皮肤发暗变色,可能反映疾病的慢性过程。

患有关节炎的患儿可能会出现一个或多个肢体皮下组织的淋巴水肿。水肿通常不痛、无溃疡,极少发生感染,有时会出现瘙痒。发生原因尚不清楚,过程缓慢,可能在几年内有所改善。

(4)眼部病变　以少关节型起病的JIA易出现眼部病变,<5岁儿童、女性患者抗核抗体阳性更加多见。儿童JIA多侵犯眼球壁中层出现葡萄膜炎。2/3患者的葡萄膜炎是双侧的,如发病时只有一侧发病,另一侧常在1年内受累。重者表现为眼红、疼痛、畏光、流泪,还可出现结膜上皮下钙质沉积,引起带状角膜病,从而引起白内障及继发性青光眼,严重的虹膜炎会造成失明。糖皮质激素局部及全身治疗可能会引起白内障和青光眼。

(5)肾脏病变　JIA肾脏病变以淀粉样变性、血管炎和药物损害最为常见,临床常表现为蛋白尿和血尿。

(6)心脏病变　JIA患儿合并的心脏病变中以心包受累最为常见,发生率为3%~9%。心包炎趋向于发生在年长儿童及以全身型起病的患儿身上,但是它与疾病的严重性无关。心包炎可以是JIA的首发症状,也可出现于病程的任何阶段,可持续1~8周。一部分患儿会感到呼吸困难或心前区疼痛,也可放射至背部、肩部或颈部。但大部分患儿的心包渗出是无症状的,检查者会发现心音减弱、心动过速、心脏扩大、胸骨左下缘可闻及心包摩擦音。

(7)血液系统病变　JIA患儿的血液系统病变包括贫血、白细胞和血小板增多,其中白细胞计数增多和贫血可为最初的一种临床表现。

(8)呼吸系统病变　肺实质病变罕见,但在部分患儿可以出现弥漫性的肺间质纤维化甚至是首发的临床表现,常见于JIA全身型,肺功能检查显示受损,也可出现胸腔积液,但常无明显的临床表现,必须借助影像学检查方能发现,成人RA中常见的肺内类风湿结节在儿童中较罕见。

(9)神经系统病变　JIA患儿可伴有神经系统受累,血管炎累及中枢神经系统的情况非常少见但有个别报道。外周神经受压是JIA外周神经系统受累中最常见的形式。与成人相比,嵌压综合征在儿童中并不常见,但需与腱鞘炎或累及外周神经的血管炎相鉴别。

（10）胃肠道病变　除外治疗药物，JIA本身导致的胃肠道病变较罕见，假性肠梗阻、腹膜炎均有报道。

（11）肝脏病变　与脾肿大相比，肝大并不常见，并且它只出现在全身型起病的患儿。即使肝大为中度至重度，也只出现轻微的肝功能异常。起病初期，肝脏病变可能比较明显，但随着时间的推移，可逐渐恢复正常，并不会出现慢性改变。肝脏重度肿大会导致腹胀和腹痛。渐进性肝大是继发淀粉样变的特征。有时因糖皮质激素的使用会出现脂肪肝。NSAIDS亦可导致肝功能异常，停药后可恢复正常，很少出现严重的肝脏损害。表现为肝功能异常的Reye综合征，与阿司匹林治疗有关。

（12）血管炎　类风湿血管炎在JIA中比较罕见，通常发生在年长儿童和RF阳性的多关节型患儿身上。此种类型的血管炎必须与良性手指脉管炎相鉴别。雷诺现象的出现通常预示着存在另一种结缔组织疾病，而不是由JIA本身病变所致。

【影像学表现】

本病常用的影像学检查包括X线、CT、MRI及超声。关节炎早期X线可见关节软组织肿胀、关节面模糊、关节边缘局限性骨质吸收和侵蚀，关节周围可见骨质疏松，晚期关节面骨质破坏，关节间隙狭窄，甚至出现关节纤维性或骨性强直。全身型病变可引起胸膜炎或心膜炎，在X线上可见心影扩大及肺部病变等表现（图4-4-

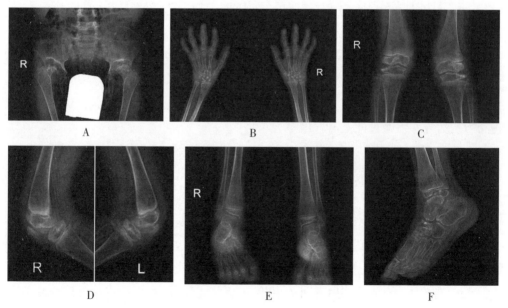

A　　　　　　　　B　　　　　　　　C

D　　　　　　　　E　　　　　　　　F

图4-4-1　（A~F）X线示：双髋关节、腕关节、膝关节及踝关节关节面毛糙，骨质硬化，骨骺形态不规则，关节间隙变窄，关节周围软组织肿胀

1)。CT成像能够避免骨骼重影,更好地显示关节间隙及关节面的破坏情况,其缺点在于辐射较大。MRI对软组织的显示较好,能较早、较清晰地显示滑膜、关节软骨及骨骼的变化情况,在早期诊断方面具有明显的优势,但是扫描时间较长,患儿不易配合。近年来,超声逐渐应用于本病的诊断,高频探头可清晰地显示关节病变情况,具有较高的敏感性,其优势在于简便易行且无辐射。

【诊断与鉴别诊断】

1. 诊断

国际抗风湿病联盟(ILAR)幼年特发性关节炎分类标准,见表4-4-1。

表4-4-1　国际抗风湿病联盟(ILAR)幼年特发性关节炎分类标准

发病年龄<16岁,持续6周以上的不明原因的关节肿胀除外其他疾病。根据发病特点分为以下7型。

1. 全身型

每日发热至少2周以上,伴有关节炎的同时伴随以下一项或更多症状:

(1) 短暂的非固定的红斑样皮疹

(2) 全身淋巴结肿大

(3) 肝、脾肿大

(4) 浆膜炎

应除外下列情况:a,b,c,d

2. 少关节型(持续性与扩展性)

发病最初6个月≤4个关节受累,有2个亚型:

(1) 持续性少关节型,整个疾病过程中关节受累数≤4个

(2) 扩展性少关节型,病程达6个月后关节受累数≥5个

应除外下列情况:a,b,c,d,e

3. 多关节型(RF阴性)

发病最初6个月≥5个关节受累,类风湿因子阴性

应除外下列情况:a,b,c

4. 多关节型(RF阳性)

发病最初6个月≥5个关节受累,并且在最初6个月中伴至少间隔3个月以上且2次以上的类风湿因子阳性

应除外下列情况:a,b,c,e

5. 银屑病性关节炎

(1) 1个或更多关节炎合并银屑病

（续表）

（2）关节炎合并以下任何2项：

1）指（趾）炎

2）指甲凹陷或指甲脱离

3）家族史中一级亲属有银屑病

应除外下列情况：b,c,d,e

6. 与附着点炎症相关的关节炎

（1）关节炎合并附着点炎症

（2）关节炎或附着点炎症,伴有下列情况中的至少2项：

1）骶髂关节压痛或炎症性腰骶部及脊柱疼痛,而不局限于颈椎

2）HLA-B27阳性

3）8岁以上发病的男性患儿

4）家族史中一级亲属有HLA-B27相关的疾病（强直性脊柱炎、与附着点炎症相关的关节炎、急性前葡萄膜炎或骶髂关节炎）

应除外下列情况：a,d,e

7. 未定类的幼年特发性关节炎

不符合上述任何1项或符合上述2项以上类型的关节炎,每一型可能除外的原则如下：

a. 银屑病患者

b. 8岁以上HLA-B27阳性的男性关节炎患儿

c. 家庭史中一级亲属患有HLA-B27相关的疾病（强直性脊柱炎、与附着点炎症相关的关节炎、急性前葡萄膜炎或骶髂关节炎

d. 类风湿因子间隔3个月以上2次阳性

e. 全身型JIA

2. 鉴别诊断

（1）脓毒血症　脓毒血症有时与急性发热的全身型JIA不易鉴别,血培养阳性,皮疹刺破处查菌阳性为鉴别的主要依据。

（2）风湿热　风湿热的关节炎呈典型的游走性,每次发作的持续时间较短,一般不超过3个月,伴持续性发热。心脏受累的机会明显多于JIA,如果伴有心包炎同时合并心内膜炎的表现,则更支持风湿热的诊断。水杨酸类药物治疗有效,不遗留关节畸形。如果单纯以抗链球菌溶血素O（ASO）是否升高来区分JIA和风湿热则不妥,难免误诊,因为约1/3的JIA者伴有ASO渐进性升高。

（3）其他结缔组织病引起的关节炎　几乎所有结缔组织病在不同的阶段都有关节炎症状,甚至某些结缔组织病的首发症状即表现为关节炎,而其特征性的症状、

体征或实验室检查结果只是到了一定阶段才逐渐显现。因此,JIA与这些疾病鉴别相当重要,因为确诊这些疾病需要时间。其中SLE累及关节是常见的,有些SLE可有RF阳性,常需与多关节型JIA相鉴别。但该病在儿童时期累及肾脏的概率很高,且具有特异性的抗ds-DNA抗体、抗Sm抗体及高滴度的ANA,同时SLE关节炎是非畸形、非侵蚀性的。JIA虽也可以是ANA呈阳性,但一般都比SLE低。

(4)化脓性关节炎　金黄色葡萄球菌或淋病奈瑟菌等引起的化脓性关节炎多表现为单关节受累,关节局部红、肿、热、痛明显,全身中毒症状严重,关节穿刺液培养可检出致病菌。少关节型JIA虽然也可能是单关节受累,但局部只是肿胀明显,发红及疼痛程度远较化脓性者关节炎为轻,且无高热等全身症状。

(5)关节结核　需与少关节型JIA相鉴别。如患儿为关节结核,常可找到其他部位结核病灶,结核菌素试验强阳性,X线检查早期出现骨质破坏现象。

(6)血液病　急性白血病由于侵犯了长骨骨骺端骨膜和关节囊,可出现关节肿痛,且其疼痛程度常超过肿胀的程度。承重时,骨痛可能是白血病的症状。镰状细胞性贫血因骨膜受累,亦可出现关节周围炎或指(趾)炎。恶性组织细胞病常出现高热、皮疹、全身关节疼痛。上述这些疾病虽然都可出现关节症状,但经血液及骨髓检查往往能明确诊断并与JIA引起的关节炎做出鉴别。

(7)免疫缺陷病　特别是选择性IgA缺乏,先天性伴性隐性遗传性低丙种球蛋白血症和补体C_2缺陷等均可出现关节炎,临床上不易与JIA区别开来。因此,有必要对每个JIA患儿进行血清免疫球蛋白和补体测定。

(8)莱姆病　因较多病例出现在美国东北部莱姆镇,故命名为莱姆病。我国黑龙江省林区曾有成人病例的流行病学观察。本病由蜱传播的Burgdorfer螺旋体引起,可表现为多系统受累,其中莱姆病关节炎表现为单关节炎或少关节炎,需与少关节型JIA相鉴别。莱姆病多在夏季发病,患儿有蜱咬史,有特征性皮疹。该皮疹恰位于蜱叮咬处皮肤,皮损面积较大,直径可达8~50mm,边缘鲜红色、微隆起,中心可出现硬结、水疱或坏死,皮疹可迁延数日至数周。特异性抗Burgdorfer疏螺旋体抗体的测定有助于诊断。青霉素治疗有良好效果。

第五节　系统性硬化症

【概述】

系统性硬化症(systemic sclerosis,SSc)又称硬皮病,是一种以皮肤炎性、变性、增厚和纤维化进而硬化和萎缩为特征的结缔组织病,可引起多系统损害。其中,系统性硬化除皮肤、滑膜、指(趾)动脉出现退行性变外,消化道、肺、心脏和肾等内脏器官也可受累。

【病理】

系统性硬化症的皮肤病变可分为三期:肿胀期、硬化期及萎缩期。早期可见真皮间质水肿,胶原致密、肥厚和肿胀,胶原间和血管周围有少量淋巴细胞浸润,毛细血管和表面静脉扩张呈串珠状;真皮深部和皮下组织胶原纤维增生、变性、肿胀及纤维化。有较多炎细胞浸润,以淋巴细胞为主。随后,炎细胞浸润逐渐减少。真皮及皮下组织纤维化,真皮小血管内膜细胞增生,管壁水肿,黏液变性,管腔狭窄,甚至闭塞。表皮逐渐萎缩,上皮角消失,基底细胞黑素增加,皮肤附属器和皮脂腺逐渐萎缩,汗腺减少,真皮深层及皮下组织有钙盐沉着。

本病的血管病变主要是病变组织的毛细血管明显减少,毛细血管内皮细胞肿胀,基底膜断裂,小动脉内膜细胞增生,内膜肿胀、增厚,黏蛋白样物质和胶原成分沉积,管腔狭窄及管壁周围炎症细胞浸润。最后血管壁萎缩及纤维化,偶可发生坏死性小动脉炎。

肾脏病变以小叶间动脉、叶间动脉及弓形动脉显著,动脉内膜增生,伴有纤维素样坏死,或血管壁增厚,管腔狭窄,血栓形成,肾小球基底膜增厚,导致肾皮质梗死、肾小球萎缩和纤维化。血管外膜及间质也可有纤维化。肾小球血管内皮增生和肿胀。血管内血栓形成及纤维素样坏死。

肺部病变是弥漫性间质纤维化,肺小动脉内膜增生,周围间质增生及炎细胞浸润。食管常受累,肌层萎缩,纤维化,并有炎细胞浸润。肠道也可有类似病变。此外,可见心肌纤维化,骨骼肌变性、萎缩和间质纤维化。关节滑膜可见炎性病变。

【临床表现】

系统性硬化是一种慢性多系统疾病。初发症状往往是非特异性的,包括雷诺现象、乏力、肌肉骨骼痛,这些症状持续几周或几个月后才出现其他指征。具有特异性的硬皮病早期临床表现是皮肤肿胀、增厚,开始于手指和手。随后出现多种多样的表现,主要在皮肤、肺、心脏、消化道或肾脏。无雷诺现象的患者中,肾脏受累的危险性增加。

根据皮肤受侵犯的程度,硬皮病可以分为2种亚型:①局限性硬皮病的患者仅远端肢体皮肤增厚,躯干不受侵犯。CREST综合征包括:钙质沉积、雷诺现象、食管功能障碍、指端硬化和毛细血管扩张,归属于局限性硬皮病范畴。②弥漫性硬皮病患者表现为肢体远端及近端和(或)躯干皮肤增厚。

1. 雷诺现象 患者在受凉或紧张状态时突然手足发冷、指(趾)端颜色苍白,继而变紫。外界刺激结束后10~15分钟,血管痉挛恢复,指(趾)端颜色变为正常,呈红色或斑点样杂色,此种改变称发作性血管痉挛(即雷诺现象)。鼻尖、舌尖、口唇和耳垂等肢端部位也可出现由寒冷诱发的肤色苍白。

2. 皮肤 在疾病的早期(水肿期),皮肤显示轻度红肿,部分患者有红斑、瘙痒和水肿,早期手指水肿期可持续很久,皮肤改变停止在上肢远端,也可以蔓延至前臂、前胸、腹、背和颜面部。在弥漫性硬皮病,皮肤广泛硬化伴色素加深或减退,使皮肤像撒了盐和胡椒粉一样(图4-5-1)。

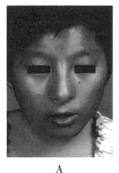
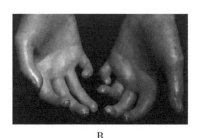

A B

图4-5-1 系统性硬化皮肤改变

随着病情的进展,皮肤绷紧发亮,正常的皱纹和皮肤皱襞消失,面部皮肤菲薄,呆板无表情。口唇薄而紧缩,张口受限,全身性黑素同时出现,有些病例甚至出现得早。手指、脸、口唇、舌和前臂等部位可出现斑片状毛细血管扩张及皮下钙化,以指尖最常见,从小斑点至大团块,大小不等地覆盖分布在膝、肘或其他突出部位。CREST综合征的患者,其钙质沉着及毛细血管扩张往往更为明显。

当硬皮病进展到硬化期时,皮肤更加增厚,皮肤的干燥引起皮肤瘙痒,这一阶段呈进行性发展,持续1~3年或更长时间,最后炎症和纤维化停止,进入萎缩期,皮肤萎缩变薄,纤维化的组织紧贴于皮下组织,不易用手捏起。屈曲挛缩的部位可出现骨性溃疡,如接近指(趾)关节处。萎缩后期,有些部位的皮肤渐渐软化,可恢复到正常皮肤,特别是躯干和四肢近端的皮肤。

3. 肌肉与骨骼 非特异性的肌肉、骨骼症状如关节痛和肌痛是硬皮病最早的表现。有时也会有症状明显的关节炎,但关节处的疼痛和僵硬感总是较客观上的炎症指征严重。患者的肌肉萎缩是由失用引起的,这是皮肤、关节和肌腱受累而引起关节活动受限的结果。

4. 肺 硬皮病中普遍存在肺功能的受损,但临床症状往往不十分显著,直到疾病晚期,肺的受累可以成为患者致死的原因。常见的临床症状是劳累后气短(运动性呼吸困难),劳累后干咳,一般不引起胸痛。硬皮病患者的胸痛往往由肌肉炎症、反流性食管炎、胸膜炎或心包炎所致。由纤维化肺泡炎进展为肺间质纤维化或血管内膜纤维化,以及平滑肌增生造成的肺血管病变都会损伤肺的换气功能。

5. 胃肠道　患者可以出现口裂缩小、黏膜干燥、牙周疾病引起咀嚼困难、牙齿脱落和营养不良。反酸、烧心、胸骨后烧灼感是硬皮病中最常见的症状。反流性食管炎持续不愈可导致出血、溃疡、狭窄和Barrett食管,后者容易转变为食管癌。并发反流性食管炎的原因与食管黏膜下和肌层过多的胶原纤维沉积和纤维化而致食管蠕动功能障碍、下食管括约肌压力降低、胃排空能力下降等因素有关。胃的排空时间延长后,除可以加重胃食管反流外,还可能导致患者出现上腹胀、嗳气等消化不良症状。

小肠蠕动减弱可能无症状,也可能引起严重的慢性假性肠梗阻,表现严重的有腹胀、腹痛、呕吐。硬皮病也可累及大肠和直肠。大肠壁肌肉萎缩常引起横结肠和降结肠出现无症状性广口憩室,这是硬皮病特异性的损害。结肠运动减弱可以引起顽固性便秘。直肠括约肌的纤维化可引起难以克服的大便失禁和直肠脱垂。

6. 心脏　到了病程晚期才发现,大部分患者有左心功能不全的迹象,可出现劳累后呼吸困难、心悸,偶有胸痛。心脏的病理检查和敏感性诊断试验说明心肌、心肌血管和心包均可受累,心肌病的表现有顽固性充血性心力衰竭,各种房性与室性心律不齐。任何心脏病的症状都是预后不良的指征。透壁性的斑片状心肌纤维化是SSc的特征,它决定着心脏病变的性质和严重程度。30%~40%的SSc患者通过超声心动检查可发现心包积液,但明显的心包积液不常见。大量心包积液是预后差的指征,但很少发生心包填塞。心电图上常见心脏传导系统损伤和无症状的心律失常。

7. 肾脏　硬皮病常伴有肾脏受累。硬皮病性肾危象是弥漫性硬皮病的一个主要死亡原因。肾病性高血压和(或)急进性肾衰比较常见。80%的肾危象发生于病初4~5年内,常常发生于血压高于150/90mmHg的弥漫性硬皮病患者,无预兆即可发生恶性高血压,并伴有高血压脑病。

8. 其他表现　50%的SSc患者常有抑郁的表现,主要是对治疗反应抑郁。性功能减退也比较常见,器质性神经血管性疾病常可造成男性阳痿。大多数患者合并干燥综合征、腕管综合征引起的神经病变,继发于甲状腺纤维化或自身免疫性甲状腺炎(桥本甲状腺炎)所引起的甲状腺功能减退,也是硬皮病常遇到的临床问题。并发肝脏疾病及原发性胆汁性肝硬化,尤其容易发生在女性CREST综合征患者中。

【影像学表现】

1. X线　双手可有不规则的骨侵蚀,关节间隙变窄。少数硬皮病患者有末节指骨吸收,常伴有软组织萎缩和皮下钙质沉着,偶尔有中节指骨完全溶解(图4-5-2)。

2. CT　胸部CT及或X线检查早期示下肺纹理增厚,典型者下2/3肺野有大量线形和(或)细小结节或线形结节样网状阴影,严重时呈"蜂窝肺"(图4-5-3)。腹部CT或食管钡餐检查早期即可发现食管下端1/2或2/3轻度扩张,蠕动减弱(图4-5-4)。

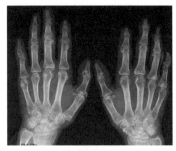

图4-5-2　X线示:双手部分指骨骨质破坏,关节间隙变窄,远节指骨变尖,关节囊肿胀,关节周围出现硬化结节

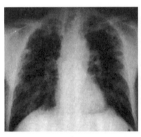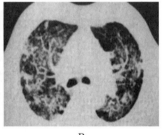

A　　　　　　　　B

图4-5-3　CT示:肺间质纤维化

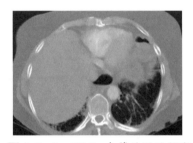

图4-5-4　CT示:食管局限性扩张

【诊断与鉴别诊断】

1. 诊断　诊断标准于1980年由Masi等提出。

(1) 主要标准　近端硬皮病,即指(趾)端至掌指(趾)关节近端皮肤呈对称性增厚,发紧和硬化。这类变化可累及整个肢体、面部、颈及躯干(胸和腹部)。

(2) 次要标准　①手指硬皮病,以上皮肤病变仅限于手指。②指尖凹陷性瘢痕或指腹组织消失。③双侧肺间质纤维化。胸片显示双侧肺基底部网状的线形或结节状阴影,可呈"蜂窝肺"外观。

符合主要标准或2项以上(含2项)次要标准者,可诊断为硬皮病,各种亚型还要细分。符合CREST综合征临床表现中3项或3项以上者及抗着丝点抗体阳性,则可确诊CREST综合征。

2. 鉴别诊断

(1) 硬肿病(scleredema buschke)　本病发生于细菌感染后,且有颜面、颈部、肩部及躯干水肿性蜡样浸润,手和足很少受累,无雷诺现象及内脏损害,可自行缓解,抗Scl-70抗体及ANA阴性,可资鉴别。

（2）混合性结缔组织病（mixed connec. tive tissue disease） 有雷诺现象、手指肿胀及食管运动功能降低，肺、心、肾等多系统损害，但本病为手指腊肠样肿胀，无指端溃疡及末节指（趾）骨吸收现象，无弥漫性皮肤硬化，抗 RNP 抗体呈高滴度阳性，抗着丝点抗体及抗 Scl-70 抗体阴性。

（3）嗜酸性筋膜炎（eosinophilic fasciitis） 本病突然发病，常有过度疲劳史。四肢出现肿胀、发僵，皮下组织增厚、变硬，如木棍样，皮肤尚可推动，手、足一般不受累。一般无内脏损害和雷诺现象，受累组织及外周血嗜酸性粒细胞增高，高球蛋白血症，抗核抗体阴性。病理改变为深部筋膜弥漫性增厚和非特异性炎症。

（4）类风湿关节炎 本病以手、足小关节对称性疼痛、肿胀及晨僵为主要表现，关节损害持续时间>6周，无皮肤变硬表现，可作鉴别。

第六节　　痛风

【概述】

痛风是由于尿酸盐累积过度饱和而以晶体形式析出，进而诱发机体炎症反应的一种代谢性风湿病。主要临床表现为：高尿酸血症、急慢性关节炎、痛风石、尿酸性尿路结石等。主要病理改变为尿酸盐结晶沉积及炎症细胞聚集。高尿酸血症不同人群患病率为 2.6%~47.2%，痛风患病率大体随年龄和血尿酸水平升高而升高，总体患病率为 1%~15.3%，男性多于女性。痛风分为原发性（大多原因不明）和继发性（继发于肾脏疾病、血液病、肿瘤等疾病发展或用药过程中）2 类。

【病理】

1. 关节炎病理 急性发作期关节镜下可见滑膜衬里细胞炎性改变，大量中性粒细胞聚集、浸润，尿酸盐结晶沉积组织，巨噬细胞包绕，肉芽肿样改变，软骨细胞坏死、软骨基质丢失等。

2. 痛风石病理 痛风石是以尿酸盐结晶为核心，外包绕上皮细胞和巨噬细胞等形成的异物肉芽肿。最常见于皮下组织、关节内、关节周围和肾脏组织，多为同时多处出现，以耳郭部位最为典型。皮下痛风石的出现是病程进入慢性期的标志。

3. 肾脏病理 痛风性肾病是痛风特征性的病理变化之一，表现为肾髓质和锥体内有小的白色针状物沉积，周围有白细胞、巨噬细胞浸润。

【临床表现】

1. 无症状高尿酸血症期　仅有波动性或持续性血清尿酸升高,可持续数年甚至数十年无症状。但随着年龄的增长和高尿酸血症持续时间的延长,痛风的患病率增高。

2. 急性关节炎期　多于凌晨突发关节红、肿、热、痛,疼痛剧烈(图4-6-1),1~2天达高峰,数天或2周内缓解,多数发生在第一跖趾关节,其次为踝、膝、足跟、足背等处。常由饮酒、高嘌呤饮食、劳累、受寒、外伤、手术、感染等因素诱发。可伴发热等全身症状。

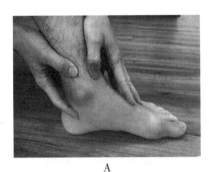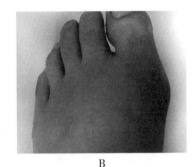

A　　　　　　　　　　　　　B

图4-6-1　痛风急性关节炎期

3. 间歇发作期　急性关节炎缓解后,无明显后遗症,仅表现血尿酸浓度升高。但随着疾病的进展,痛风发作次数多,症状持续时间延长,无症状期缩短,受累关节增多,症状逐渐不典型。

4. 慢性痛风石病变期　大量单钠尿酸盐晶体沉积于皮下、关节滑膜、软骨、骨质及关节周围软组织,沉积物被单核细胞等包绕(图4-6-2)。形成痛风石和痛风石性关节炎,多见于耳郭,也可见于足趾、跟腱、鹰嘴等处,破溃后排出白色糊状或者粉状赘生物,可造成骨质破坏,关节周围组织纤维化,继发退行性变,表现为持续性关节肿痛、畸形及功能障碍,甚至骨折。

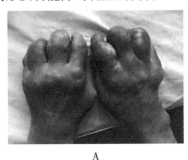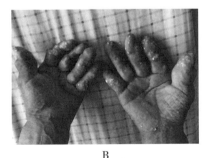

A　　　　　　　　　　　　　B

图4-6-2　慢性痛风石病变期

5. 肾脏病变　尿酸盐晶体沉积于肾间质,可导致间质性肾炎,严重者引起肾小球硬化,表现为肾浓缩功能减退、夜尿增多、低比重尿,进而出现肾功能衰竭等。超过20%的患者出现尿路结石,也可见急性尿酸性肾病。

6. 眼部病变　肥胖痛风患者常反复发生睑缘炎,在眼睑皮下组织出现痛风石,有的逐渐长大,破溃形成溃疡而使白色尿酸盐向外排出。

【影像学表现】

1. 关节周围软组织肿胀　X线主要表现为关节积液和受累关节周围软组织偏心性肿胀。第一跖趾关节背部软组织偏心性肿胀是典型表现(痛风软组织肿胀区域的密度高于其他关节病变软组织肿胀处)(图4-6-3)。

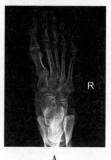

A　　　　　　　　　　　　B

图4-6-3　(A)足X线示:第1近节趾骨关节面下囊性骨质破坏;(B)手X线示:右手部分掌指关节旁关节囊肿胀

2. 痛风石形成　X线片上表现为关节周围软组织内高密度影(图4-6-4)。

(1) CT　图像上CT值高于黄瘤和风湿结节。

(2) MRI　常表现为T_2WI呈不均匀低信号,T_2WI呈高低混杂信号,其中尿酸盐结晶沉积呈现T_2WI和T_1WI不均匀低信号改变(图4-6-5)。

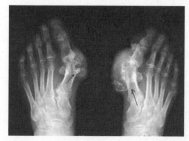

图4-6-4　足X线示:双足第1跖骨骨质破坏,关节囊肿胀,内见多发砂砾状高密度影

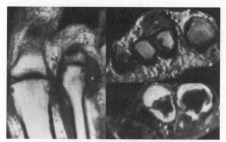

图4-6-5　足MRI示:第一及第二跖骨远端关节面下小片状长T_1信号,压脂稍高信号,关节周围片条状长T_1信号,压脂高信号,邻近软组织内压脂稍高信号

3. 软组织或骨内钙化　X线表现为软骨下或韧带下骨结构内局限性或弥漫性钙化。通常情况下,钙化的X线密度和CT值高于痛风石。

4. 骨质侵蚀破坏　慢性关节炎期可见关节面不规整,X线表现特征性改变为穿凿样、虫蚀样圆形或弧形的骨质透亮缺损,骨质破坏边缘极为锐利并伴有钙化带,呈现"穿凿样"改变。骨质破坏或侵蚀的边缘常见到特殊的"悬垂边缘"或骨皮质翘样突出。

【诊断与鉴别诊断】

1. 诊断标准　目前多采用美国风湿病协会1977年制定的标准。

（1）尿酸盐结晶滑液中查见特异性尿酸盐结晶。

（2）痛风石经化学方法或偏振光显微镜检查证实含有尿酸盐结晶。

（3）与下列临床、实验室、X线征12项中的6项相符者:①1次以上的急性关节炎发作。②炎症表现在1天内达到高峰。③单关节炎发作。④患病关节皮肤呈暗红色。⑤第1跖趾关节疼痛或肿胀。⑥单侧发作累及第1跖趾关节。⑦单侧发作累及跗骨关节。⑧有可疑的痛风石。⑨高尿酸血症。⑩X线示关节非对称性肿胀。⑪X线示骨皮质下囊肿不伴骨质侵蚀。⑫关节炎症发作期间关节液微生物培养阴性。

2. 鉴别诊断

（1）急性痛风性关节炎初发时应与以下疾病相鉴别

1）化脓性关节炎　多见于小儿和青少年,发生于髋、膝等负重大关节,多呈急性关节疼痛、肿胀,活动受限,并伴有高热、寒战等症状,关节穿刺液为脓性,可培养出金黄色葡萄球菌,滑液中无尿酸盐结晶,抗痛风药物治疗无效。

2）急性风湿性关节炎　多见于青少年,发病前常有咽炎、扁桃体炎等病史,典型表现为游走性、对称性多关节炎,局部可出现红、肿、热、痛,皮肤可有环形红斑和皮下结节,实验室检查见抗溶血性链球菌抗体水平升高,血尿酸值正常,炎症消退后关节功能恢复,不遗留关节强直畸形。

3）假性痛风　多见于老年人,有膝关节、髋关节等急性炎症发作,常伴有关节软骨钙化,滑液中含焦磷酸钙或磷灰石晶,血尿酸值正常,秋水仙碱治疗无效。

（2）慢性痛风性关节炎应与以下疾病相鉴别

1）类风湿关节炎　发病以30~50岁为主。活动期多呈疼痛、肿胀,活动受限,指（趾）小关节常呈对称性肿胀。实验室检查见活动期类风湿因子阳性,关节液无尿酸盐结晶,X线检查也有相应变化,但骨皮质缺损性改变较少见。

2）银屑病关节炎　多见于30~40岁男性,发生银屑病病史已有数年,以手、足远侧或近侧指(趾)骨间关节及跖趾关节多见,可累及膝、踝、腕、髋等关节及脊柱。早期有关节肿胀,皮肤发亮,类似痛风;发作时可出现关节游走性疼痛,功能障碍加重,并可与皮肤病变的恶化程度同步;实验室检查无特异性X线检查可见严重的关节破坏、关节间隙增宽,晚期受累关节出现畸形。

第七节　假性痛风

【概述】

假性痛风是指假痛风性关节炎,为二羟焦磷酸钙结晶沉积而引起的关节病。急性发病时,其临床症状与痛风性关节炎相似,因而称为假性痛风。

【病理】

软骨细胞的肥大性分化和无机焦磷酸盐代谢异常是本病最重要的病理机制。

【临床表现】

症状表现为一个或者多个关节突发性剧烈疼痛,症状可持续数天至2周。本病多见于老年人,常发病部位为膝关节,可累及腕、肘、肩等关节,呈对称分布,但很少累及跖趾关节。

【影像学表现】

X线　检查可见关节软骨钙化和钙质沉积现象,典型表现为软骨上点状或丝状钙化影。膝关节的沉积部位主要在半月板和关节软骨,随着病情发展也可造成关节软骨纤维化、软骨破坏(图4-7-1)。慢性关节炎期,X线可见关节腔狭窄,软骨下脓肿,软骨下骨萎缩和骨碎片,也可见肌腱钙化等。超声检查表现为平行于骨轮廓、被包埋在关节软骨中层的高回声线条,在滑囊进入关节凹陷处可见匀质高回声结节或

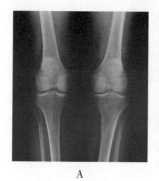
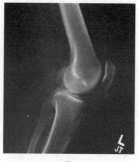
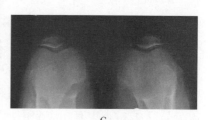

A　　　　　　　　　B　　　　　　　　　C

图4-7-1　(A~C)X线示:双膝关节间隙内条片状高密度影

椭圆形沉积影,或在纤维软骨和肌腱内出现高回声点。

【诊断与鉴别诊断】

1. 诊断　EULAR(欧洲抗风湿病联盟)推荐的诊断标准见表4-7-1。

表4-7-1　假性痛风诊断标准

标准
Ⅰ.通过权威方法(如特征性的X线衍射法)在活组织或关节滑液中证实CPPD存在晶体
Ⅱ.A. 相差偏振光显微镜证实单斜或三斜晶体有弱阳性双折射(或无折射)
B. 影像学显示典型的钙化(如正文所述):纤维软骨、关节(透明)软骨和关节囊上有大量点状线性钙化尤其呈双侧对称性
C. 高分辨率超声显示关节透明软骨或纤维软骨中典型的CPPD晶体沉积
Ⅲ.A. 急性关节炎,特别是累及膝和其他大关节时
B. 慢性关节炎,累及膝、髋、腕、肘、肩和掌指关节,尤其是伴有急性加重时
诊断分类
肯定诊断:必须满足标准Ⅰ或ⅡA
可能诊断:必须满足标准ⅡA或ⅡB或ⅡC
疑似诊断:标准ⅢA或ⅢB提示CPPD沉积病的潜在可能性

2. 鉴别诊断　根据病史、症状、体征、辅助检查应注意与痛风、骨性关节炎、类风湿关节炎等疾病相鉴别。

第八节　皮肌炎和多发性肌炎

【概述】

皮肌炎和多发性肌炎是一组弥漫性骨骼肌炎症性疾病,具体病因尚未查明,属于自身免疫性结缔组织疾病范畴,起病隐匿,发病缓慢,极少数患者为急性发病,在数日内出现严重肌无力,甚至横纹肌溶解、肌球蛋白尿和肾功能衰竭等。

【病理】

本病肌肉的基本病理改变是肌纤维变性、坏死和炎细胞浸润,肌细胞再生及后期纤维化和肌萎缩等。其中,炎细胞浸润为本病的特征性改变,表现为肌纤维间质和血管周围淋巴细胞巨噬细胞和浆细胞浸润,血管壁水肿、坏死,内膜增厚,管腔狭窄及闭塞。骨骼肌纤维局灶性或广泛性透明变性或空泡变性,肌纤维部分或整条坏死。束周肌纤维萎缩比束内肌纤维萎缩严重,肌纤维粗细不均匀是本病的另一个病理特征。

皮肤病变主要是小血管周围炎症,皮肤和皮下组织均有炎细胞浸润,严重时皮肤可以坏死,但极少见。本病的皮肤病理改变为非特异性,不能作为诊断依据。

【临床表现】

1. 原发性多发性肌炎 约占炎性肌病患者的1/3,通常隐匿起病,在数周、数月、数年内缓慢进展。仅少数患者急性起病,在数日内出现严重肌无力,甚或横纹肌溶解。此病可见于任何年龄,女性比男性多见,男女发生比例为1:2。

(1)一般表现 患者可有畏寒,中度或低度发热,疲乏,无力,食欲缺乏,体重减轻。少数患者可出现四肢关节痛,个别患者以关节炎为首发症状,并伴有晨僵,关节肿胀,但关节肿胀一般不足6周,无关节畸形,须与类风湿关节炎相鉴别。如患者手部出现畸形,一般由肌肉痉挛所致,无明显关节破坏。少数患者可出现雷诺现象,表现为情绪激动或遇冷时出现指(趾)端皮肤苍白、发绀、潮红改变等(图4-8-1)。

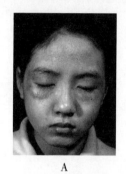
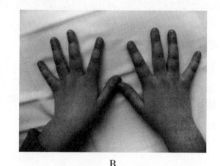

A   B

图4-8-1 原发性多发性肌炎一般表现

(2)肌肉表现 本病通常累及骨骼肌。患者首先感到四肢近端及颈部肌肉无力,一般两侧对称。当患者有骨盆带及下肢近端肌无力时,可表现为上楼梯、上坡困难,蹲下或从座椅上站起来困难,步态蹒跚,走路时感下肢酸软。当肩胛带或上肢近端肌肉受累时,可出现抬臂困难,不能梳头和穿衣。颈肌无力者平卧时抬头困难。呼吸肌无力,可造成胸闷气促、呼吸困难,严重者需借助呼吸机进行辅助呼吸。咽喉或上段食管骨骼肌受累可出现吞咽困难,摄入流质食物时经鼻孔流出可引起呛咳和误吸。眼轮匝肌和面肌受累罕见,这有助于与重症肌无力鉴别。对称性近端肌无力为本病特点,但在整个病程中患者可出现不同程度的四肢远端肌无力表现。随病程的延长,患者可出现不同程度的肌肉萎缩。早期病变肌肉质地可正常,出现纤维化改变后肌肉触之变硬。罕见的暴发型患者表现为横纹肌溶解,肌红蛋白尿,肾功能衰竭。

（3）肺部表现　间质性肺炎、肺纤维化胸膜炎是多发性肌炎最常见的肺部病变，可在病程中的任何时候出现。表现为胸闷、气短、咳嗽、咳痰、呼吸困难、发绀等。少数患者有少量胸腔积液，但单侧大量胸腔积液少见，需注意与结核或肿瘤鉴别。由于食管运动障碍、吞咽困难、喉反射失调，常引起吸入性肺炎、肺不张等。如患者有呼吸肌无力、排痰困难，易导致细菌生长。由于免疫抑制药的使用，常继发细菌、真菌和结核感染。所以，肺部受累是多发性肌炎的常见死亡原因之一。

（4）心脏表现　50%的患者有心脏受累，主要为心肌炎和心包炎，心内膜炎和心肌梗死少见。患者可表现为心悸、气短、胸闷、心前区不适、呼吸困难。患者可有心包积液、心脏扩大、心肌病、心律失常、传导阻滞等。晚期出现的充血性心力衰竭和严重心律失常是患者主要死亡原因之一。

（5）肾脏表现　肾脏病变患者可出现蛋白尿、血尿、管型尿。罕见的暴发型多发性肌炎可表现为横纹肌溶解、肌红蛋白尿、肾功能衰竭。肾组织活检可有局部免疫球蛋白和补体沉积，为局灶性肾小球肾炎，提示免疫复合物可能是肾损害的原因之一。

2. 原发性皮肌炎　除上述肌炎表现外，患者尚有特征性皮疹。55%的患者皮疹出现在肌炎之前，25%与肌炎同时出现，15%出现在肌炎之后。

（1）肌炎表现　见"原发性多发性肌炎"。

（2）皮肤表现

1）向阳性皮疹　为上眼睑或眶周出现的水肿性暗紫红色斑，可为一侧或两侧，近睑缘处可有毛细血管扩张，对光照较敏感。此种皮疹还可出现在两颊部、鼻梁、颈部、前胸V形区和上背部。可见于60%~80%的皮肌炎患者。这是皮肌炎的一种特征性皮损。

2）Gottron斑丘疹　是一种米粒至绿豆大小的红色或紫红色斑丘疹，边缘不整，可融合成片，伴有皮肤萎缩、毛细血管扩张和色素沉着或减退，偶有皮肤破溃。此类皮损出现于关节伸面，特别是掌指关节和指间关节伸面；亦可出现在肘、膝关节伸面及内踝等处，边界清晰，表面覆有鳞屑或有局部水肿。可出现于60%~80%的皮肌炎患者。这是本病的又一特征性皮损。

【影像学表现】

本病临床常见的检查除了免疫学检查、生化检查，还有CT和MRI检查。间质性肺炎、肺纤维化、肺胸膜炎是最常见的肺部CT表现，肌肉病变主要是筋膜层增厚，CT检查可见肺部双侧上下斑片状模糊影，支气管血管束增厚及其周围浸润性病变，胸膜有轻度增厚,边界不规则,肺实变等现象。MRI检查异常表现可见肌肉炎性水肿、肌筋膜炎、皮下组织水肿、肌肉萎缩伴脂肪浸润等(图4-8-2)。

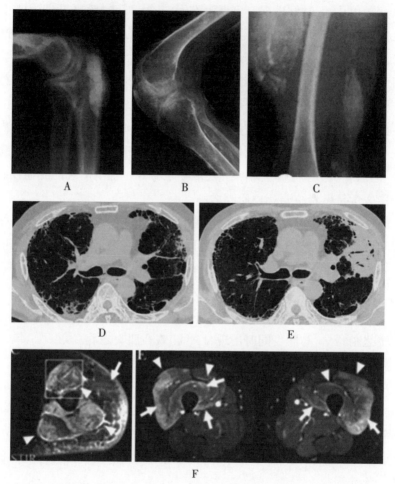

图4-8-2 皮肌炎患者(A~C)X线示:关节及周围软组织内钙盐沉积;(D~E)CT示:肺间质性纤维化改变;(F)MRI示:上臂皮下脂肪、筋膜和肌肉高信号;增强扫描示:大腿肌肉及筋膜高信号

【诊断与鉴别诊断】

1. 诊断　目前多采用Bohan和Peter(1975年)诊断标准(表4-8-1)。

(1) 多发性肌炎的判定标准　①确诊:符合所有1~4条标准;②拟诊:符合所有1~4条中的任何3条标准;③可疑:符合所有1~4条中的任何2条标准。

(2) 皮肌炎的判定标准　①确诊:符合第5条及1~4条中的任何3条标准;②拟诊:符合第5条及1~4条中的任何2条标准;③可疑:符合第5条及1~4条中的任何

表4-8-1　皮肌炎和多发性肌炎诊断标准

标准	定义
1. 对称性肌无力	肢带肌和颈前屈肌对称性无力,持续数周至数月,伴发或不伴发食管或呼吸肌受累
2. 肌活检异常	骨骼肌肌肉病理提示Ⅰ型和Ⅱ型肌肉纤维变性或坏死、细胞吞噬、再生及嗜碱性变,核膜变大、空泡变及核仁隆起明显,筋膜周围结构萎缩,纤维大小不一,伴炎性渗出
3. 肌酶升高	血清骨骼肌肌酶升高,如肌酸激酶、醛缩酶、天门冬氨酸氨基转移酶、丙氨酸氨基转移酶和乳酸脱氢酶
4. 肌电图异常	肌电图示三联征改变:即时限短,小型的多相运动电位;纤颤电位,正弦波;插入性激惹和奇异的高频放电
5. 皮肤损害	眼睑呈淡紫色,眶周水肿的向阳性皮疹;手背有脱屑性、红斑性皮炎,特别是掌指关节和近端指间关节伸侧的皮疹,称为Gottron征;在双侧膝、肘、踝关节,面部、颈部和上半身出现的红斑性皮疹

1条标准。

2. 鉴别诊断　典型的多肌炎和皮肌炎患者具有对称性四肢近端肌无力、肌酶升高、肌电图示肌源性损害及肌肉活检证据,诊断并不困难,但不典型者须注意和其他疾病相鉴别。

（1）亚急性或慢性进行性肌无力

1）运动神经元病　肌萎缩性侧索硬化是进行性运动神经元病中最常见的。病变可累及下运动神经元(脊髓前角细胞、脑干脑神经运动核群)、上运动神经元和皮质脊运动神经元。其他类型运动神经元病可累及运动神经元的特殊部分,如脊肌萎缩,也叫进行性肌萎缩,由脑干和脊髓下运动神经元严重受累所致。可引起进行性肌肉无力,由远端开始向近端发展,肌萎缩出现较早。肌电图呈神经源性损害,这些特点有助于与多发性肌炎相鉴别。

2）肌营养不良症　这是一组遗传性进展性疾病,每种类型的肌营养不良症都有其独特的表现型和遗传特点。①Duchenne肌营养不良症:是一种X染色体连锁隐性遗传病,多为男性,出生时即患病,到3~5岁表现较明显,出现明显肌无力,下肢比上肢明显;儿童期出现小腿增粗,叫假性肌肥厚;肌肉组织被脂肪和结缔组织取代。多数于10岁后即不能行走,出现脊柱后侧凸;20~30岁出现呼吸衰竭,可有心肌受累。肌肉活检可见细胞膜的骨架成分——肌细胞增强蛋白缺乏,结合外周血白细胞突变分析有助鉴别。②Becker肌营养不良症:与Duchenne肌营养不良症相似,也是一种 X 染色体连锁隐性肌营养不良病,也叫良性假肥大性肌营养不良症,表现为明显的下肢近端肌无力,随病变进展可出现广泛的肌无力。可有面肌无力,肌肉假性肥大,以腓肠肌最为明显,可为早期临床表现。多在5~15岁,肌无力变得明显,但15岁后仍能行走,发病常在30~40岁以后,呼吸衰竭常出现在40岁以后。存活期相对较长,可达40~50年。肌肉活检标本的斑点杂交分析证实,肌细胞减少或大小有异常可助鉴别。③肢带型肌营养不良症:为常染色体显性遗传病和常染色体隐性遗传病,男女均可患病,发病年龄为10~40岁。肢带肌受累呈进行性,可影响骨盆带肌肉和肩胛带肌肉。膈肌无力可出现呼吸功能不全,偶有心肌受累。④面肩肱型肌营养不良症:属常染色体显性遗传病,多在儿童期及青年期发病。开始症状常为面肌无力,眼轮匝肌和口轮匝肌受累明显,患者不能笑,不能吹口哨,闭眼困难;上肢不能上举,出现翼状肩胛;但一般无其他器官系统受累症状。

3)某些代谢性肌病　由于肉毒碱及其转移酶缺乏和酸性麦芽糖酶缺乏引起的糖原贮积病,患者可出现用力后肌肉痉挛痛,横纹肌溶解和肌无力。活检肌肉的生化检查有助鉴别。

4)内分泌性肌病　包括肾上腺皮质功能亢进症、甲状腺功能亢进症、甲状腺功能减退症、甲状旁腺功能亢进症和甲状旁腺功能减退症,患者可出现肌病表现,因为这类患者均有其特征性临床表现,经血中激素水平检测有助于多发性肌炎鉴别。

5)肿瘤　肿瘤患者出现消耗性肌无力,可能是并发了多发性肌炎,也可能由蛋白质的消耗状态(恶病质)所致,为一种副肿瘤综合征,以Ⅱ型纤维萎缩为主。

(2)神经肌肉接头处疾病引起的肌无力　肌肉乏力可能由神经肌肉接头部疾患引起,如重症肌无力或肌无力综合征。前者常累及眼外肌、球部肌、颈肌和肩胛带肌,并出现相应症状,血抗乙酰胆碱受体抗体测定、新斯的明试验及重复电刺激试验可资鉴别。后者肢体通常软弱无力,而眼外肌受累较少,刺激肢体神经可见肌肉低频重复电刺激动作电位递减,但高频重复电刺激动作电位递增。本症常合并肺小细胞癌,亦称肌无力综合征。

(3)急性肌无力

1)急性神经病变　可见于神经毒素中毒,也可由急性感染性多神经炎引发。

2)代谢性疾病　当出现肌肉痛性痉挛、横纹肌溶解和肌红蛋白尿时,可能与代谢性疾病有关。如某些有肌能量障碍的糖原累积病,由肌肉中磷酸化酶缺乏、磷酸甘油变位酶缺乏和肌腺苷酸脱氢酶缺乏所致,为遗传性疾病。患者运动后四肢肌肉酸痛、僵硬、痉挛及肌力减弱,肌电图无生物电显示。

3)感染　急性病毒感染可引起肌痛、肌无力表现。

4）乙醇中毒及电解质紊乱所致肌病　慢性乙醇中毒者,一次大量饮酒后,可出现肌痛伴肌红蛋白尿,或出现急性无痛性低钾性肌病,血清磷酸肌酸激酶和肌红蛋白可升高,但无明显症状,是一种可逆性改变。急性肌无力伴肌红蛋白尿还可见于长期严重低钾低磷或低镁的慢性乙醇中毒者,偶见于胃肠减压的患者。有肌红蛋白尿的急性坏死性肌病一般不伴有高钠血症或低钠血症。

（4）药物诱导的肌病　横纹肌溶解、肌红蛋白尿可能与两性霉素B、氨基己酸、芬氟拉明、二醋吗啡(海洛因)、苯环利定的摄入有关。长期使用利尿药、生胃酮和硫唑嘌呤可引起明显的低钾性肌病。长期使用青霉胺可引起肌炎。下列药物的使用可引起肌病,如氯贝特、西咪替丁、氯喹、秋水仙碱、卡比马唑(甲亢平)、环孢素、依米丁、二甲苯氧庚酸、生长激素、酮康唑、洛伐他汀、苯妥英钠、维A酸等。此类药物引起的中毒性肌病与多发性肌炎有不同的肌肉病理改变,仔细询问服药史有助鉴别。

（5）伴肌肉运动痛和压痛

• 仅有肌痛,而肌无力不明显的患者可能与神经功能性疾病或癔症有关。

• 风湿性多肌痛和邻近关节的病变也须与多发性肌炎相鉴别。肌肉活检显示正常或有Ⅱ型纤维缩。风湿性多肌痛患者颞动脉活检可有巨细胞动脉炎改变。

• 纤维肌痛症患者表现为局限或弥漫性肌肉疼痛、压痛和无力,有时与关节痛易混淆。

• 有的患者仅有部分胶原血管病的表现,如血沉快,抗核抗体或类风湿因子阳性,偶有轻度血清磷酸肌酸激酶升高。肌肉活检偶见少量间质炎性细胞浸润。如取活检位置适当,可见局灶结缔组织炎性浸润改变。这种情况一般属良性改变,很少发展为多发性肌炎,用非甾体抗炎药(NSAIDs)治疗有效。

• 慢性疲劳综合征　可出现在病毒感染之后,表现为虚弱,疲乏、发热、咽痛、痛性淋巴结病、肌痛、关节痛、睡眠不佳和头痛。行为和认知能力改变,如记忆力和集中注意力的损害、抑郁、易怒和肌活检正常有助于诊断。

第九节　肠病性关节炎

【概述】

肠病性关节炎特指由溃疡性结肠炎和克罗恩病两种炎性肠道疾病引起的关节炎,是一种独立的血清学阴性的脊柱关节病。可伴发于多种胃肠道疾病,具体病因尚不清楚,基本病变在肠道。因此,大部分患者都有炎症性肠病的临床表现,包括腹痛、腹泻、血便和便秘表现,少数患者有腰背痛、下膝痛和踝关节炎表现。

【病理】

溃疡性结肠炎黏膜受累广泛而连续,包括浅表溃疡、水肿,微小脓疡的病变则局限于结肠黏膜。虽然克罗恩病以回肠末端和结肠受累为主,但病变可见于整个胃肠道。此病变常为溃疡性,呈小块状分布。这些病变可以是浅表的,但常为透壁性和肉芽肿性,其中阿弗他溃疡、假性幽门化生和肉瘤样肉芽肿具有诊断价值。

【临床表现】

1. 肠道表现

(1)溃疡性结肠炎　是一种病因未明的直肠与结肠慢性炎症性疾病。临床表现为腹痛、血性腹泻、大量黏液脓血便、里急后重等肠道症状。

(2)克罗恩病　是以胃肠道炎性肉芽肿为特征,呈节段性分布,主要累及小肠的疾病。临床表现为腹痛、腹泻、腹部包块、肠梗阻与肠道瘘管形成等肠道症状。

2. 外周关节炎　关节炎表现为少关节,呈非对称性、一过性和游走性,以及复发和消退交替出现等特点。大关节和下肢关节受累比小关节和上肢关节受累多见,如膝、踝和足关节最常见。通常肠道症状发生在关节炎之前或两者同时发生,有的患者关节炎的出现先于肠道病变几年。

3. 中轴关节受累　溃疡性结肠炎和克罗恩病的中轴关节受累是相同的,包括骶髂关节炎或明显的脊柱炎。临床表现为腰背、胸、颈或臀部疼痛,腰和颈部运动受限及扩胸范围缩小。

4. 肠道外和关节外表现　多种皮肤、黏膜和炎症性眼病,以皮肤病变最常见,占10%~25%。克罗恩病最常见的皮肤并发症为结节性红斑,溃疡性结肠炎则为比较严重的坏疽性脓皮病,但不常见。2种肠病均可见疼痛而深的口腔溃疡。网状青斑、血栓性静脉炎、小腿溃疡和肛周疮疡也可伴发。3%~11%急性炎性肠病患者可伴发前葡萄膜炎,多为单侧及一过性,但易复发。发热与体重下降在活动期也常见。

【影像学表现】

骶髂关节早期X线及CT表现可见侵蚀性破坏、早期关节间隙增宽;晚期可见骨质硬化、纤维强直;脊柱可见椎体骨赘、方椎、骨桥、竹节样改变(图4-9-1)。

肠镜检查主要表现为溃疡性结肠炎和克罗恩病2种表现,结肠检查可见病变部位肠管弥漫性充血、水肿、糜烂、溃疡或者可见肠管增厚、假息肉现象(图4-9-2)。克罗恩病和溃疡性结肠炎临床表现相似,前者以腹痛、排黏液便多见,往往无血便,可出现肠梗阻。

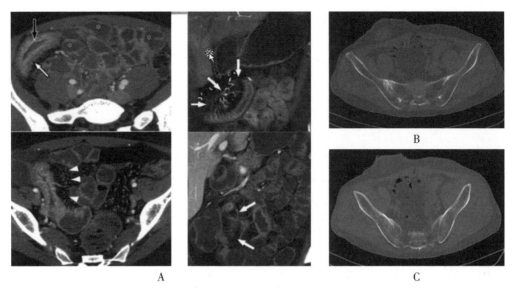

图4-9-1 （A~C)CT示：回盲部肠壁弥漫性增厚，病变侵犯双侧骶髂关节，骶髂关节面模糊，关节间隙变窄

【诊断与鉴别诊断】

1. 诊断 目前无统一的炎性肠病关节炎的诊断标准，因为其所伴发的关节炎往往无特殊的诊断价值，因而只有在确诊溃疡性结肠炎或克罗恩病后，才能够根据其所伴有的脊柱炎症表现和(或)外周关节炎诊断炎性肠病(相关性)关节炎。而对于脊柱炎或关节炎表现先于肠道炎症表现出现，炎性肠病未确诊前是无法诊断炎性肠病关节炎的。

2. 鉴别诊断

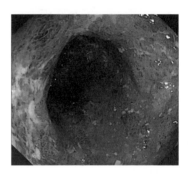

图4-9-2 镜检可见结肠局部充血、水肿、溃疡、假息肉

（1）强直性脊柱炎 多为年轻男性，以下腰痛为突出表现，表现为夜间疼痛、休息疼痛、夜间翻身困难、晨起僵硬感，活动可缓解；部分患者可伴有外周关节炎表现，多以下肢为主，以膝、髋关节受累最多。90%以上的患者HLA-B27阳性，影像学有骶髂关节炎的改变。部分患者可有肠道表现，如间断腹痛或腹泻，多较轻微，这类患者易被怀疑为肠病性关节炎，但纤维肠镜检查，显示肠道多为较轻的非特异性炎症改变，这点最有助于鉴别。另外，有少数炎性肠病关节炎患者可以出现典型的强直性脊柱炎表现，甚至一直被诊断为强直性脊柱炎，当出现肠道表现，行纤维肠镜检查后才确诊为溃疡性结肠炎或克罗恩病。

（2）反应性关节炎（包括瑞特综合征）　多为年轻男性，在腹泻（痢疾）、泌尿生殖道或呼吸道感染后3天至1个月后，出现以下肢为主的关节炎，多累及膝、踝关节，并可伴有结膜炎（虹膜炎）、足跟痛或腊肠指（趾）。80%左右的患者HLA-B27阳性，部分患者可以出现骶髂关节炎。在关节炎表现突出时，肠道、泌尿道症状多已消失。这些特点均有助于与溃疡性结肠炎和克罗恩病相鉴别。

（3）分类未定的脊柱关节病　常有腹痛或腹泻等肠道表现，并伴有腰背痛或下肢寡关节炎、色素膜炎，以及肌腱端炎、HLA-B27阳性等其他脊柱关节病常见表现，有时不易与溃疡性结肠炎和克罗恩病的表现区别，但这组疾病的肠道多为较轻的非特异性炎症改变，纤维肠镜检查可资鉴别。

（4）贝赫切特病　患者多有突出的口腔溃疡、外阴溃疡并伴有葡萄膜炎、针刺疱疹、关节痛和（或）关节炎及静脉炎等表现，对于有贝赫切特病的典型表现者常常不难诊断和鉴别，但对于贝赫切特病患者以消化道表现为突出（肠贝赫切特病），以及突出的腹痛、腹泻、排血便，而又无肯定的针刺反应时与克罗恩病或溃疡性结肠炎难以鉴别，因为溃疡性结肠炎和克罗恩病同样会出现与贝赫切特病一样的口腔溃疡、外阴溃疡、葡萄膜炎，但贝赫切特病的口腔溃疡和外阴溃疡疼痛剧烈，而溃疡性结肠炎和克罗恩病的溃疡疼痛较轻，最重要的区别是肠镜下的改变和病理结果的不同，贝赫切特病的本质是血管炎；溃疡性结肠炎表现为黏膜广泛性炎症，而克罗恩病本质是肉芽肿性改变。

第十节　　银屑病关节炎

【概述】

银屑病关节炎是一种与银屑病相关的炎性关节炎，有银屑病皮疹表现，以及关节和周围软组织疼痛、肿胀、压痛、僵硬表现。部分患者可有骶髂关节炎和脊柱炎，病程迁延，易复发，晚期可见关节强直。银屑病关节炎的发病机制尚未明确，可能与遗传因素、感染因素、免疫因素有关。其他一些外伤、精神因素、血流动力学改变均可诱发本病或使本病加重。

【病理】

银屑病关节炎的基本病理改变是一种慢性炎症，首先是滑膜炎，受累关节滑膜有炎性细胞浸润，绒毛形成，并出现纤维变性。炎性组织溶蚀骨皮质和骨端软骨，并向中心发展，使关节被破坏，关节松质骨裸露于关节腔内，肌腱附着处有骨质增生，关节间隙被纤维组织充塞。

【临床表现】

皮肤银屑病是银屑病关节炎的重要诊断依据,好发于头皮及四肢伸面,尤其是肘、膝部位,表现为丘疹或者斑块,表面有丰富的银白色鳞屑,去除鳞屑后为发亮的薄膜可见点状出血,该特征对银屑病具有诊断意义。最常见的指甲表现是顶针样凹陷(图4-10-1),以及指甲脱离、变色、增厚、粗糙、角化等现象。关节表现以指关节、跖趾关节等小关节为主,常呈不对称性,关节僵硬、肿胀(图4-10-2)、压痛等功能障碍。关节外表现可有足跟痛,以及眼部病变如结膜炎、葡萄膜炎、虹膜炎等,其他少见的有发热、主动脉瓣关闭不全、肺纤维化、淀粉样变性等表现。

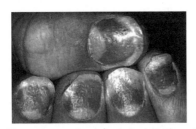

图4-10-1 指甲表现为顶针样凹陷

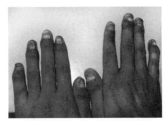

图4-10-2 关节表现为以小关节为主

【影像学表现】

1. X线 ①四肢小关节:典型的不对称的远侧指(趾)间关节面破坏,远节指(趾)骨基底部膨大,关节呈现"笔套"征或"望远镜"样改变。部分患者还可见手指(足趾)骨末节自基底部向远端逐渐变细表现,也称为"铅笔尖"样改变(图4-10-3)。②四肢大关节:以单侧发病多见,主要表现为骨质疏松,局部骨小梁破坏,关节间隙变窄等。③骶髂关节及脊柱:与强直性脊柱炎相似,骶髂关节炎以单侧发病为主,主要表现为关节面毛糙,关节间隙变窄、消失、融合;脊柱炎表现为边缘骨质增生,关节间隙变窄,也可呈"竹节样"改变。

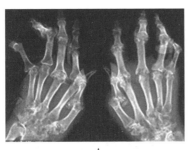

A

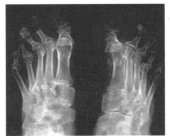

B

图4-10-3 (A~B)X线示:不对称的远侧指(趾)间关节面破坏,骨基底部膨大,"笔套"征或"望远镜"征

2. CT 和X线有很多相同点,CT的价值相对于X线更有优势,能显示X线不能发现的关节间隙及骨性关节面的小改变,CT检查可见关节间隙狭窄、消失乃至融合,关节下骨质破坏,关节周围骨质增生,关节畸形、半脱位或脱位。

3. MRI 早期可见滑膜炎、肌腱炎及韧带末端炎症等软组织改变;中期可见骨皮质连续性中断改变,关节半脱位或骨质增生;晚期出现骨强直表现。

4. 超声 早期可以发现软组织炎症及浅表性骨质异常改变,主要表现为滑膜炎、肌腱炎、骨质侵蚀,以滑膜增厚、肌腱末端回声减低、高血流信号为要点的滑膜炎,纤维结构模糊消失,关节腔积液等。

【诊断与鉴别诊断】

1. 诊断

(1)病史 有银屑病史多年。

(2)症状与体征 关节炎、皮肤病变、指(趾)甲病变、关节外表现。

(3)实验室检查 无特异性,有时可见尿酸水平增高、类风湿因子阳性及HLA-B27阳性,但类风湿因子的阳性率不超过正常人群,HLA-B27阳性则提示与骶髂关节和脊柱受累有关。

(4)影像学检查 详见影像学表现。

2. 鉴别诊断

(1)类风湿关节炎 发病以30~50岁女性为多。活动期多呈疼痛、肿胀、活动受限、指(趾)小关节常呈对称性肿胀。实验室检查见活动期类风湿因子为阳性,血沉、C反应蛋白水平均升高,X线检查也有相应变化,但皮肤未见银屑病损。

(2)强直性脊柱炎 好发于30岁以下男性,主要侵犯骶髂关节及脊柱,外周关节多以下肢关节受累为主,病变多由骶髂关节开始,HLA-B27阳性,类风湿因子阴性,晚期脊柱及受累关节逐渐变强直。

第十一节　　混合性结缔组织病

【概述】

1972年,Sharp等首先提出一种同时或不同时具有系统性红斑狼疮(SLE)、多发性肌炎(PM)、硬皮病(SSc)、类风湿关节炎(RA)等疾病的混合表现,血中有高滴度斑点型抗核抗体(ANA)和高滴度抗U1核糖核蛋白(U1RNP)抗体的疾病,并将之命名为混合性结缔组织病(MCTD)。多年来,尽管对MCTD是上述某个病的早期表现或为某病的亚型,还是一种独立的病种尚存争议,但多数学者仍接受了这一命名,因无论从临床表现还是实验室抗体测定的特征上确实存在一组表现如此的病症。混合性结缔组织病(MCTD)主要表现为雷诺现象、手指肿胀、皮疹、关节及肺部损害等病变,血中可检测到高滴度 ANA 及 U1RNP 抗体。

【病理】

1. 皮肤镜检 可见表皮过度角化,上皮萎缩;真皮内胶原纤维水肿、增生;皮下脂肪组织有变性坏死;皮下组织小血管管壁增厚,内膜增生、肿胀,伴有不同程度的炎性浸润,血管周围纤维组织增生、透明变性。

2. 肌肉镜检 有变性,横纹肌横纹不清。病理特征既是系统性红斑狼疮、皮肌炎和系统性硬化症三者的综合,又有不同之处,如肌肉有不同程度的炎性改变与系统性硬化症不同;血管呈一般炎症改变,无类纤维蛋白变性,又不同于系统性红斑狼疮。

【临床表现】

疾病早期患者表现为乏力,易疲劳,关节痛,雷诺现象,手指肿胀或硬化,肺部炎性改变,肌痛,肌无力,食管功能障碍,淋巴结肿大,脱发,皮疹等。部分患者并不一定同时具备 MCTD 的多种临床表现,重叠的特征可相继出现,不同的患者表现也不尽相同。缺少典型的特征性临床表现时,患者可由于不明原因的发热而就诊。患者可表现出组成本病中的各个结缔组织病的任何临床症状。

【影像学表现】

影像学检查可见关节骨边缘性侵蚀和关节破坏,但常无严重的骨侵蚀性病变。

MCTD 肺部病变早期症状不明显,常无呼吸道症状和体征,胸部 X 线无异常改变,早期肺功能障碍,若不详细检查则不易发现。症状有呼吸困难、胸痛及咳嗽。症状出现表明肺损害已比较明显,胸部影像学检查异常,可有间质性改变、肺动脉高压、胸腔积液、肺浸润和胸膜增厚等(图4-11-1)。

【诊断与鉴别诊断】

1. 诊断 临床常用 Sharp 标准:

(1)主要标准 ①重度肌炎;②肺部受累(二氧化碳弥散功能小于70%、肺动脉高压、肺活检示增殖性血管损伤);③雷诺现象和(或)食管蠕动功能降低;④关节肿胀、压痛或手指硬化;⑤抗核抗体(ANA)阳性,滴度>1:320和(或)抗可溶性抗原(ENA)抗体阳性。

(2)次要标准 ①脱发;②白细胞计数减少;③贫血;④胸膜炎;⑤心包炎;⑥关节炎;⑦三叉神经病变;⑧颊部红斑;⑨血小板计数减少;⑩轻度肌炎。

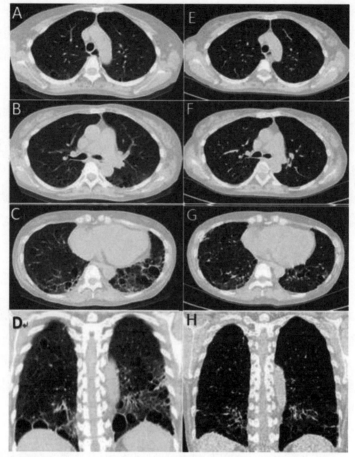

图4-11-1 (A~H)CT示:两肺多发囊变、肺间质性纤维化

（3）判定标准

1）确诊　①4个主要标准；②血清学抗核抗体阳性,滴度>1:320,需除外感染性或肿瘤性疾病。

2）可能诊断　①临床上有3个主要标准或2个主要标准及2个次要标准；②血清学抗核抗体阳性,滴度>1:320。

2.鉴别诊断

（1）SSc　MCTD者的多发性关节炎、肌炎、淋巴结病、白细胞减少和高球蛋白血症发生率高。

（2）SLE　MCTD者的双手肿胀、肌炎、食管运动障碍和肺受累更多见,而严重的肾脏和中枢神经系统受累较SLE少见,抗 dsDNA抗体、抗Sm抗体和LE细胞通常阴性,血清补体水平不低。

（3）PM和（或）DM　雷诺现象、关节炎、双手指肿胀、食管运动障碍、肺受累明显增高，且有高滴度的抗URNP抗体，而缺乏在PM中特有的抗Jo-1抗体和抗PM-1抗体。

第十二节　血友病性关节炎

【概述】

血友病性关节炎是因血友病并发关节内反复出血而导致的关节炎。血友病是一组特定的遗传性凝血异常疾病，通常由缺乏凝血因子Ⅷ和因子Ⅸ引发，导致机体内凝血系统严重受损而易发生出血现象，其中关节内出血最为常见。受累关节根据临床特点可分为急性关节内积血、亚急性或慢性关节病、终末期血友病关节病。

【病理】

现代医学认为，血友病是一种与性别相关的遗传性凝血机制障碍性疾病，主要由凝血因子Ⅷ、Ⅸ、Ⅺ缺乏所致。按缺乏凝血因子的特点，本病可分为3型：

1. 血友病A型　典型的血友病，由缺乏凝血因子Ⅷ所致。发生于男性，有关基因在X染色体内，由健康女性携带。此型病例最多见。

2. 血友病B型　由缺乏凝血因子Ⅸ所致。遗传方式与临床症状类似血友病A型。

3. 血友病C型　轻型血友病，由缺乏凝血因子Ⅺ所致。本型属常染色体显性遗传，男、女均可发病。此型病例少见，出血较轻，发生血友病性关节炎的较少见。

血友病A型和B型由于缺乏凝血因子Ⅷ和Ⅸ，可影响内源性凝血系统中的凝酶原转化为凝血酶，使纤维蛋白原无法形成纤维蛋白而致出血。血友病性关节炎原发的出血部位是滑膜，开始时滑液和血肿等对滑膜的刺激物被滑膜吸收，反复出血致滑膜增生，失去正常吸收功能，并有含铁血黄素沉着、血管增生和炎症反应，血管周围有局灶炎性细胞浸润，直至滑膜被纤维和绒毛组织广泛替代。早期含铁血黄素沉积于软骨内，影响软骨细胞的代谢，使关节软骨丧失营养。关节软骨面上出现血管翳，关节边缘的软骨被吸收。以后则发展至软骨溃损和完全破坏，产生纵向裂隙，软骨下骨质变薄并被磨损。此外，可因出血使软骨下骨质内形成囊肿，骨质疏松，负重的结果使软骨面塌陷、崩溃，骨质暴露，最终导致关节受到严重的损毁。

【临床表现】

血友病的出血症状多在2岁以内出现,但早者出生数周后即可出现,晚者可至童年甚至成年后才出现。一旦症状出现,便持续终身。体内各个关节均可发生出血,其中发病率较高的关节依次是膝关节、肘关节和踝关节。关节内出血越早,症状越重,则预后越差,出血前往往有创伤史或较多活动史。血友病性关节炎根据关节血肿的进程可以分为3期:

1. 急性关节炎期 关节出血早期,出血关节局部发红、肿胀,有热感,关节保持屈曲位,活动受限,检查关节局部出现波动感或浮髌试验阳性。如果处理及时而又不再出血,则关节症状消失,可以没有任何后遗症。

2. 慢性关节炎期 由于关节内反复出血,滑膜增厚,造成关节持续性肿胀,活动受限,活动时伴有摩擦音,但疼痛并不明显,临床表现可迁延数月或数年。可出现失用性肌萎缩,关节邻近骨质退变和疏松。

3. 关节畸形期 由于出血时间长,陈旧性关节积血、血块机化、滑膜逐渐增厚,关节出现进行性破坏,直至全部损毁,关节纤维化、挛缩和半脱位,但很少有骨性强直。

【影像学表现】

本病的影像学检查主要为X线、MRI及超声。X线检查主要运用于中后期,表现为关节面不平、关节间隙狭窄(图4-12-1)、骨密度增高或见关节面下囊变,甚者关节半脱位、脱位或强直等。本法简单易行,但对早期的软组织和软骨破坏还不够敏感。MRI则可清晰分辨出关节滑膜及软骨的变化,对关节下囊肿也有很好的成像,对关节内出血T_1WI和T_2WI均表现出高信号,但不能区分出关节液和出血(图4-12-2)。超声可用于早期血肿的检查,能很好地检查出血肿、软组织及关节表面变化。加之彩色B超操作方便、无辐射,患儿易于配合,因此临床应用十分普遍。

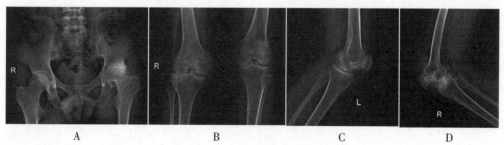

A B C D

图4-12-1 (A~D)X线示:关节面不平、关节间隙狭窄、骨密度增高、关节面下囊变,关节半脱位或脱位、强直等

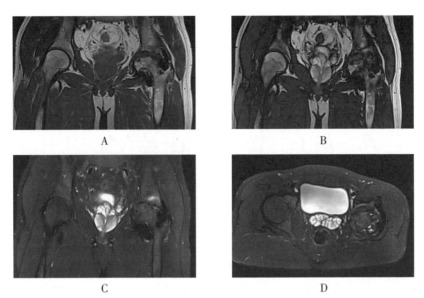

图4-12-2　(A~D)MRI示:血友病,左髋关节间隙变窄,左侧股骨头形态变扁,左侧股骨头及左侧髋臼关节面下长T$_1$、短T$_2$信号,压脂低信号及稍高信号,左髋关节间隙周缘软组织内片状低信号,为关节囊内含铁血黄素沉积

【诊断与鉴别诊断】

1. 诊断

(1) 症状与体征　详见临床表现。

(2) 实验室检查　急性关节出血引起炎症时,白细胞计数可增多,但本病的特征性实验室指标是活化或白陶土部分凝血活酶时间延长、凝血时间延长,出血时间、血小板计数、凝血酶原时间、血块收缩时间及毛细血管脆性试验均正常。活化部分凝血活酶时间延长,能被正常新鲜血浆或硫酸钡吸附血浆纠正者为血友病A型,能被正常血清纠正但不被硫酸钡吸附血浆纠正者为血友病B型。凝血因子活性测定:凝血因子Ⅷ促凝活性(Ⅷ:C)测定明显减少,为血友病A型(分型:重型<1%,中型2%~5%,轻型6%~25%,亚临床型26%~49%);凝血因子Ⅸ促凝活性(Ⅸ:C)测定减少,为血友病B型。

(3) 影像学检查　详见影像学表现。

2. 鉴别诊断

(1) 急性化脓性关节炎　发病时高热,局部出现红肿、热痛,关节穿刺抽出脓液,实验室检查白细胞计数升高,脓液细菌培养阳性,无出血倾向、凝血时间、活化部分凝血活酶时间正常,可与血友病性关节炎相鉴别。

（2）类风湿关节炎　发病以30~50岁多见,活动期多呈疼痛、肿胀、活动受限,指（趾）小关节常呈对称性肿胀。实验室检查见活动期类风湿因子阳性,无出血倾向等,可与血友病性关节炎相鉴别。

第十三节　Reiter综合征

【概述】

Reiter综合征又称瑞特综合征、尿道炎性综合征等,是一类特殊类型的关节炎,以关节炎、尿道炎和结膜炎三联征为特点。根据临床症状又分为完全型和不完全型两大类。本病的关节炎症状出现在尿道或肠道感染之后的3天~4周内,以膝、踝及趾关节最为多见,表现为非对称性多关节炎和小关节炎。症见关节红肿,疼痛明显,急性发作期可有腰痛表现,骶髂关节可有压痛;60%~80%的患者伴HLA-B27阳性,出现腰骶部疼痛。

【病理】

关节滑膜组织呈急性、亚急性或慢性非特异性炎性改变。急性期有滑膜血管充血纤维素性渗出,中性多形核白细胞、淋巴细胞及浆细胞浸润,滑膜细胞和成纤维细胞增生。慢性期有血管翳形成及软骨侵蚀,有时伴骨溶解及新骨形成。韧带及关节囊附着点的炎症性病变是Reiter综合征病变活动的常见部位。肌腱末端病的典型表现有肌腱附着点腱炎,伴有关节周围炎症的腊肠样指(趾),X线片显示的骨膜炎,以及肌腱附着点周围的骨质疏松、糜烂和骨刺形成。

【临床表现】

目前认为本病主要有2种起病形式:性传播型和痢疾型。前者主要见于20~40岁男性,因衣原体或支原体感染泌尿生殖系统后发生。后者在肠道细菌感染后发生,称为痢疾型,肠道感染菌多为革兰阴性杆菌,包括志贺菌属、沙门菌属、耶尔森菌属及弯曲杆菌属等。本型男女发病率相同,儿童和老年人发病多为痢疾型。Reiter综合征的主要表现是尿道炎、关节炎、结膜炎、漩涡状龟头炎、溢脓性皮肤角化病、黏膜溃疡及全身性不适。90%的患者在前驱感染后3~30周(多数在2周内)内发病。首发症状以尿道炎居多,其次为结膜炎和关节炎。

【影像学表现】

X线　检查早期可见关节周围软组织肿胀、骨质疏松表现;晚期可见关节软骨逐渐被破坏,关节间隙狭窄,关节边缘骨质增生、硬化等。伴有腰骶部疼痛者,行X

线检查可见腰椎韧带骨化或有骨桥形成,单侧或双侧骶髂关节炎。足部病变者,X线检查除可见跖趾关节炎性改变外,还可见足跟部"绒毛"状骨膜反应。

【诊断与鉴别诊断】

1. 诊断　以往诊断Reiter综合征强调应有尿道炎、关节炎和结膜炎三联征。随后有人认为漩涡状龟头炎和溢脓性皮肤角化病至少具有同等的诊断意义。上述特征中的任何3项或2项结合就可做出推测或诊断。近年,Fox还提出诊断Reiter综合征的条件为:血清阴性非对称性关节病(主要在下肢)附加下列表现中的一项或几项:如尿道炎或宫颈炎、痢疾,皮肤黏膜病变(龟头炎、口腔溃疡或皮肤角化症),以及排除强直性脊柱炎、银屑病关节炎或其他风湿病。

2. 鉴别诊断

(1) 淋球菌性关节炎　本病见于有性行为者,以上肢及膝关节受累多见,可有游走性关节疼痛,缺乏肌腱末端炎,一般无脊柱炎、葡萄膜炎、口腔溃疡,HLA-B27多为阴性,关节液细菌培养可获阳性结果,对青霉素治疗有效。这些特点均不同于Reiter综合征。

(2) 细菌性关节炎　多为单关节炎,急性发病,常伴有高热、乏力等感染中毒症状,关节局部多有比较明显的红、肿、热、痛等炎症表现,滑液为重度炎性改变,白细胞计数常为每毫升>5000个,中性粒细胞多在75%以上。滑液培养可以发现致病菌。

(3) 急性风湿热　本病属于广义反应性关节炎的范畴,患者多为医疗条件较差地区的青少年,发病比较急,起病前2~3周,多有链球菌感染史,临床上常有咽痛、发热和四肢大关节为主的游走性关节炎,关节肿痛消退后不遗留骨侵蚀和关节畸形,患者还常同时伴发心脏炎,实验室见检查外周血白细胞增高,抗链"O"升高。

(4) 痛风性关节炎　多发于中老年男性,最初表现为反复发作的急性关节炎,最常累及足第一跖趾关节和跗骨关节,表现为关节红肿和剧烈疼痛,实验室检查见血清中血尿酸升高,滑液中有尿酸盐结晶。

(5) 银屑病关节炎　本病好发于中年人,起病多较缓慢,Reiter综合征主要与其5种临床类型中的非对称性少关节炎型相鉴别。此型常累及近端指(趾)间关节、掌指关节、跖趾关节、膝和腕关节等四肢大小关节,少数可以遗留关节残毁。银屑病关节炎患者常有银屑病皮肤和指(趾)甲病变。

(6) 强直性脊柱炎　本病好发于青年男性,主要侵犯脊柱,但也可以累及外周关节,在病程的某一阶段甚至可以出现类似Reiter综合征的急性非对称性小关节炎,但患者常同时伴有典型的炎性下腰痛和X线片证实的骶髂关节炎。

（7）肠病性关节炎　本病除可有类似Reiter综合征的急性非对称性小关节炎外,还伴有明显的胃肠道症状如反复腹痛、脓血便、里急后重等,纤维结肠镜检查可以明确克罗恩病或溃疡性结肠炎的诊断。

（8）贝赫切特病　本病基本病变为血管炎,全身大小动静脉均可受累。有反复口腔黏膜、生殖器溃疡并伴眼炎。虽可有关节病、关节炎,但通常较轻。本病有较为特异的皮肤损害,如针刺反应、结节性红斑等。可有动脉栓塞和静脉血栓形成。

第十四节　色素沉着绒毛结节性滑膜炎

【概述】

色素沉着绒毛结节性滑膜炎（PVNS）是一种滑膜增生性病变,经常表现为局部结节,肿块可能源于关节滑膜、腱鞘筋膜层或韧带组织,病变表现为无痛性软组织肿块,通常位于手指和足趾处。本病多见于青壮年,10~40岁者约占40%。男女发病率无明显差异,病程较长,多发于膝关节,占75%~80%,其次为髋、踝和肘关节,肩、腕关节少见。绝大多数侵犯单个关节,累及双侧及多个关节者极少。关节肿胀明显,但疼痛症状较轻且一般关节功能无较大影响,关节穿刺液呈咖啡色。

【病理】

病因不明,可能与下列因素有关:①脂质代谢紊乱;②创伤及出血;③炎症;④肿瘤。创伤是主要诱因。病理分型为结节型和弥漫型,以弥漫型多见。本病主要累及滑膜、滑囊、关节骨、肌腱。肉眼呈铁锈色绒毛、结节状,切面呈海绵状,整个滑膜面由增生的绒毛状或结节状物覆盖,同时伴有滑膜增厚。镜下凸起的绒毛为一层增生的滑膜细胞,结节为密集成堆的滑膜细胞,其间散在多核巨细胞或泡沫细胞及可见胞内外含铁血黄素沉着。结节内细胞及血管成分十分丰富,而胶原纤维较少,结节内可见出血和脂质成分。

【临床表现】

临床常表现为关节的无痛性肿胀或轻度疼痛伴肿胀。偶尔可以出现急性的关节疼痛和肿胀。患者还可能出现关节绞锁等症状。对于年轻患者出现的难以解释的髋部疼痛应考虑有PVNS的可能。PVNS有2种表现形式:弥漫型和结节型。结节型最常见于手部,弥漫型最常见于膝关节。PVNS也可见于髋关节、踝关节和肘关节等部位。

【影像学表现】

1. X线 取决于病变的部位：手部的结节型PVNS可以表现为软组织肿胀和骨侵袭。骨破坏区有边界清楚的硬化缘，这种骨破坏是病变直接蔓延并压迫邻近骨造成的结果，而并不提示恶性[图4-14-1(A~B)]。

2. CT扫描 可以显示含铁血黄素、滑膜病变的范围，以及骨的囊变和被侵袭的情况。如果有广泛的含铁血黄素沉积，则在CT上显示为密度升高。

3. MRI改变 弥漫型表现为滑膜不规则增厚和多发结节增生沿关节囊及腱鞘浸润生长，T_1、T_2加权像均呈低信号是其特征表现，为含铁血黄素沉着所致，无钙化。增强扫描部分病例可见增厚的滑膜、绒毛结节及骨内病变均呈不均匀明显强化。软骨、骨受侵：表现为不规则凹陷状缺损，缺损区信号与增厚滑膜一致，周围有低信号硬化边，相邻髓腔内可见水肿信号。肌腱受累：表现为低信号结节及腱鞘囊肿。关节腔积液或关节空间缩小等征象。部分可见髌下脂肪垫、前后交叉韧带受累[图4-14-1(C~F)]。

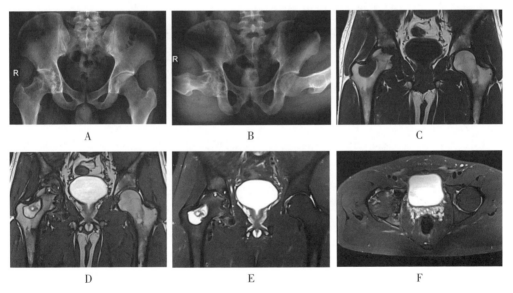

图4-14-1 (A~B)X线示：右髋关节间隙变窄，关节面下骨质囊样破坏，股骨颈处亦可见较大囊样骨质破坏区，边缘略有硬化；(C~F)MRI示：关节腔及滑囊内见多发结节状长T_1、短T_2信号，病变侵蚀关节面，右股骨颈病变呈长T_1长T_2信号

【诊断与鉴别诊断】

1. 诊断

(1) 外伤史 部分患者有明显的急性损伤或慢性劳损史，发病过程缓慢。

（2）症状和体征　病变侵犯腱鞘滑膜者,临床常于手、足部肌腱处出现一些生长缓慢的肿块。病变累及关节时,临床上可分为局限型和弥漫型2种。

（3）实验室检查　血常规、血沉、类风湿因子及C反应蛋白检查,无明显改变。关节液大多呈黄褐色或暗红色液体,稀薄而有黏性,含红细胞,但细菌培养阴性。局限型关节液颜色可正常或呈淡黄色。

（4）病理检查　肉眼所见弥漫型者的滑膜呈棕褐色,有不同程度的充血、水肿、增厚;局限型者表现为带蒂的质硬结节。镜下所见色素沉着绒毛结节性滑膜炎的特点是滑膜表面和滑膜下都有滑膜细胞增生,低倍镜下可见明显的绒毛和结节,高倍镜下可见弥漫的细胞(基质)增殖,同时伴有成纤维组织、多核巨细胞、淋巴细胞及不等量的含铁血黄素沉积。

（5）影像学检查　详见影像学表现。

2. 鉴别诊断

（1）滑膜软骨瘤　无相邻关节面骨质破坏,滑膜增厚不明显,关节内外可见游离体伴钙化,无特征性的含铁血黄素低T_2信号。

（2）滑膜炎　滑膜增厚较均匀,仅仅局限在关节腔内。

（3）类风湿关节炎　好发于手、足小关节,以女性多见,具有明确的病史,类风湿因子阳性,骨质普遍疏松,关节内无软组织肿块及含铁血黄素沉着。

（4）关节结核　关节间隙变窄,骨质疏松,关节边缘破坏,缺损区边缘硬化较轻,死骨、钙化多见。

第五章

骨缺血与硬化性疾病

第一节　骨坏死

骨坏死(osteo necrosis,ON)是指供应骨的静脉淤滞、动脉血供受损或中断使骨细胞及骨髓成分部分死亡,引起骨组织坏死及随后发生的修复,泛指骨和骨髓组织细胞的坏死。

骨坏死包括成人的缺血性骨坏死和儿童的骨软骨病。成人缺血性骨坏死多发生在股骨头、股骨髁、肱骨头、手舟骨、足距骨等。儿童的骨软骨病是指在骨的发育时期,各骨化中心由于各种原因干扰而出现的骨软骨内骨化的紊乱,病变发生在骨骺,又称为骨骺炎或骨软骨炎。

一、股骨头缺血性坏死

【概述】

股骨头缺血性坏死(avascular necrosis of the femoral head,ANFH)是临床上最常见的骨缺血性坏死,是由于多种病因破坏股骨头血供使骨的活性成分(包括骨细胞、骨髓造血细胞和脂肪细胞)死亡的一种病理过程。

股骨头坏死按病因分为创伤性与非创伤性两大类,创伤性股骨头坏死主要致病因素包括:股骨颈骨折、股骨头骨折、髋关节脱位、髋臼骨折等。非创伤性股骨头坏死多为双侧发病,在我国的主要病因为大剂量应用糖皮质激素导致的激素性股骨头坏死和长期饮酒过量引起的酒精性股骨头坏死,还有减压病、血红蛋白病、自身免疫病等。另有原因不明的称为特发性骨坏死。吸烟、肥胖等会增加股骨头坏死的风险。

【临床与病理】

本病多见于中青年人,患者常有髋部创伤、长期大量服用激素或酗酒等病史。

创伤性和酒精性股骨头坏死男性多见,激素性股骨头坏死女性多见。创伤性股骨头坏死多为单侧发病,非创伤性股骨头坏死患者80%为双侧发病。本病起病缓慢,病程较长,发病初期可无临床症状,早期诊断困难。

1. 疼痛　通常为首发症状,多位于髋部或腹股沟,局部压痛,"4"字试验和托马斯征阳性。

2. 跛行　主要为疼痛性跛行,后期可因股骨头塌陷、髋关节不稳定而呈单侧摇摆跛行,双侧病变晚期可呈臀中肌失效的"鸭步"。

3. 活动受限　早期关节内外旋受限,晚期髋关节活动受限并加重,同时还伴有肢体短缩、屈曲、内收畸形及肌肉萎缩等骨关节炎的表现。

股骨头缺血性坏死与其解剖及血液供应相关。圆韧带动脉仅供应股骨头紧邻凹陷部分,股骨头其余部分和股骨颈有旋股内动脉和旋股外动脉供血。由于机械性原因,血栓栓塞和血管外压迫等造成股骨头血供障碍,引起骨细胞变性、坏死,关节周围软组织充血、水肿、渗出,以及淋巴细胞和浆细胞浸润的病理改变。随后出现修复反应,坏死的骨组织被肉芽组织清除代替,周围出现成骨活动。多数继发股骨头塌陷变形,关节间隙改变,髋关节半脱位、畸形,髋关节退行性骨关节病。股骨头缺血性坏死也是股骨颈骨折最常见的合并症。

【影像学表现】

1. X线　①早期:股骨头骨质、髋关节间隙无异常,仅提示坏死区密度相对增高;②中期:股骨头内出现斑片状增生硬化、骨质吸收带或囊变,股骨头皮质下骨折,出现新月状透亮影,称为"新月征";③晚期:股骨头变形变扁、增生硬化与囊性变同时存在,大块骨碎裂、塌陷,关节间隙变窄(图5-1-1A、图5-1-2A)。

2. CT　股骨头缺血性坏死的CT诊断一般分为四期。

Ⅰ期:股骨头骨小梁星芒状结构增粗、扭曲变形,骨小梁增粗紊乱。

Ⅱ期:股骨头斑片状骨硬化,局限性囊变发展至疏松区,囊变边缘硬化,股骨头完整、无变形。

Ⅲ期:股骨头软骨下骨折,出现新月征;股骨头内有囊状透光区,且股骨头变形、碎裂、塌陷,关节面不规则,出现台阶征、双边征、裂隙征。

Ⅳ期:股骨头明显变形、碎裂,关节面塌陷,关节间隙狭窄且伴有退行性骨关节病改变[图5-1-2(B~C)]。

3. MRI　对股骨头坏死具有较高的敏感性。是目前股骨头坏死早期诊断的"金标准"。早期表现为T_1WI局限性软骨下线样低信号。"双线征"是指坏死区边缘在脂肪抑制序列和T_2WI序列上表现为内高外低两条并行迂曲的信号带,对应于T_1WI为

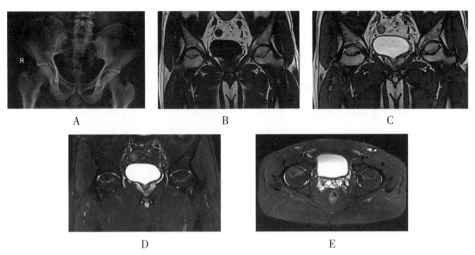

图5-1-1 （A）X线示：双侧股骨头密度欠均匀，可见条片样高密度影。（B~E）MRI示：早期骨坏死MRI冠状面及横断面示：双侧股骨头形态正常，股骨头内见条状长T_1、短T_2信号，STIRT_2高信号，呈典型"双线征"

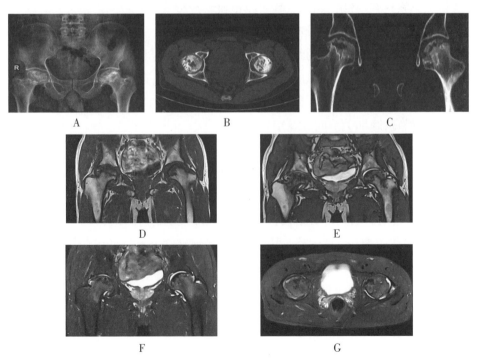

图5-1-2 （A）X线示：双侧股骨头形态变扁，关节面塌陷，股骨头内密度不均。（B~C）CT示：股骨头内多发囊状低密度影及斑片状高密度影，关节面塌陷。（D~G）MRI示：双侧股骨头形态变扁，双侧股骨头可见斑片状长T_1、短T_2信号，STIRT_2低信号，邻近骨髓水肿，双髋关节腔积液

一条低信号带。中期以股骨头塌陷变形为主要特征,皮质可断开(台阶征)、成角和基底处出现平行的双皮质影(双边征)。晚期股骨头明显变扁,呈不规则或蕈状变形,形成多个大小不等高密度死骨,骨折碎裂,进一步加重股骨头完全塌陷,股骨颈粗短,下方皮质增厚,关节软骨破坏后关节间隙变窄或消失,可有髋关节半脱位,关节囊可肥厚钙化[图5-1-1(B~E)、图5-1-2(D~G)]。

4. 放射性核素检查 股骨头急性期骨扫描(^{99m}Tc-MDP、^{99m}Tc-DPD等)坏死区为冷区;坏死修复期表现为热区中有冷区,即"面包圈"样改变,单光子发射计算机断层显像(single-photon emission computed tomography,SPECT)或许能提高放射性核素检查对股骨头坏死诊断的灵敏度。PET可能比MRI和SPECT能更早地发现股骨头坏死征象,并预测骨坏死进展。

【诊断】

1. 诊断标准 参照《成人股骨头坏死专家共识》(2020版),具有临床表现和体征,并具有辅助检查中的一条均可确诊。辅助检查包括:MRI影像、X线影像、CT扫描、放射性核素检查、骨组织活检、数字减影血管造影等。

(1)X线 可作为本病首选的辅助检查方法。

(2)CT 可显示病变区的结构细节改变,但灵敏度与X线片类似。X线检查正常的高危患者和有髋关节症状的患者建议直接行MRI检查。MRI线样信号异常,股骨头密度增高伴混杂骨吸收区,或呈地图样改变;股骨头前上承重区塌陷;早期关节间隙正常或增宽,晚期关节间隙变窄。

【鉴别诊断】

1. 髋关节结核 可见股骨颈和髋臼边缘骨破坏,关节间隙明显变窄。MRI增强扫描显示滑膜不均匀增厚,内壁毛糙。早期股骨头缺血性坏死无股骨颈和髋臼破坏,关节间隙多保持正常;MRI增强扫描显示滑膜轻度均匀增厚。

2. 髋关节骨关节炎 当关节间隙变窄并出现软骨下囊性变时与股骨头坏死不易鉴别。但股骨头坏死的CT表现为硬化并有囊性变,且囊性变多远离软骨下骨;关节炎的囊性变多位于负重区软骨下骨对应区域,MRI改变以T_1WI低信号为主。此外,骨关节炎股骨头的轮廓变形不严重,以关节间隙狭窄为主;而骨坏死股骨头塌陷、变形严重,其次是关节间隙狭窄,可据此鉴别。

3. 髋臼发育不良继发骨关节炎 X线表现为髋臼对股骨头包裹不全、关节间隙变窄或消失、骨硬化及囊变,髋臼对应区域出现类似改变,容易鉴别。

4. 强直性脊柱炎累及髋关节 常见于青少年男性,多为双侧骶髂关节受累,血清检测示HLA-B27阳性,X线表现为股骨头保持圆形而关节间隙变窄、消失甚至融合,容易鉴别。部分患者长期应用皮质类、固醇类药物可并发股骨头坏死,股骨头可出现塌陷,但往往不严重。

5. 暂时性骨质疏松症或骨髓水肿综合征　中青年发病较多,属暂时性疼痛性骨髓水肿。X线片表现为股骨头颈甚至转子部骨量减少;MRI主要表现为股骨头和颈部 T_1WI 均匀低信号、T_2WI 高信号,范围可至股骨颈及转子部,无带状低信号;病灶可在3~12个月内消散。

6. 色素沉着绒毛结节性滑膜炎　髋关节色素沉着绒毛结节性滑膜炎不常见,多累及青壮年,以轻中度疼痛伴跛行、早中期关节活动轻度受限为特征。CT及X线表现为股骨头颈或髋臼皮质骨侵蚀,关节间隙轻中度变窄;MRI表现为广泛的滑膜肥厚,低度或中度信号均匀分布。

7. 滑膜疝　滑膜疝为滑膜组织增生侵入股骨颈皮质的良性病变,多由髋关节撞击综合征所致,通常无临床症状。MRI表现为股骨颈上部皮质 T_1WI 低信号、T_2WI 高信号的小圆形病灶。

8. 髋关节撞击综合征　分为夹钳型(Pincer型)、凸轮型(Cam型)及混合型。蛙式位或髋关节侧位X线检查可见股骨头颈部明显有骨赘形成,α角增大。MRI检查示 T_1WI 股骨头颈部呈片状低信号,T_2WI 股骨头颈部大片状骨髓水肿信号,股骨头颈交界处充盈缺损,α角增大超过55°。CT检查可见股骨头颈部明显增生,斜矢状位片示α角增大,股骨头无明显囊性改变,无骨破坏。三维CT重建往往更能清楚地显示股骨头颈部的解剖异常或骨赘增生。

二、腕月骨缺血性坏死

【概述】

腕月骨缺血性坏死又称月骨骨质软化症、损伤性骨炎等,是以月骨渐进性缺血坏死为主要病理变化的疾病。本病好发于20~30岁的青年体力劳动者,男性多于女性,右侧多于左侧。

【临床与病理】

本病起病缓慢,一般以腕部疼痛、无力为主,并可影响到肩、肘关节,休息后可缓解。晚期症状逐渐加重,腕部活动受限,局部肿胀及压痛明显。

月骨血供主要来自掌侧腕前韧带,当损伤累及主要供血血管时,容易引起月骨缺血性坏死。另外,在腕骨中,月骨体积最小,活动度最大、稳定性最差,受到的挤压最大,易产生慢性反复损伤,因而容易发生缺血性坏死。

【影像学表现】

1. X线 ①早期:无明显异常改变,月骨外形正常,月骨的骨小梁出现弥散性硬化改变;②随后月骨骨质密度增高,并出现小囊变区,周围骨质硬化;③随着病程进展,月骨密度显著增高,外形变扁平、不规则,并有裂隙出现,严重者出现骨质塌陷[图5-1-3(A~B)]。

2. CT 能较好显示月骨囊变区及骨小梁硬化改变;并且在显示腕骨关节间隙及月骨骨质裂隙方面优于X线片。

3. MRI ①早期:腕关节内仅可见少量积液,呈长T_1、长T_2信号;②月骨在T_1WI可见局部灶性或弥散性低信号影,STIR可见高信号;③随着病程进展,月骨呈不规则变形,周围间隙增大,病灶呈混杂信号,甚至出现囊性变,呈长T_1、长T_2信号,并可见舟骨的旋转性半脱位;④晚期:病灶呈弥散性低信号,月骨塌陷更明显或完全碎裂,同时可见退行性骨关节病[图5-1-3(C~F)]。

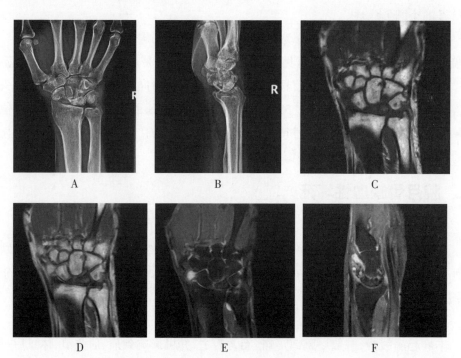

A B C

D E F

图5-1-3 (A~B)X线示:右手月骨形态变扁,骨密度增高;(C~F)MRI示:右腕月骨体积减小、骨质塌陷,T_1WI及T_2WI骨质信号减低,压脂信号增高,右侧舟状骨、月骨、三角骨、头状骨及钩骨间关节间隙变窄,关节面下骨质信号增高,右腕周围软组织肿胀伴关节腔积液

【诊断与鉴别诊断】

腕月骨缺血性坏死的诊断要点有反复发作的腕部疼痛,轻度月骨形态异常,体积变小,出现囊状透光区、塌陷、碎裂等。MRI是最敏感的检查方法,对早期诊断及判断预后、评估治疗效果有价值。MRI增强检查显示月骨病变区的强化程度可用于了解月骨血供情况,有助于判断预后。

单纯性月骨骨折可有明显的外伤史,CT可显示明确的骨折线;MRI上以骨折线为中心,周围出现长T_1、长T_2骨挫伤区,随着病程进展高信号逐渐消失,骨折线仍可见。

月骨软骨下囊变常见于月骨桡侧关节面,表现为软骨下囊状长T_1、长T_2液体信号,周围可见骨髓水肿;月骨形态无异常,无塌陷、碎裂。

三、腕舟骨缺血性坏死

【概述】

腕舟骨缺血性坏死分为外伤性和原发性,原发性发病机制不明,可能与类固醇激素、先天性舟骨发育不良或反复轻微外伤有关,多见于成年人。

【临床与病理】

腕舟骨原发性骨坏死多见于成人,起病隐匿,病程可达数月至数年。外伤性骨坏死常继发于外伤后数月。临床症状均表现为腕关节桡背侧疼痛,伴有轻度到中度肿胀,运动后加重,伴活动障碍,局部可有压痛。

腕舟骨的主要血供来自舟骨背侧的桡动脉舟骨分支,舟骨近端血供较差。当血供受损时,近端骨质由于失去远端血供而发生坏死。10%~15% 舟骨骨折患者可并发骨坏死。

【影像学表现】

1. X线和CT 早期可表现正常,骨坏死区域骨密度增高,骨小梁结构模糊或消失,可伴有裂隙状或囊状软组织密度区,舟骨塌陷变小,形态不规则,邻近关节间隙可以增宽;晚期可出现退行性病变。

2. MRI 在X线与CT不显示的早期即可表现为坏死T_1WI呈低信号、T_2WI信号增高,可有反应性水肿而T_2WI呈高信号;可有骨外形不规则和桡腕关节积液表现。

【诊断与鉴别诊断】

本病主要症状为腕关节桡背侧疼痛、舟骨区压痛。X线或CT显示舟骨硬化、囊变和塌陷,能清晰地显示骨外形改变;MRI显示舟骨T_1WI呈低信号,T_2WI呈不均匀信号,在本病的早期诊断中有价值(图5-1-4)。

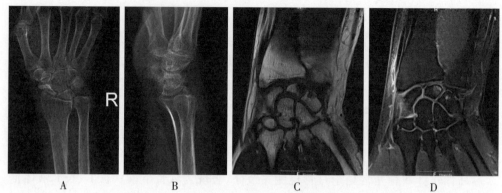

图 5-1-4 （A~B）X 线示：右手舟骨形态变扁，骨密度增高，局部关节间隙变窄；（C~D）MRI 示：舟骨长 T_1 信号，T_2 压脂高信号，周围滑膜增厚，月骨及三角骨内小缺血灶

四、胫骨结节缺血性坏死

【概述】

胫骨结节缺血性坏死又称 Osgood-Schlatter 病。本病好发于爱好体育运动的男性青少年，以单侧发病多见，以右侧常见，临床上可有膝关节外伤史或髌韧带损伤史。

【临床与病理】

临床表现为局部疼痛、肿胀，尤其在股四头肌用力收缩时疼痛剧烈，胫骨结节明显肿大、突出，并有压痛。

胫骨结节在 11 岁左右骨化，大约在 18 岁与骨干结合，在与骨干结合前主要由髌韧带供血。当剧烈运动或受伤时，由于髌韧带和骨骺被过度牵拉而引起部分结节剥离，从而影响血供，引起胫骨结节骨骺坏死。

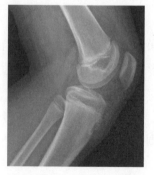

图 5-1-5 X 线示：髌韧带增粗，胫骨结节密度增高，可见游离骨片影及裂隙状缺损

【影像学表现】

1. X 线 ①早期：局部软组织肿胀，以髌韧带肥厚、增大为主；②髌韧带下见多个碎骨片，随后髌韧带远端出现游离的圆形、类圆形、不规则形骨化影；③胫骨结节骨骺密度不均匀增高、碎裂并与骨干分离，可伴有向上移位；④骨骺下方有囊状透光区，胫骨干骺端前缘可见缺损；⑤骨骺修复后期：胫骨结节骨质可恢复正常或骨性突起明显，碎裂骨块可存留在髌韧带内，形成游离体（图 5-1-5）。

2. CT ①早期：髌韧带增粗，韧带下见多个碎骨片；

②髌韧带内见游离的类圆形或三角形钙化影;③胫骨结节骨骺密度增高、不规则增大或节裂,形成形态不一、大小不等的骨块影,常常向胫骨结节上方移动;④胫骨干骺端前缘可见较大的骨缺损区;⑤骨骺修复后期:胫骨结节骨质可恢复正常;⑥移动的骨骺与胫骨结节愈合成较大的骨性隆起,碎裂骨块形成游离体。

3. MRI　①早期:胫骨结节长 T_1、长 T_2 信号改变;②二次骨化中心部分撕脱,晚期部分撕脱的二次骨化中心完全分离,形成游离体;③大部分患者撕裂分离的二次骨化中心出现骨性愈合,胫骨结节骨质可恢复正常(图5-1-6)。

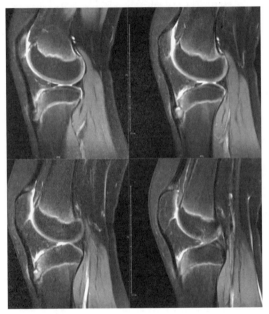

图5-1-6　膝关节MRI示:髌韧带下段增粗,髌下深囊积液,髌下脂肪垫下角消失,胫骨结节信号增高,骨髓水肿

【诊断与鉴别诊断】

本病好发于11~15岁的男孩,患者胫骨结节处疼痛肿胀,骨性隆起,X线可作为首选检查,进一步选择CT检查作为补充,MRI检查可诊断早期病变。X线显示胫骨结节不规则伴大小不一碎骨片,MRI显示髌韧带附着处有肌腱炎表现。

正常胫骨结节骨骺变异。正常的胫骨结节骨骺变异很明显,可出现多个骨化中心,形态各异,但排列规整,无缺损及囊变出血,胫前软组织无肿胀。

胫骨结节外伤撕脱性骨折。有明确的外伤史,局部疼痛且肿胀明显,X线显示撕脱骨块部分边缘毛糙不齐,可出现明显移位。

五、髌骨缺血性坏死

【概述】

髌骨缺血性坏死临床上较为少见,它是由Sinding-Larsen医师于1921年报告发现的,故又称Sinding-Larsen病。本病多见于10~14岁经常剧烈活动的青少年,患者多有外伤史,男多于女,以右侧多发,病变常累及髌骨上下极。

【临床与病理】

外伤为主要病因,发病机制和病理变化类似于胫骨结节骨软骨病。临床表现为活动后膝关节部疼痛、跛行、髌骨下缘处轻度肿胀和压痛。本病在避免剧烈活动后4~6个月内可自愈。

【影像学表现】

X线和MRI 早期表现髌骨后缘出现从上到下的带状象牙质增生致密为主。中期髌股关节面糜烂同时发生轻微退行性病变:①髌骨改变:髌骨关节面软骨糜烂,软骨下有致密影,由于膝关节囊内滑液增多而使压力增高,压迫关节面的糜烂区,形成2~8mm的圆形或簇筛状假囊肿透亮区。髌骨关节边缘有轻微骨赘样增生。②髌骨后股侧面皮质糜烂、凹陷,软骨表面粗糙,密度降低。③股胫关节面骨质轻度致密,髁间隆突有轻度骨赘增生。髌骨轻度向上方移动。随着本病的进展,晚期可引起髌韧带及前后交叉韧带疼痛性痉挛。同时,又增加了股胫关节的劳损,最终可发展成为膝部退行性骨关节病。髌骨关节面糜烂区部分或大部分被不规则致密增生所替代,关节间隙狭窄,髁间隆突、髌骨关节边缘和股骨上缘有明显骨赘增生或断裂,关节游离体形成,髌骨明显向外上方移动(图5-1-7)。

【诊断与鉴别诊断】

病史、临床症状、体征结合影像学检查不难做出判断。

六、足舟骨缺血性坏死

【概述】

足舟骨缺血性坏死又称科勒病,是足舟骨骨化中心缺血性坏死,故又称为足舟骨骨软骨病。本病属自限性疾病,临床上较少见。其特征是足舟骨变扁,硬化极不规则,附近软组织肿胀。

【临床与病理】

本病好发于3~9岁儿童,多为男孩;女孩多在4岁左右发病。患者多为单侧发病,约20%为双侧发病,还可伴有其他部位的骨骺坏死。主要症状和体征有疼痛、跛

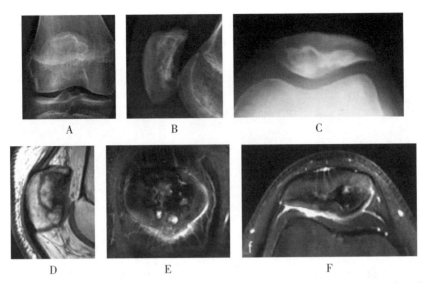

图 5-1-7　(A~C)X 线示:髌骨形态变扁,关节面塌陷,髌骨内骨质密度不均。(D~F)MRI
示:髌骨关节面塌陷,关节面下见长 T_1 信号, T_2 压脂高信号,关节囊内积液

行、足舟骨局部轻度肿胀。行走时足部疼痛,不能跑跳,严重者不能行走,休息后可
缓解。为避免疼痛,患者呈轻度间歇性跛行。有时患儿喜用外侧足负重行走,这样
可以减少足内侧纵弓的负荷,减少对足舟骨的压力。检查患处,可见软组织肿胀、压
痛、活动受限,足内、外翻时可引起疼痛,足弓弛缓。

足部诸骨以足舟骨骨化最晚,同时又位于足纵弓的顶点,是形成正常足弓的关
键。与其他跗骨相比,足舟骨受到应力最大。当足舟骨尚处于软骨内成骨阶段时,
过多地行走和运动均可导致其受到过多的挤压,由于压力增加,骨化中心受到挤压,
造成营养血管阻塞,发生缺血性坏死。其病理改变和其他骨软骨病相似,一般 1~3
年内骨结构可恢复到完全正常。大多数患儿在足部发育到完全成熟以前,足舟骨恢
复正常或留有轻度变形,不影响足的整体功能;个别患儿晚期在足舟骨背部遗留一
骨性隆起。

【影像学表现】

1. X 线　主要有两个方面:一是形态的改变,足舟骨的骨化中心比正常的体积
偏小,在侧位片上可见该骨变扁,严重者可呈一薄片,并失去光滑的边缘,呈不规则
状;二是骨密度的改变,正常骨纹理消失,斑片状的骨密度增高,其间伴有骨质疏松
区,但一般很少出现"碎裂"征,关节间隙清晰,周围跗骨 X 线片表现正常,附近软组
织阴影肿胀、增宽[图 5-1-8(A~B)]。

2. MRI　可在 X 线片上无明显改变前显示病变处水肿、骨髓内出血、骨坏死等

所致的异常信号,有利于早期诊断。正常的足舟骨可以有2~3个分离的骨化中心,因此呈现一个不规则的骨化表现[图5-1-8(C~F)]。

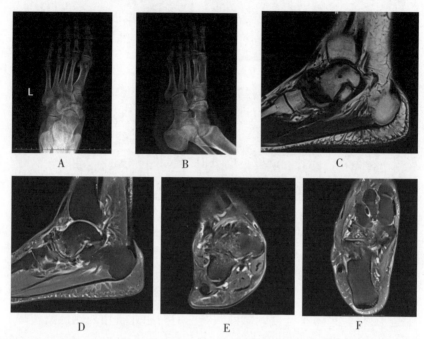

图5-1-8　(A~B)X线示:左舟骨形态变扁,舟骨及外侧楔骨内可见斑片状密度增高影。(C~F)MRI示:足舟骨形态变扁,内见斑片状长T_1,T_2压脂高信号,周围滑膜增厚,距骨关节面下小缺血灶

【诊断与鉴别诊断】

3~9岁活动较多的儿童,有跛行、喜欢用足外侧走路、活动后足痛等情况的,应考虑本病。X线片的表现对诊断本病具有重要意义。应注意与结核、炎症鉴别诊断。

七、跖骨头缺血性坏死

【概述】

跖骨头缺血性坏死又称Freiberg病,是指发生在跖骨二次骨化中心的缺血性坏死,由Freiberg于1914年首次报道,故又称Freiberg病或Kohler病,有的也把它称为幼年畸形性跖骨头骨软骨炎或跖骨头骨软骨病。临床表现为局部疼痛、压痛,活动后疼痛明显,有明显纵轴叩击痛。

【临床与病理】

本病好发于13~20岁,以女性患者居多,单侧多发。其发生可能与外伤、反复应力增加、运动体位不当有关。女性足部肌肉力量较弱,足弓较低,尤其长期穿高跟鞋,跖骨头过多地负重为女性好发的原因之一。

第2跖骨与其他跖骨相比,相对较长并且移动度较小,跖骨头承受应力更大,这是容易发病的原因,跖骨头骨骺及周围韧带出现慢性损伤和炎症,导致跖骨头骨骺塌陷、碎裂。

【影响学表现】

1. X线与CT　早期,跖骨头骨骺或骨端外形正常或略增粗,密度均匀增高,跖趾关节间隙正常或增宽;随着病变的进展,跖骨头增粗、变扁及碎裂,跖骨头关节面平直、凹陷、不规则,并可见关节腔内碎骨片及游离体影,跖骨长度变短,骨干增粗,跖趾关节间隙不规则增宽[图5-1-9(A~B)];晚期继发退行性骨关节炎病,CT显示碎骨片及关节面情况优于X线,周围软组织肿胀。

2. MRI　早期为跖骨头骨髓水肿;随着病变进展则跖骨头形态失常,关节面皮质中断,碎裂的骨片T_1WI、T_2WI均呈低信号,跖骨头近端骨髓片状T_1WI低信号、T_2WI高信号,骨髓水肿,跖趾关节囊肿胀、积液,周围软组肿胀[图5-1-9(C~E)]。

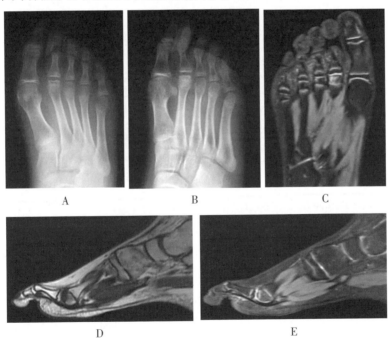

A　　　　　　　B　　　　　　　C

D　　　　　　　　　　　E

图5-1-9　(A~B)X线示:右足第2跖骨头形态凹陷、变扁,骨密度增高,跖趾关节间隙增宽。(C~E)MRI示:第2跖骨头关节面凹陷,内见片状长T_1信号、STIR高信号

【诊断与鉴别诊断】

若患者为青年女性,且第2跖骨头处疼痛肿胀,X线片显示跖骨头塌陷、扁平伴碎骨片、游离体,跖趾关节间隙增宽,则可做出明确诊断。

退行性骨关节炎多见于年龄较大的患者,早期影像学检查可观察到关节间隙变窄、关节边缘骨赘形成。

痛风性关节炎多见于男性,以第1跖趾关节为典型的发病部位。临床表现为间歇性发作,受累关节呈非对称性肿胀,可有痛风结节。病变可表现为锐利的穿凿样骨质破坏。

八、椎体骺板缺血性坏死

【概述】

椎体骺板缺血性坏死又称为椎骺炎、青年驼背、Scheuermann-May病等。

【临床和病理】

本病好发于14~16岁,男性多于女性。多发于负重大的中下胸段至上腰段,常为多个椎体,有时仅一个椎体发病。临床表现主要是腰背疲劳和疼痛,长久站立可使疼痛加重,卧位休息后疼痛可缓解或消失;脊椎呈典型的圆驼状,可伴有侧凸或后凸畸形。

本病主要为椎体骺板缺血坏死和软骨疝。在负重、外伤的情况下,椎间盘的薄弱处出现碎裂,髓核穿过椎间软骨板进入邻近椎体形成软骨疝。椎体发生楔形变,形成脊柱后凸或侧凸畸形。

【影像学表现】

1. X线　①早期:椎体上下缘,尤其是椎体前部呈不规则毛糙或凹陷;②椎体许莫结节形成,边缘形成硬化缘,多位于椎体前中部;③椎体骺板出现延迟并分节、疏松或骨密度增高、轮廓不清晰、形态不规则;④随着病程进展,椎体楔形变合并椎间隙逐渐变窄,多个椎体楔形变使脊柱呈典型的圆驼状后凸及侧凸;⑤恢复期:椎体结构与外形可趋于正常,但脊柱侧凸及后凸不变;⑥晚期:邻近椎体前缘可以相互融合,导致椎间隙完全消失[图5-1-10(A~B)]。

2. MRI　椎体呈楔形变,病椎体前缘可不规整,其上下缘可有局限性凹陷呈阶梯状变形。脊柱生理曲度形成典型的圆驼状后凸,同时可伴有侧凸。椎间隙变窄或正常许莫结节长T_1、长T_2信号,亦可为长T_1、短T_2,边缘围绕线样低信号影[图5-1-10(C~D)]。

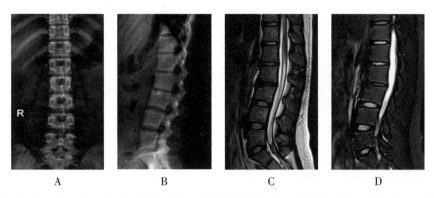

图5-1-10　(A~B)X线示:腰椎以腰2至腰3椎体为中心呈轻度后凸畸形,胸12至腰4椎体呈轻度楔形变,腰2至腰4椎体前上缘许莫结节形成;(C~D)MRI示:腰2/3椎间隙变窄,轻度后凸畸形,腰2至腰4椎体许莫结节形成

【诊断与鉴别诊断】

本病主要见于青少年,男性多发;以下胸段及上腰段脊柱受累为主。影像学表现为连续多个椎体变扁、椎体前缘上下角局限性凹陷、椎间隙狭窄。椎间盘变性伴多发连续的许莫结节形成;晚期,胸腰椎后凸畸形。影像学为诊断金标准,可明确显示病变累及的范围和程度。MRI能发现早期椎间盘变性、软骨终板形态及信号异常等。

脊柱退行性病变多见于老年人,好发于下腰段,椎体变扁但前缘无凹陷;多伴有椎间盘疝;许莫结节多为单发或散在分布。

脊柱骨骺发育不良,整个脊柱呈普遍性扁平椎伴椎间隙狭窄;伴有四肢关节粗大,长骨骨骺增大、硬化,关节间隙狭窄。

九、耻骨联合缺血性坏死

【概述】

耻骨联合缺血性坏死又称耻骨骨软骨炎、非化脓性耻骨骨炎或耻骨联合软骨炎。

【临床与病理】

临床上常表现为排尿不适感、会阴和肛门处坠胀感,会阴部胀、疼痛,患者思想负担加重,表现出乏力、头晕、失眠等。男性症状与慢性前列腺炎相似,但肛诊及前列腺液检查正常;产后耻骨联合骨软骨炎耻骨联合处疼痛,有时走路困难甚至跛行。体检耻骨联合处有压痛或不痛,骨盆分离试验可为阳性。

本病多发于妊娠末期和产后,少数可见于男性下泌尿系手术后或骨盆外伤后,病因不明,但一般认为由骨营养障碍缺血引起骨软骨坏死。解剖结构的先天缺陷、代谢障碍、内分泌疾病等也是潜在的发病因素,严重创伤和轻微外伤引起的血供障碍是本病的发病直接原因。

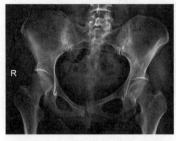

图 5-1-11　X 线示:耻骨联合对合欠佳,关节面骨质密度不均匀,呈"虫蚀"样骨质破坏

【影像学表现】

1. X线　早期耻骨联合间隙增宽,其内偶可见水滴样或带状透亮影,系潜在关节腔积气,继而单侧或双侧耻骨密度增高,边缘出现囊状或"虫蚀"样骨破坏,甚至可形成边缘锐利的骨质缺损,但很少有撕裂性骨块或死骨,破坏严重者耻骨联合可发生错位(图 5-1-11)。

2. CT　因其具有更高密度分辨率,除了更清晰显示上述征象外,还可显示小块死骨、间隙内游离多发碎裂小骨块、小的骨质增生硬化和小的骨质囊变,并可见到耻骨边缘有骨刺形成。

3. MRI　耻骨联合间隙宽窄不一,以增宽为多;耻骨联合关节面不规整、毛糙,骨质虫蚀状缺损改变;部分病例见关节鼠样小骨块游离,耻骨骨质信号不均匀,有完整骨髓的为正常骨髓信号(图 5-1-12)。

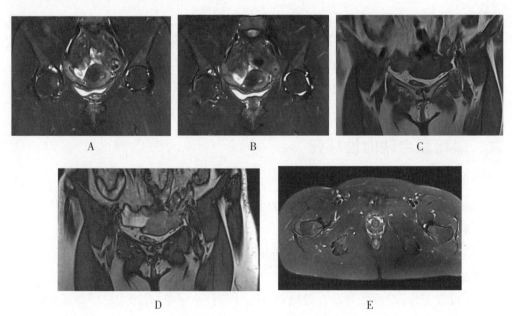

图 5-1-12　(A~E)MRI 示:冠状面(T_1WI、STIR)、横断面(STIR)显示耻骨内可见片状长 T_1 信号,STIR 高信号

【诊断与鉴别诊断】

本病病程常自限或自愈,破坏区逐步为结构清晰的骨组织所代替,骨密度正常,骨纹理清晰可见,并有边缘硬化;病变痊愈后耻骨联合间隙变窄或趋于正常。

耻骨联合部化脓性骨髓炎急性症状包括高热、谵妄、昏迷等,常单侧发病,一般较少累及对侧,局部红、肿、热、痛,可伴有高热、白细胞计数增高等改变,骨质破坏的同时出现骨质增生、硬化,骨增生与破坏较广泛并紊乱,亦可产生窦道;病愈期,骨结构紊乱,两者不难鉴别。

第二节　骨梗死

【概述】

骨梗死是指发生于骨干和干骺端的骨细胞及骨髓细胞因缺血而引起的骨组织坏死,好发于四肢长管状骨,以股骨、胫骨最多见。常见于潜水作业人员,故以往称之为潜水减压病。但很多患者发病原因不明,部分可见于大量应用激素和免疫抑制剂者。此外,酗酒、外伤、胰腺炎、脂肪代谢紊乱、镰状细胞贫血和动脉硬化等亦可导致骨梗死。

【临床与病理】

骨梗死常双侧发病,但一侧较重而另一侧相对较轻。男女发病率无明显差异,可发生于任何年龄,以20~60岁多见。急性骨梗死临床主要表现为患侧肢体肌肉关节骤然剧痛,活动障碍。慢性骨梗死为患侧肢体酸痛、软弱无力,可伴有轻度活动受限,累及关节时可出现关节疼痛、畸形,严重者可出现关节强直,但也有部分患者没有任何临床症状,只有影像学改变。

骨梗死容易累及四肢长管状骨的骨松质部分,病变大小范围不一,可为数毫米或延伸至骨干的大部。典型的骨梗死灶中央区为梗死的骨组织,周围是缺血的骨髓及骨构成的活动性充血水肿带;病灶修复时梗死边缘的正常骨组织生成血管和肉芽组织迂曲包绕梗死区,并逐渐纤维化,部分可钙化;长期慢性缺血可导致骨内外膜增生成骨。

【影像学表现】

1. X线　早期并未有明显异常,但随病情发展可出现以下表现:①囊状、分叶状透光区:单发或多发,多围以10~30mm厚的硬化缘;②绒毛状骨纹:多见儿童干骺端或成人长骨骨端;③硬化斑块影、条带状钙化影呈密度均匀的圆形、类圆形或不规则形,边缘较锐利;④骨内膜钙化或骨化:沿骨皮质内缘平行延伸的条状致密影;⑤骨外膜增生:早期表现为层状,晚期可与骨皮质融合,导致骨皮质增厚及骨干增粗;⑥终末期:骨髓腔内宽15~20mm的条带状高密度钙化影[图5-2-1(A~B)]。

2. CT ①早期也并无异常;②中期:骨质疏松逐渐明显,骨髓腔内可见片状异常低密度影,边界模糊,死骨密度逐渐增高;③晚期:病变骨质内出现囊变、坏死、硬化与骨质稀疏共存,表现为多个圆形、类圆形低密度影,中央区呈软组织密度影,边缘呈条状、斑片状异常高密度影,边界较清晰[图5-2-2(A~B)]。

3. MRI 有典型特征性改变,典型的骨梗死病灶在骨干、髓腔、干骺端或骨骺内呈“地图”样改变,形态不规整、大小不一;同时,MRI可以及时发现早期病变,尤其是STIR序列能反映出骨髓内的早期水肿和坏死,主要表现为:①早期:骨梗死灶中央区呈斑点状或斑片状T_1WI等信号或略低信号、T_2WI略高或高信号;②骨梗死灶边缘充血水肿表现为迂曲的线带样长T_1、长T_2信号;③后期:骨梗死灶边缘纤维化或钙化表现为线带样长T_1、短T_2信号;④关节面下骨梗死,可造成关节面下骨质破坏,并出现关节腔积液;⑤骨外形结构一般无明显改变,周围软组织一般不肿胀[图5-2-1(C~F)和图5-2-2(C~F)]。

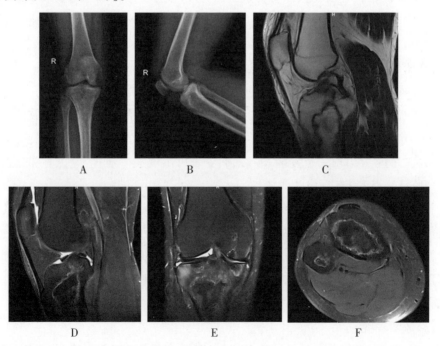

图5-2-1 (A~B)X线示:右胫骨近端骨密度不均,可见条带状高密度影及骨密度降低区;(C~D)MRI示:右胫骨近端“地图”样骨质破坏,病变周围呈长T_1信号,T_2压脂高信号,周围骨髓水肿;(E~F)MRI示:右股骨远端及腓骨近端亦可见同样信号病变

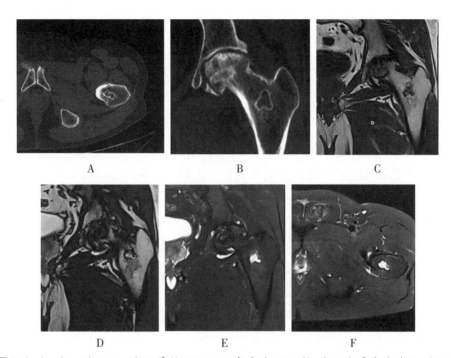

图5-2-2 （A~B）CT示：左股骨转子间环状高密度硬化影，病灶内骨密度降低；（C~F）MRI示：左股骨转子间长 T_1、长 T_2 信号， T_2 压脂高信号，周围呈环状低信号硬化带

【诊断与鉴别诊断】

本病发病时可有骨干或干骺端隐痛或胀痛；早期 X 线检查多无异常；MRI 早期显示干骺端或骨骺松质骨"地图"样异常信号改变；有减压病、激素使用史；晚期髓腔内多发钙化。早期 X 线与 CT 检查不敏感，晚期可显示典型特征性钙化；MRI 早期就有特征性表现，为本病诊断的"金标准"。

白血病等血液系统疾病侵犯骨髓可引起广泛多发的 MRI 异常信号改变，但没有骨梗死的"地图"样边缘，而呈一致均匀异常信号，在 T_2WI 压脂序列上呈高信号，在 T_1WI 上为低信号，与正常骨髓高信号界限分明，缺乏骨梗死典型的"地图"样改变。

软骨瘤髓腔内钙化往往呈类圆形，而骨梗死钙化多呈沿髓腔纵向走行，两者均呈多发密集斑点样钙化，边缘均不规整，结合病史及临床资料，容易进行鉴别诊断。

第三节　剥脱性骨软骨炎

【概述】

剥脱性骨软骨炎是一种累及局部关节软骨或软骨下骨损伤的疾病,以导致关节软骨与相邻的软骨下骨同母骨分离形成关节内游离体为特征,病因尚不完全明确,可能与反复应力损伤、基因遗传、缺血等因素有关。

【临床与病理】

本病好发于青少年,以15~30岁最常见。全身多关节均可受累,最好发于膝关节(股骨髁、髌骨)、肘关节(肱骨小头)和踝关节(距骨滑车上关节面)。临床表现多起病隐匿,活动后关节疼痛、肿胀是最常见的临床症状,可伴有关节弹响、绞锁。

组织病理表现主要为关节软骨或连同部分软骨下骨碎裂剥脱,与母骨完全或不完全分离,完全游离者形成关节内游离体,剥脱的骨块与骨床之间被关节液体填充,病变周围软骨下骨假囊肿形成。

【影像学表现】

1. X线　①早期可无异常表现;②典型表现:碎骨片完全剥脱时,碎骨片呈一个或多个圆形或卵圆形高密度骨块,边缘锐利,周围环绕有透明环,碎骨片位于相应的骨性凹陷窝内,可有明显硬化环;③后期:碎骨片脱落,在关节腔内形成游离体,关节面可呈不规整骨质缺损,缺损边缘常有骨密度增高;④严重者继发退行性骨关节病;⑤如果病变在游离体形成之前停止发展,透亮缺损区可因新骨形成而逐渐消失,病变位置可恢复正常(图5-3-1)。

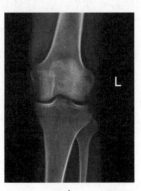
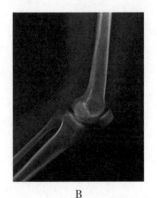

A　　　　　　　　B

图5-3-1　(A~B)X线示:左股骨外侧髁局部骨密度降低,后缘见骨质缺损区

2. CT　骨性关节面局部中断不连续,关节软骨下骨碎裂,形成边缘清晰的致密小骨块,骨块可以呈类圆形,也可以呈半月形,与软骨下骨之间有透亮间隙,缺损的软骨下骨可有硬化边;完全剥脱并移位者表现为关节下局限性透亮缺损区,关节腔内可见游离体。

3. MRI　软骨下骨呈新月形,或呈类圆形T_1WI低信号、T_2WI高信号区,与正常骨之间可见线样低或中等信号影分隔,相邻关节软骨早期信号T_2WI增高、增厚;软骨碎片可剥脱,位于原位或游离至关节腔内。骨块与软骨下骨之间出现液体信号提示已经脱离母骨,有时病变周围骨髓可见长T_1、长T_2信号的骨髓水肿区(图5-3-2)。

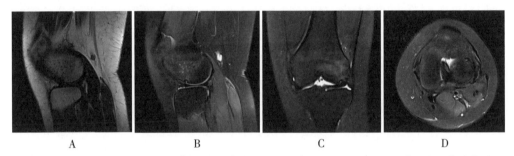

图5-3-2　(A~D)MRI示:股骨内侧髁骨质缺损,软骨下见长T_1、长T_2信号,周围骨髓水肿

【诊断与鉴别诊断】

本病患者以青少年为主,患者可有过度运动史,其中以膝关节(股骨髁和髌骨)、肘关节(肱骨小头)和踝(距骨滑车上关节面)好发;可见关节软骨和软骨下骨局限性缺损,形成骨软骨碎片,并可游离至关节腔内。

外伤骨折所致的骨软骨碎片可有明确的外伤史,起病急;骨折累及软骨及软骨下骨,骨软骨部分离断;骨折碎片边缘锐利、不光整,无硬化边;周围广泛性骨挫伤。

膝关节自发性骨坏死多见于老年女性,患者有突发的膝关节剧痛史。

第四节　致密性骨炎

【概述】

致密性骨炎是一种骨质硬化性疾病,好发于20~25岁青年,以女性多见,易累及髂骨、腰椎和骶骨邻近关节边缘部,单侧或双侧同时(先后)发病。

主要疾病是髂骨致密性骨炎,系一种以骨质硬化为特点的非特异性炎症,有高度致密的骨硬化现象,尤其以髂骨下2/3更为明显,但关节间隙无改变。因位于骶髂关节,且该关节症状明显,故又称为骶髂关节致密性骨炎。髂骨致密性骨炎是发生于髂骨耳状关节部分的骨密度增高性疾病。病因迄今不明,可能与妊娠、机械性劳损、病灶性炎症有关。

【临床与病理】

1. 临床表现　患者腰骶部疼痛,多呈慢性、间歇性酸痛和隐痛,可向一侧或双侧臀部及大腿后侧放射,但不沿坐骨神经方向放射,步行、站立、负重及劳累后加重,咳嗽、打喷嚏不能使疼痛明显加重,休息后症状减轻。患者腰骶角加大,局部有压痛和肌紧张,骨盆分离和挤压试验阳性,"4"字试验阳性,化验检查多在正常范围内。X线检查见骶髂关节间隙整齐、清晰,靠近骶髂关节面中的髂骨耳状关节部分骨密度增高,呈均匀浓白、边缘清晰的骨质致密带,骨小梁消失,无骨质破坏。

2. 病理　妊娠、分娩及外伤均可引起骶髂关节韧带撕裂而易使局部血供受阻。因此,早期局部呈现充血、水肿及渗出物增加等,渐而局部出现增生与变性反应,随着胶原纤维的致密化而向硬化演变;血管形成厚壁血管,易闭塞而引起髂骨耳状面缺血和缺氧,骨质呈现硬化性改变,以致手术时局部出血较少。骶髂关节囊壁显示纤维增生、弹性降低及松动样改变。继发于盆腔内炎症者亦可出现类似的病理改变,可能由细菌内毒素作用所致。

【影像学表现】

1. X线检查　X线上可见靠近关节面处的髂骨皮质出现硬化性改变,骨质呈致密状,位于骶髂关节下 1/2 处,且多呈三角形;骶髂关节间隙整齐、清晰,关节面及骨质无破坏表现。以单侧多见,亦有双侧者(图5-4-1A)。

2. 其他　必要时可行CT[图 5-4-1(B~C)]及MRI[图 5-4-1(D~E)]检查,需与肿瘤等病变进行鉴别诊断。

【诊断与鉴别诊断】

本病应与早期强直性脊柱炎、骶髂关节结核及化脓性骶髂关节炎等鉴别。

1. 强直性脊柱炎　多为双侧病变,多见于男性青年,患者红细胞沉降率增快,关节间隙增宽或狭窄,关节面呈锯齿状,晚期关节间隙消失,骶髂关节骨性融合。

2. 骶髂关节结核　疼痛多局限于患侧臀部,可沿坐骨神经方向放射。患者坐时着力于健侧臀部,盘腿穿鞋袜时较困难。检查时站立位下脊柱前屈、后伸及侧弯均受限,并有局部疼痛,但坐位时活动度较好。

3. 低毒力感染性骶髂关节炎　常有关节间隙变窄,关节面欠规整,关节面破坏,可资鉴别。

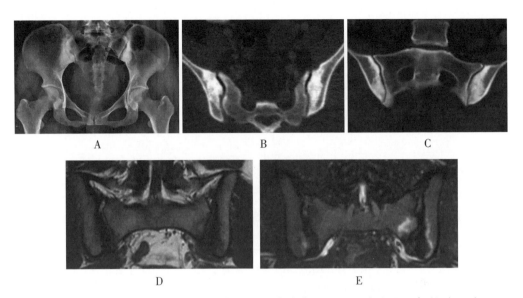

A   B   C

D   E

图5-4-1 （A）X线示：双侧骶髂关节面下髂骨关节面见双侧对称性致密影；（B~C）CT示：双侧髂骨中下部，贴近骶髂关节的区域密度均匀升高，两侧对称，关节面未受侵犯，关节间隙清晰，较X线更好地显示病变范围；（D~E）MRI示：双侧髂骨关节面下长T_1信号、T_2压脂低信号，边缘见高信号

第六章

骨关节创伤

骨关节创伤一般是由于暴力作用,使骨及关节周围出现骨折、周围软组织出现损伤,比如出现肌腱断裂、神经损伤、半月板损伤,或者韧带损伤。这就是骨关节创伤。发生这种情况后,除了进行相关的体格检查,观察患者的血运情况、神经情况,还需要对患者进行X线检查、CT检查及MRI检查,以观察骨折的严重程度及骨折的类型。MRI还可以检查有无关节周围韧带、半月板及其他软组织损伤。这样可以方便临床及时进行分析,采取有效的治疗方案。

第一节　四肢骨折

【概述】

骨折是指骨的完整性或连续性遭到破坏。四肢骨折是四肢骨骼出现完整性或连续性中断,常见包括肩胛骨骨折、肱骨骨折、腕部骨折、股骨干骨折和膝关节骨折等。

1. 直接暴力　当骨折部位遭受打伤、撞击伤、火器伤之后,就有可能造成四肢骨的骨折,甚至造成开放性骨折,有时候软组织损伤情况也较严重。临床上将这种情况称为直接暴力骨折,也就是骨折发生在暴力直接接触的部位。

2. 间接暴力　如果骨折处距离直接暴力接触点较远,称为间接暴力骨折。这类骨折多是闭合骨折,且软组织无明显损伤,或损伤较轻。比如走路不慎摔倒又用手掌撑地时,就可能因上肢和地面形成的不同角度,从而发生桡骨远端骨折或者锁骨骨折等。

3. 肌肉牵拉力　由于肌肉急骤地收缩和牵拉可发生骨折。如跌落时,股四头肌剧烈收缩可导致髌骨骨折。

4. **累积性力** 骨骼长期反复受到震动或形变、外力的积累,可造成骨折。多发生于长途跋涉后或行军途中,以第2、第3跖骨及腓骨干下1/3处骨折多见。这种骨折又称疲劳性骨折,多无移位,但愈合缓慢。

【病理】

1. **血肿形成** 骨折后立即形成血肿。

2. **纤维性骨痂** 2~3天后血肿机化形成纤维性骨痂。

3. **骨样骨痂** 成骨细胞形成骨样组织。

4. **骨性骨痂** 钙盐沉积形成。

5. **骨骼改建** 适应功能需要,骨断处恢复正常形态。

【临床表现】

1. **骨骼畸形** 出现四肢骨折后,最典型的症状就是骨骼畸形,常见的畸形有缩短、成角和旋转畸形。主要指骨折端因意外暴力伤害发生改变,例如骨骼缩短,一旦出现这种情况,可能由骨折移位所致,通常需要手术治疗。

2. **异常活动** 通常发生骨折的部位在病情初期不能正常活动,或者活动时感觉吃力及有剧烈的疼痛感。

3. **骨擦音和骨擦感** 骨折发生后,两骨断端相互摩擦,常常会有骨擦音和骨擦感。

4. **发热** 当骨折处有大量出血后会形成血肿,当这种血肿被吸收时,体温升高,但一般不会超过38.5℃。如果患者属于开放性骨折,体温升高还应该考虑感染的可能性。

5. **休克** 常见于多发性骨折,由广泛的软组织损伤所致,大量出血和剧烈疼痛也会导致休克的发生。

【影像学表现】

1. **X线** X线片上不规整的透明线称为骨折线,骨皮质清楚地显示中断,骨松质表现为骨小梁连续性中断、扭曲或嵌插。X线可发现完全性骨折和不完全性骨折,以及骨折移位、成角、对位、对线等情况。

完全性骨折分为线形、星形、横形、斜形、螺旋形、T形、Y形等,按骨片情况分为撕脱性、嵌入性和粉碎性。不完全骨折主要指青枝骨折和颅骨骨折。对位指骨折两断端相互接触的面积,接触面积较大的称为对位良好,接触面积较小的称为移位,确定骨折移位以骨折近端为准,用以判断骨折远端移位的方向和程度。对线指骨折两断端轴线的相互关系。骨折复位后对位接触面积大,对线平行则排列良好。骨折断端内外、前后、上下移位称为排列不良,成角移位称为对线不良。

2. CT　可发现X线平片上不能发现的隐匿骨折,结构复杂部位的骨折较平片显示更加清楚。

3. MRI　比CT及X线发现骨折更加敏感,能更清晰地显示软组织、韧带及半月板等结构的情况。

【诊断与鉴别诊断】

本病诊断主要结合病因、症状及影像学进行,具有特异性,无需鉴别。常见特殊骨折如下。

1. 柯莱斯骨折(Colles' fractuer)　桡骨远端2.5cm以内的骨折,断端向背侧移位,向掌侧成角,伴或不伴尺骨茎突骨折(图6-1-1)。

2. 孟氏骨折(Monteggia fracture)　尺骨上1/3处骨折合并桡骨小头脱位(图6-1-2)。

3. 盖氏骨折(Galeazzi fracture)　桡骨下段骨折合并下尺桡关节脱位(图6-1-3)。

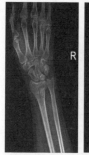

图6-1-1　柯莱斯骨折

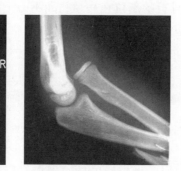

图6-1-2　孟氏骨折

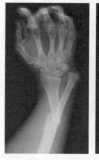

A　　　　B

图6-1-3　盖氏骨折

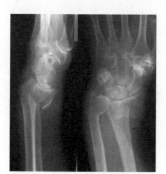

图6-1-4　史密斯骨折

4. 史密斯(Smith)骨折　桡骨远端屈曲型骨折,骨折远端向掌侧移位合并下尺桡关节脱位(图6-1-4)。

5. Die-punch骨折　桡骨远端关节内骨折,伴月骨陷窝背侧面压迫,由月骨冲撞挤压桡骨关节面所造成的骨折统称Die-punch骨折(图6-1-5)。

6. 股骨颈骨折　多见于老年人,易并发股骨头缺血性坏死。分为无错位嵌入性骨折和错位性骨折,以错位性骨折多见(图6-1-6)。

7. Hutchinson骨折　又名Chauffeur骨折、back-fire骨折、crank骨折,是桡骨颈突斜行骨折,常累及桡腕关节(图6-1-7)。

8. Bennett骨折　第一掌骨基底部关节内骨折伴脱位(图6-1-8)。

9. Tillaux-chaput骨折　下胫腓前韧带在胫骨起点处发生的撕脱骨折,并导致胫骨后外侧撕脱骨折(图6-1-9)。

10. 隐匿骨折　X线未发现骨折,CT、MRI发现髌骨下缘微骨折线伴有明显骨髓水肿(图6-1-10)。

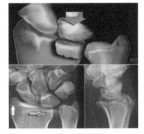
图6-1-5　Die-punch骨折

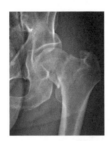
图6-1-6　股骨颈骨折

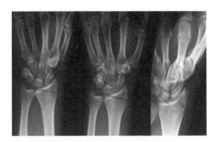
图6-1-7　Hutchinson骨折

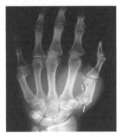
图6-1-8　Bennett骨折

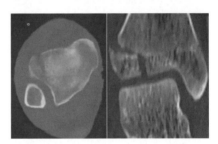
图6-1-9　Tillaux-chaput骨折

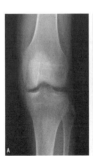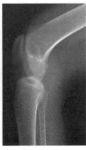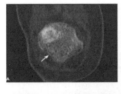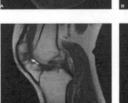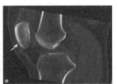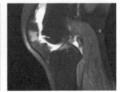

A B

图6-1-10　(A)X线示:未发现骨折征象;(B)CT和MRI示:隐匿骨折

第二节　颅骨骨折

【概述】

颅骨骨折指颅骨受暴力作用所致颅骨结构的改变。颅骨骨折提示伤者受暴力严重,合并颅脑损伤概率较高。颅骨骨折按骨折部位分为颅盖骨骨折与颅底骨骨折。按骨折的形态分为线性骨折与凹陷性骨折。按骨折与外界是否相通,分为开放性骨折与闭合性骨折。若为开放性骨折和累及气窦的颅底骨折,则有可能合并骨髓炎或颅内感染。

【临床表现】

1. 外伤史,撞击、跌仆、打击、挤压等直接或间接暴力使颅骨变形而折裂。

2. 疼痛、局部肿胀瘀斑,或在眼眶、乳突部、枕下等处有出血瘀斑。

3. 鼻、耳、咽部有血性液体流出,有视神经、面神经、嗅神经或外展神经损伤征象。

4. X线可显示骨折,但颅底骨折因骨折线较细或投照位置的影响,X线上或不能显示。因此,X线无骨折,仍不能排除颅底骨折。

【影像学表现】

1. 颅顶盖骨折

(1) 线性骨折　颅盖部线性骨折的发生率最高,主要依靠颅骨X线摄片确诊,显示为高密度颅骨骨质内线性的透亮影。单纯的线性骨折本身无需特殊处理,但应警惕是否合并颅脑损伤。骨折线通过脑膜血管沟或静脉窦所在部位时,要警惕硬脑膜外血肿的发生,应严密观察或进行CT检查。骨折线通过气窦者可导致颅内积气,要注意预防颅内感染。颅底部的线性骨折多为颅盖骨折延伸至颅底,也可由间接暴力所致(图6-2-1)。

(2) 凹陷性骨折　多见于颅盖骨折,好发于额骨及顶骨,多呈全层凹陷,少数仅为内板凹陷。成人凹陷性骨折多为粉碎性骨折,婴幼儿可呈"乒乓球"凹陷样骨折。骨折部位的切线位X线可显示骨折陷入颅内的深度。CT扫描不仅可以了解骨折的情况,还可以了解是否合并颅脑损伤(图6-2-2)。

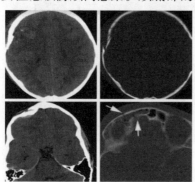

图6-2-1　CT示:右侧额骨线样骨折

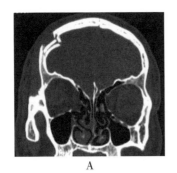
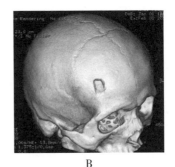

A　　　　　　　　　　　　　　　　B

图6-2-2　(A~B)CT示:颅骨凹陷性骨折

2. 颅底骨折

（1）颅前窝骨折　累及眶顶和筛骨,有鼻出血、眶周广泛瘀斑("熊猫眼"征),广泛球结膜下瘀斑等。若脑膜、骨膜均破裂可合并脑脊液鼻漏。若筛板或视神经管骨折,可合并嗅神经或视神经损伤(图6-2-3)。

（2）颅中窝骨折　若累及蝶骨,有鼻出血或合并脑脊液鼻漏。若累及颞部岩部,脑膜、骨膜及鼓膜均破裂时,则合并脑脊液耳漏。若鼓膜完整,脑脊液则经咽鼓管流往鼻咽部,可能被误诊为鼻漏。常可合并第Ⅶ、第Ⅷ对脑神经损伤(图6-2-4)。

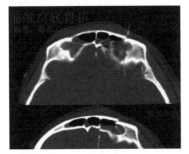
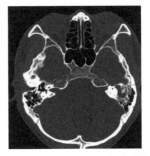

图6-2-3　CT示:前颅底左侧
筛骨及额骨骨折伴额窦积液

图6-2-4　CT示:颅中窝骨折
（左侧颞骨骨折）

（3）颅后窝骨折　累及颞骨岩部后外侧时,多在伤后1~2日出现乳突部皮下瘀斑(Battle征)。若累及枕骨基底部,可在伤后数小时出现枕下部肿胀及皮下瘀斑。枕骨大孔或岩部后缘附近的骨折,可合并后组脑神经(第Ⅸ~Ⅻ对脑神经)损伤(图6-2-5)。

颅底骨折的诊断及定位主要依靠上述临床表现来确定。对脑脊液漏有疑问时,可收集流出

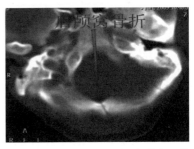

图6-2-5　CT示:后颅窝骨折,骨折线延至枕骨大孔

液做葡萄糖定量检测来确定。有脑脊液漏存在时,实际属于开放性脑损伤。

普通X线片可显示颅内积气,但仅30%~50%能显示骨折线。CT检查不仅对眼眶及视神经管骨折的诊断有帮助,还可用于了解有无脑损伤。

颅骨骨折本身无需特别治疗,着重于观察有无脑损伤、脑脊液漏、脑神经损伤等并发症。合并脑脊液漏时需预防颅内感染,不可堵塞和冲洗,不可腰椎穿刺,取头高位卧床休息,避免用力咳嗽及打喷嚏,并给予抗生素。

第三节　　鼻骨骨折

【概述】

鼻是面部最突出的部分,鼻腔外侧壁构成复杂,由众多骨构成,由前向后依次为鼻骨、上颌骨额突、泪骨、下鼻甲骨、上颌窦内侧壁、筛骨迷路等。鼻骨在鼻的根部,是颅骨的延续突起,上厚下薄,是外鼻的主要支架。鼻骨上缘为额骨鼻部,下缘由软骨及软骨组织构成,借骨性连接紧密结合在一起。它的里面主要由垂直板和鼻中隔软骨支撑。

鼻骨的上部又厚又窄,比较固定,不容易骨折;而下部又薄又宽,呈片状,且比较突出,极易受外伤而造成骨折并形成畸形。鼻骨骨折多由外伤引起,可单独发生,也可与其他颌骨骨折同时发生。

【临床表现】

鼻骨骨折最常见的症状是鼻出血和局部肿痛,严重者可出现休克。鼻骨骨折有移位者,表现为鼻梁塌陷或偏斜。暴力来自一侧时,患侧鼻梁塌陷,对侧隆起。正面暴力常使两侧鼻骨骨折,形成鞍鼻。

【影像学表现】

1. X线　常规采用鼻骨侧位拍片,鼻骨骨折易发生在鼻骨之中下部,可无明显移位的线性骨折,也可为明显塌陷、移位的凹陷骨折和粉碎性骨折。少数病例可伴有鼻骨间或鼻骨、上颌骨额突之间骨缝分离,也可伴上颌骨、额骨和犁骨骨折。单纯性鼻骨线性骨质断裂或鼻骨粉碎性骨折,伴有鼻变形或骨折碎片移位,是最常见的X线表现,也可见鼻额缝及鼻上颌缝分离。X线大多可明确诊断有无骨折及骨碎片向背侧、腹侧移位情况。必要时可摄取鼻轴位像,或颌顶位片,明确分辨骨折线的左右位置,以及骨碎片向内、向外侧移位的情况。

X线检查对鼻骨骨折漏诊率较高,漏诊原因多见于一侧鼻骨骨折。观察鼻骨骨折时应注意与正常的骨缝和神经血管沟区别。一般鼻骨骨折通过普通X线即可诊断,但在鼻骨侧位X线上,仅能显示中线部位前后移位的骨折。当鼻骨一侧发生骨折(如纵形、斜形或塌陷骨折),而另一侧完好时,由于两侧骨质影像重叠,不易看清对侧鼻骨,容易漏诊。数字化DR在鼻骨骨折诊断中较传统X线摄片具有较大优势,由于图像窗宽、窗位可调,清晰度、分辨率提高了很多。对于单纯鼻骨骨折,DR目前为常规的首选检查方法。

2. CT　CT连续薄层与鼻背平行扫描可以显示两侧鼻骨的细微结构,显示线状骨折、一侧粉碎性骨折或塌陷性骨折,还能同时清晰显示同一平面的两侧鼻骨,两侧对比观察,可准确地判断有无鼻骨骨折,明确地显示骨折位置,确定骨折类型,了解鼻腔内情况及有无合并邻近组织损伤,如同侧眼眶内壁、同侧上颌窦前壁等,还可以了解鼻窦内有无积血征象。多层螺旋CT三维重建能准确地显示骨质细微改变,可以多角度观察鼻骨的结构。同时能明确骨折部位、类型、范围和程度,很好地显示骨折线的垂直方向,能更大限度地显示骨折线,立体感逼真,可提高隐性鼻骨骨折的诊断率,有利于鼻骨骨折的全面诊断,对临床诊断及治疗有较大的指导价值,阳性检出率明显高于X线检查。

【诊断】

主要根据病史、体格检查及影像学表现。患者有明确外伤病史,体格检查时局部可有触痛,可感到两侧鼻骨不对称及骨摩擦音。诊断不明确时,鼻部侧位X线可见骨折线及鼻骨下陷。鼻中隔如发生骨折、脱位,可出现鼻腔闭塞,鼻中隔软骨偏离中线,近鼻前庭处突向一侧鼻腔。黏膜撕裂时,软骨或骨质可外露。鼻根部塌陷明显者,应做X线片(如鼻颏位、头颅侧位等)以排除筛窦、额窦和上颌窦骨折。根据骨折复杂程度,鼻骨骨折可分为:①单纯线形骨折(图6-3-1);②粉碎性骨折(图6-3-2);③复合型骨折(图6-3-3)。

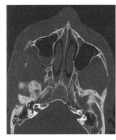
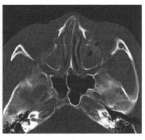
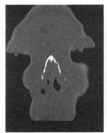
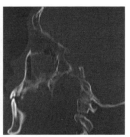

图6-3-1　CT示:单纯线形骨折,左侧鼻骨、右侧上颌骨额突伴鼻中隔骨折

图6-3-2　CT示:粉碎性骨折,双侧鼻骨、上颌骨额突粉碎性骨折

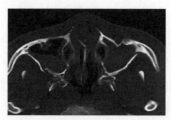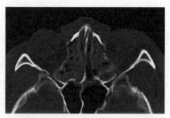

图 6-3-3   CT 示：复合型骨折，双侧鼻骨、上颌骨额突、鼻中隔粉碎性骨折，伴双侧眼眶内侧壁、左侧上颌窦前壁、右侧上颌窦外侧壁、双侧翼突内外侧板多发骨折

第四节   躯干骨骨折

人体的躯干骨由脊柱、胸廓和骨盆构成。躯干骨具有支撑身体重量，维持身体运动和平衡，以及保护胸腹腔、盆腔内脏器和脊髓神经的作用。躯干骨损伤的致伤暴力强大，损伤机制复杂，往往合并内脏损伤，并可导致患者终身残疾，甚至死亡。因此，在急救、诊断和治疗过程中应时刻保持警惕。

一、脊柱骨折

【临床表现与分类】

有严重的外伤史，胸腰椎损伤后主要症状为局部疼痛、站立及翻身困难。检查时要详细询问病史，受伤的方式，受伤时的姿势，伤后有无感觉及运动障碍。注意多发伤，首先抢救生命，处理紧急情况。检查脊柱时要充分暴露，检查有无脊髓和马尾神经损伤表现。

（一）颈椎骨折的分类

1. 屈曲型损伤   前柱压缩、后柱牵张的结果

（1）前方半脱位   后柱韧带断裂的结果。

（2）双侧脊椎间关节脱位   过度屈曲后，中、后柱韧带断裂。

（3）单纯性楔形（压缩性）骨折。

2. 垂直压缩所致损伤

（1）第一颈椎双侧性前、后弓骨折（Jefferson 骨折）。

（2）爆裂型骨折为下颈椎椎体粉碎性骨折。

3. 过伸损伤

（1）过伸性脱位。

（2）损伤性枢椎椎弓骨折（缢死者骨折）。

4. 不甚了解机制的骨折 如齿状突骨折（图6-4-1）。

（二）胸腰椎骨折的分类

1. 单纯性楔形（压缩性）骨折 前柱损伤的结果（图6-4-2）。

2. 稳定性爆裂型骨折 前柱和中柱损伤的结果。

3. 不稳定性爆裂型骨折 前、中、后三柱同时损伤的结果（图6-4-3）。

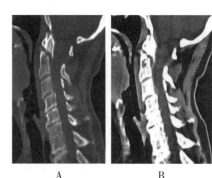

图6-4-1 （A~B）CT示：枢椎齿状突根部骨折

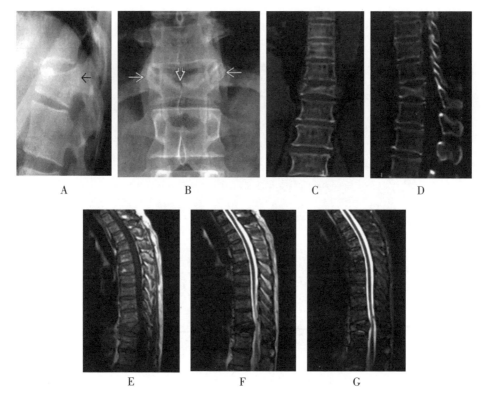

图6-4-2 （A~B）X线示：胸11椎体变扁，椎体正中骨皮质陷落。（C~D）CT示：胸11椎体压缩、变扁，清晰显示骨皮质重叠及椎间隙的变化。（E~G）MRI示：胸4、胸6、胸11椎体压缩变扁，胸4、胸6椎体内短T_1、等长T_2，压脂低信号；胸11椎体长T_1长短信号、T_2压脂高低信号，胸4陈旧骨折，胸6陈旧间杂新鲜骨折；胸11椎体新鲜骨折，椎体向后移位，挤压脊髓，椎管狭窄

4. Chance骨折　椎体水平状撕裂伤。

5. 屈曲–牵拉型损伤和脊柱骨折–脱位。

【影像学表现】

1. X线　首选的检查方法。主要显示骨折线，可以看到骨与骨之间连续性中断，通常要拍正侧位片，必要时加拍斜位片［图6-4-2(A~B)，图6-4-3(A~B)］。

2. CT　可以显示骨折情况，多发的碎裂骨折块，骨折移位，同时可以看到患病周围软组织的肿胀影响。还可以显示有无碎骨片突出于椎管内，计算椎管前后径损失了多少，不能显示脊髓受损情况［图6-4-1(A~B)，图6-4-2(C~D)，图6-4-3(C~E)］。

3. MRI　骨折局部可以表现T_1加权信号成像上信号减低，T_2加权成像上信号增高，可以显示局部骨挫伤，鉴别陈旧与新鲜的椎体骨折，以及骨折所致的血肿及脊髓损伤所表现出的异常高信号［图6-4-2(E~G)，图6-4-3(F~I)］。

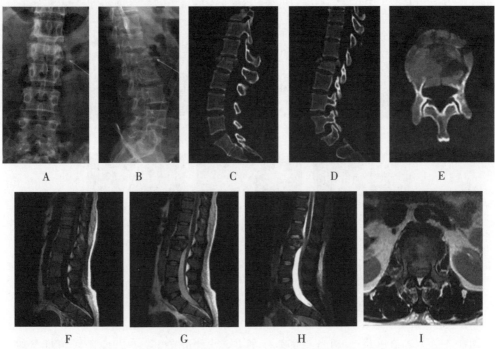

图6-4-3　(A~B)X线示：腰2全椎体形态变扁，可见游离骨块影。(C~E)CT示：腰2椎体爆裂型骨折，椎体多发骨折线影，后缘游离骨块突向椎管内，压迫硬膜囊。(F~I)MRI示：腰2椎体爆裂型骨折，椎体内长T_1、稍长T_2信号，压脂高信号；骨折片突入椎管内，椎管狭窄，脊髓受压、损伤

二、胸肋骨骨折

【概述】

肋骨共有12对,呈弓形,左右对称排列,前方与胸骨连接,后方与胸椎构成关节并构成胸廓。胸廓具有保护胸腔内脏器和辅助呼吸的功能。胸廓的上7对肋骨借软骨直接附着于胸骨,第8~10肋连接到第7肋软骨,第11、第12肋骨前端游离,称为浮肋。第4~9肋较长且固定,在外力作用下较易发生骨折。肋骨骨折占所有创伤患者的10%,以及所有胸部创伤的14%,胸部最常见的损伤是1根或多根肋骨骨折,包括肋软骨结合处分离。成年人肋骨骨折最常见于胸部钝伤,骨折多位于第5~9肋。儿童胸廓富有弹性,相对成年人不易发生骨折。随着年龄增长,胸壁脆性增加,肋骨骨折易感性增高,老年人或慢性病患者肋骨骨折可发生在剧烈咳嗽或用力增大时。非外伤性肋骨骨折较常见于患有骨质疏松症的老年患者。

【病因与病理】

1. 直接暴力 棍棒打击或车祸撞击等外力直接作用于肋骨发生骨折,骨折端多向内移位,严重者可穿破胸膜及肺脏,造成气胸、血胸或血气胸。

2. 间接暴力 塌方、重物挤压或前后方暴力冲击等,胸廓受到前后方向挤压暴力,肋骨弯曲突出发生骨折,或应力集中部位骨折。骨折部位多位于腋中线附近,呈斜行骨折线,断端向外突出,胸膜刺伤风险较少。

3. 肌肉收缩 长期剧烈咳嗽或打喷嚏,胸部肌肉急剧而强烈收缩,可导致肋骨发生疲劳骨折。这种类型的骨折多见于体质虚弱、骨质疏松患者。

【临床表现】

1. 病史 有交通事故、高处坠落、重物挤压或直接打击胸部等外伤史,或剧烈咳嗽、打喷嚏后突然胸壁剧痛。

2. 症状 疼痛是肋骨骨折最显著的症状,并随呼吸及咳嗽而加重。以功能障碍、呼吸功能受限为主,表现为呼吸浅快,通气不足,影响咳嗽排痰,伤情严重者出现反常呼吸,呼吸困难、发绀,甚至休克。

3. 体征 血肿或瘀斑,骨折部位可见局部肿胀,严重者出现瘀斑。压痛、异常活动或骨擦音,骨折部位有明显压痛点,挤压有异常活动或骨擦音。胸廓挤压试验阳性,即胸廓前后或侧向挤压时骨折部位疼痛加剧。浮动胸壁、连枷胸患者骨折部位胸壁柔软浮动。

【影像学表现】

1. X线 常规拍摄胸部X线正位片和侧位片,可以确定骨折的部位和类型。裂

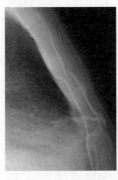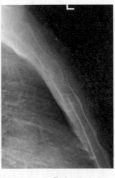

A   B

图6-4-4 CT示:胸骨体可见线性骨折线,并可见骨皮质塌陷、嵌插、错位

纹骨折、肋软骨骨折和肋软骨脱位X线影像可表现为阴性。

2. CT 可以显示肋骨轻微骨折呈褶皱表现,胸骨无移位骨折轻微梯状改变。可以确定血胸、气胸和血气胸的情况(图6-4-4)。

三、骨盆骨折

【临床表现】

骨盆是一个骨性环,由髂骨、耻骨、坐骨组成的髋骨连同骶尾骨构成。后方有骶髂关节,前方有耻骨联合。包括骶骨弓和骶坐弓。骨盆保护着盆腔内的脏器,骨折后会对脏器产生重度损伤。大多有强大的暴力外伤史、严重多发伤,低血压和休克亦常见。

检查可发现下列体征:①骨盆分离与挤压试验阳性;②体长度不对称;③会阴部瘀斑是耻骨和坐骨骨折的特有体征。常见的并发症有:①腹膜后血肿;②腹腔内脏损伤;③膀胱或后尿道损伤;④直肠损伤;⑤神经损伤。X线检查可显示骨折类型及移位情况,只要情况允许,都应做CT检查。

【临床分类】

1. 按骨折位置与数量分类

(1)骨盆缘撕脱性骨折 骨盆环不受影响,最常见的有:①髂前上棘撕脱骨折;②髂前下棘撕脱骨折;③坐骨结节撕脱骨折。

(2)骶尾骨骨折 骨折可分成3个区:Ⅰ区,在骶骨翼部;Ⅱ区,在骶孔处;Ⅲ区,在正中骶管区。

(3)骨盆环单处骨折 包括:①髂骨骨折;②闭孔环处骨折;③轻度耻骨联合分离;④轻度骶髂关节分离。

(4)骨盆环双处骨折伴骨盆变形 ①双侧耻骨上、下支骨折;②一侧耻骨上、下支骨折合并耻骨联合分离;③耻骨上、下支骨折合并骶髂关节脱位;④耻骨上、下支骨折合并髂骨骨折;⑤髂骨骨折合并骶髂关节脱位;⑥耻骨联合分离合并骶髂关节脱位(图6-4-5)。

2. 按暴力方向分类

(1)暴力来自侧方的骨折(LC骨折) ①LCⅠ型:耻骨支横形骨折,同侧髂骨翼部压缩骨折,须作CT或MRI检查才能发现。②LCⅡ型:耻骨支横形骨折,同侧髂

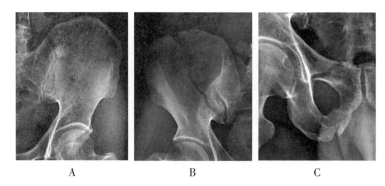

图6-4-5 （A~C)X线示:骨盆多发骨折:双侧髂骨和耻骨上下支骨折

翼部压缩性骨折及髂骨骨折。③LCⅢ型:耻骨支横形骨折,同侧骶骨翼部压缩性骨折;髂骨骨折,对侧耻骨骨折,骶结节和骶棘韧带断裂及对侧骶髂关节轻度分离。

（2）暴力来自前方(APC骨折) ①APC-Ⅰ型:耻骨联合分离。②APC-Ⅱ型:耻骨联合分离,骶结节和骶棘韧带断裂,骶髂关节间隙增宽,只有做CT检查时发现。③APC-Ⅲ型:耻骨联合分离,骶结节和骶棘韧带断裂,骶髂关节前、后方韧带都断裂,骶髂关节分离。

（3）暴力来自垂直方向(VS骨折)。

（4）暴力来自混合方向(CM骨折)。

第五节 儿童骨折

【概述】

儿童骨折的特点是儿童骨骺尚未与干骺端结合,在生长发育期骨骺板较附近骨组织软弱,弹性低,外力可以引起骨骺分离。骺板损伤断裂后血肿机化,继而形成纤维桥与骨桥。较大的骨桥容易影响患儿的骨骼发育,约30%的骨骺损伤会继发肢体缩短或成角畸形。

【临床分型及影像学表现】

骨骺损伤的Salter-Harris分型法:

Ⅰ型:单纯骨骺分离,由牵拉损伤所致,骨骺与干骺端完全分离,骨折裂隙只通过骺板累及干骺端或骨骺中心。X线表现:骨骺与干骺端距离加宽或骨骺中心移位。

Ⅱ型:常见于10~16岁儿童,为骨骺分离伴干骺端骨折。常发生于桡骨、胫骨、腓骨及股骨远端。X线表现:骨折裂隙位于骺板及干骺端,使一块骨片分离,分离骨片呈三角形。

Ⅲ型：因关节内牵扯力作用而发生。骨折为纵行裂隙、贯穿整个骨骺,通过骺板直到骺边缘。X线表现:骨骺骨折延伸至干骺端并累及关节面,可部分与干骺端分离。

Ⅳ型：为贯穿于骨骺、骨骺板及干骺部纵行骨折。分离的骨折片包含部分骨骺和部分干骺部。多数累及关节软骨,可出现生长停顿及关节畸形。

Ⅴ型：最少见,为单纯性粉碎性挫伤的结果。常无阳性X线征,只是到日后才显出骨骺短缩及关节畸形。常见于股骨远端及胫骨远端骨骺骨折。

第六节　关节脱位

【概述】

关节脱位是指构成关节的骨端关节面脱离正常位置,引起关节功能障碍者。部分失去正常对合关系,称半脱位。一过性脱位造成关节囊韧带的损伤称扭伤。

【临床表现】

脱位一般表现为肿痛、瘀血、功能障碍。合并损伤可见关节周围软组织损伤、神经损伤、血管损伤、骨折等。特有体征可见:畸形、关节盂空虚、触及脱出的骨端、弹性固定。关节脱位的分类:①创伤性:以间接暴力为主;②先天性:出生时已存在;③病理性:继发于关节病变;④习惯性:创伤性脱位后,关节结构不稳定,轻微外力即可造成再次脱位、反复发作。X线是诊断关节脱位的首选检查方法,可以清楚显示关节脱位的情况。

【临床分型及体征】

(一) 肩关节脱位

肩关节骨性结构不稳定,关节松弛,活动范围大,容易脱位(图6-6-1和图6-6-2)。

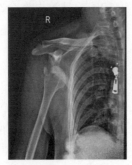

图6-6-1　X线示:右肩关节后下脱位

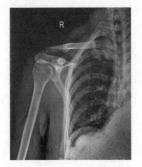

图6-6-2　X线示:右肩关节前上脱位

1. 典型体征　①方肩;②Dugas 征(抬肩试验):肘部贴于胸前时,手掌不能同时接触对侧肩部;③健手托患肢。

2. 合并损伤　①骨折;②臂丛神经损伤:表现为上肢周围性瘫痪。

(二)肘关节脱位

1. 典型体征　①肘窝饱满;②前臂短缩;③鹰嘴后突;④肘后三角骨性标志关系改变:鹰嘴和肱骨内外上髁伸直时呈一条直线,屈肘时呈等腰三角形,脱位时上述关系被破坏[图6-6-3(A~B)]。

2. 合并损伤　①尺神经损伤:爪形手,夹纸试验阳性,尺侧一指半感觉消失;②正中神经损伤:猿形手,拇指不能对掌,桡侧三指半感觉消失。

(三)髋关节脱位

髋关节是坚固的杵臼关节,只有强大暴力作用时才会引起脱位。脱位可分为前、后和中心脱位,临床以后脱位最为常见。

1. 典型体征　①后脱位:患肢缩短,髋关节屈曲、内收、内旋畸形;②前脱位:患肢伸长,髋关节屈曲、外展、外旋畸形(图6-6-4)。

2. 合并损伤　①膝以下除小腿内侧外感觉消失;②足下垂。

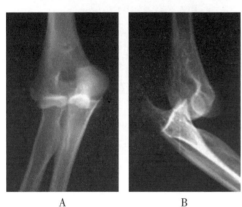

A　　　　　　B

图6-6-3　(A~B)X线示:肘关节脱位

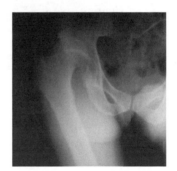

图6-6-4　X线示:髋关节后脱位,患肢短缩,髋关节屈曲、内收、内旋畸形;合并股骨颈及髋臼骨折

第七节　关节内损伤

【概述】

关节内损伤包括骨性结构损伤和软性结构损伤。其中,膝关节作为人体最复杂的关节,其关节内包含交叉韧带、副韧带、支持带、肌腱、半月板、关节软骨和关节周

围软组织等,是临床上最易受损伤的关节。MRI可以清楚地显示上述软性结构,临床一般作为关节内损伤的首先检查方法。

一、半月板损伤

【表现及分类】

1. MRI表现　正常半月板在各序列中呈低信号,矢位面或冠状面两侧半月板体部呈尖端相对的蝶形,单侧半月板呈三角形。半月板退变或撕裂表现为不同形态和程度的信号增高影,通过信号的形态和与关节面缘的关系,分为4级(图6-7-1)。

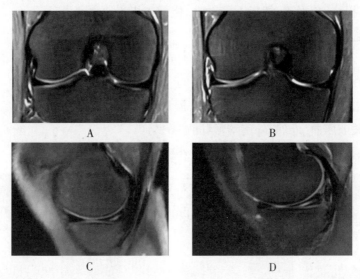

图6-7-1　(A~D)MRI示:半月板后角撕裂。(A)0级:半月板形态正常,表现为均匀一致低信号。(B)Ⅰ级:半月板内部出现小灶性类圆形信号增高影,未到达半月板表面,提示退变性改变。(C)Ⅱ级:半月板内部出现线性中等信号增高影,到达半月板的关节囊缘,未到达半月板表面,提示退变和变性。(D)Ⅲ级:半月板内的高信号达到半月板的关节面或到达关节面边缘,提示半月板撕裂

0级:半月板形态正常,信号均匀一致。

Ⅰ级:半月板内部出现小灶性类圆形信号增高影,未到达半月板表面。

Ⅱ级:半月板内部出现线形中等信号增高影,可延伸到半月板的关节囊缘,未到达半月板表面。

Ⅲ级:半月板内的高信号达到半月板表面,通常提示半月板撕裂。

2. 半月板损伤的分类　根据半月板内信号形态的改变,将半月板撕裂分为以下几个类型。

（1）水平撕裂　半月板内高信号的方向与胫骨平台平行(图6-7-2)。

（2）垂直撕裂　半月板内高信号的方向与胫骨平台垂直(图6-7-3)。

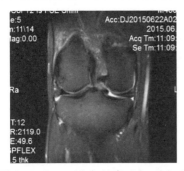 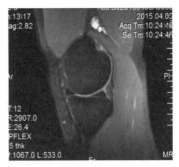

图6-7-2　可见内侧半月板呈水平撕裂

图6-7-3　可见半月板后角与胫骨平台呈50°角撕裂

（3）斜行撕裂　半月板内高信号与胫骨平台成一定角度,是较常见的撕裂类型(图6-7-4)。

（4）桶柄状撕裂　为纵行撕裂的一种特殊类型,半月板体部纵行撕裂后其游离缘片段向内移位,髁间嵴处可见半月板的低信号影(图6-7-5)。

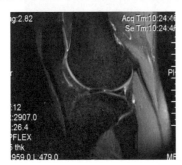 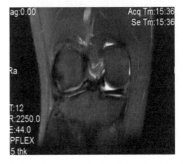

图6-7-4　可见半月板后角与胫骨平台呈90°角撕裂

图6-7-5　可见外侧半月板撕裂后游离向胫骨髁间棘方向移位

二、韧带损伤

【MRI表现及分类】

1. MRI表现

（1）正常前交叉韧带的MRI表现　矢状面前交叉韧带自胫骨髁间前区斜向外后上方,呈散开状,止于股骨外髁内侧面,表现为较松散的中低信号影。在其附着点可见线样条纹状中等或高信号影分隔。

（2）正常后交叉韧带的MRI表现　后交叉韧带自胫骨后缘关节面下方斜向内

前上方,止于股骨内髁外侧面,在各序列中均呈低信号,矢位面后交叉韧带为凸面向后的弓形,边缘光滑与胫骨平台成40°~50°角;当膝关节屈曲时,后交叉韧带呈扭曲状。

(3)正常胫侧副韧带的MRI表现　冠位片显示胫侧副韧带最佳,为一线形低信号影,起自股骨内收肌结节下方,止于胫骨内侧,相当于胫骨结节水平,长约11cm、宽约1.5cm;胫侧副韧带的主要功能是防止膝关节外翻。

(4)正常腓侧副韧带的MRI表现　在偏后部的冠位面上,腓侧副韧带为一带状低信号影,位于腓骨小头外上方,长5~7cm;经过关节间隙时,有腘肌腱将其与外侧半月板隔开,其功能是防止膝关节内翻。

2. 关节韧带损伤分级

Ⅰ级:韧带边缘毛糙(图6-7-6)。

Ⅱ级:韧带边缘不均匀高信号(图6-7-7)。

Ⅲ级:韧带内只有不均匀高信号,而无韧带长度的改变(图6-7-8)。

Ⅳ级:韧带完全性断裂的中高信号影伴韧带短缩,断端挛缩、增粗,呈膨隆样改变(图6-7-9)。

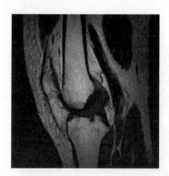

图6-7-6　MRI示:Ⅰ级,前交叉韧带边缘毛糙

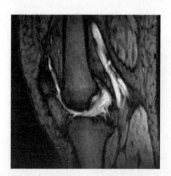

图6-7-7　MRI示:Ⅱ级,前交叉韧带不均匀高信号

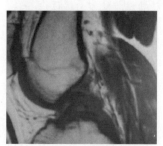

图6-7-8　MRI示:Ⅲ级,后交叉韧带不均匀高信号,韧带不短缩

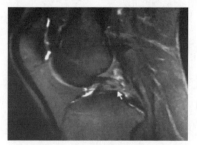

图6-7-9　MRI示:Ⅳ级,后交叉韧带完全性裂的中高信号伴韧带短缩,断端挛缩、增粗,呈膨隆样改变

第八节 骨化性肌炎

【概述】

骨化性肌炎又名肌性骨炎、骨化性血肿等,常发于肌肉与骨膜或骨接近之处,其实质为纤维组织、骨组织与软骨组织的增生及化生。本病好发于青年男性,50%以上有外伤史,如一个重的打击伤或多次反复的外伤,也可能为肌肉炎症后继发性改变。

病变主要位于横纹肌,也可涉及筋膜、肌腱及骨膜等。好发于肱前肌、股内收肌等处。

【临床与病理】

外伤引起的骨化性肌炎由肌肉变性、出血或坏死所致,常于外伤后3~4周出现钙化和骨化。骨化易出现在邻近长骨的骨干部,沿骨干方向排列。骨样组织首先自外周出现,骨化自外周向中央发展,最后整个病灶均可骨化。

肘部、股部、臀部是骨化性肌炎的好发部位。桡骨小头骨折合并肘关节脱位发生率最高。由于肘部肌肉常常受到损伤,骨折脱位可使骨膜掀起、撕裂。肌肉内血肿有可能包含碎裂骨膜或骨片释出骨母细胞。也可能在血肿机化过程中纤维细胞演变成骨母细胞,形成异位骨化。患者先发现肘部软组织肿块较硬,逐渐增大,伴有疼痛,但夜间不痛。约8周后,肿块停止生长,疼痛消失,但影响肘关节活动,甚至变得强直。肿块未成熟时,血清碱性磷酸酶可升高。

【影像学表现】

1. X线 外伤后不久软组织内出现局限性肿块,3~4周后肿块区可呈毛糙不齐的密度增高影,或呈云雾状环形钙化,之后轮廓逐渐清晰,中央透亮。之后,骨化明显呈条状或层状致密影,邻近骨骼可发生骨膜反应。有的骨化可表现为边缘致密而中间较淡的阴影。在软组织内呈现卵壳状囊肿样改变。数月后可形成大片状骨质影。骨化多发生于邻近长骨的骨干部分,很少延及骨端及关节。成熟后外周骨化明显致密,其内为骨小梁,时间越久骨小梁越清晰(图6-8-1和图6-8-2)。

2. CT 显示成熟的异常骨化,边界清晰,有时可见异常骨化周围的硬化环,其内常见少量的骨纹理结构。骨化周围无软组织肿块,可与肿瘤相鉴别。

3. MRI 呈等长T_1、短T_2为主的信号,有时可见长T_2信号。

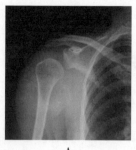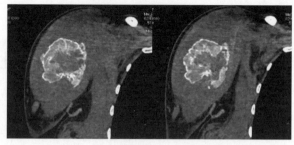

图6-8-1　(A)肩关节脱位,复位1个月后X线示:右肩关节间隙增宽,周围软组织内团块状高密度影;(B)CT示:右肩关节周围软组织内团块状钙化影

【诊断与鉴别诊断】

1. 诊断要点　患病部位软组织肿块较硬,逐渐增大,伴有疼痛,但夜间不痛。约8周后肿块停止生长,疼痛消失。病变受累范围较大,程度较重时常影响肢体的功能及关节活动,甚至强直。肿块未成熟时,血清碱性磷酸酶可升高。X线显示沿骨干排列的线条状或层状致密影,其中可见网状的骨小梁结构。

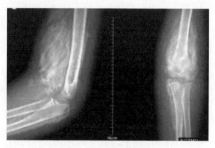

图6-8-2　肘关节损伤后X线示:肘关节周围软组织肿胀,内见团片状、云絮状高密度影

2. 鉴别诊断

(1)皮质旁骨肉瘤　皮质旁骨肉瘤发病年龄半数在30岁左右,半数以上发生于股骨下端后部。X线表现为基底部较致密,周围密度较低的软组织肿块,基底部以宽基底或窄蒂与骨皮质相连,其余部分与骨皮质分开,其间可有1~3mm的透亮间隔。CT可以更好地确定肿瘤的大小、髓腔有无被侵犯及其与周围正常结构的关系。MRI T_1WI 上呈低信号,T_2WI 上肿瘤钙化和骨化表现为斑点或片团状低信号,未钙化的肿瘤组织为高信号。MRI可清晰显示病变对髓腔的侵犯。

(2)骨外骨肉瘤　骨外骨肉瘤发病年龄多在60~70岁,好发于下肢,尤其是股骨。6%的患者有放疗史。本肿瘤恶性程度较高,约65%的患者出现转移,大多转移到肺。虽然骨肉瘤经常出现瘤骨,但本病出现瘤骨的机会较少。确诊有赖于病理检查。骨化性肌炎是常见的钙化性软组织肿块,但钙化位于病灶的周边部位而非中心部位,不像本病变的钙化呈圆形且分叶。

(3)骨外软骨肉瘤　骨外软骨肉瘤以青年及中年人多见,好发于肢体软组织,以下肢和臀部多见。X线表现为较大的卵圆形软组织肿块,边界不清,长径与骨干长轴一致,内有钙化和骨化。钙化和骨化多呈环状或斑点状,少数为结节状或分叶状,多密集于肿瘤中心部位,周边部位稀疏。肿块周围可有骨化包壳,一般不侵及相邻骨骼,但位于足部和腹股沟部者常侵犯骨骼。

第九节　骶骨衰竭骨折

【概述】

骶骨衰竭骨折又称为骶骨功能不全骨折,为正常生理应力或轻微的外力作用于骨组织减少或弹性抵抗力降低的骶骨所发生的骨折。由 Lourie 于 1982 年首次报告,称为自发性骨质疏松性骶骨骨折,属于应力性骨折。

【临床表现】

多见于闭经后的老年女性,无外伤史,最常表现为非特异性的臀部、腰骶部及髋部疼痛,有时可累及大腿或膝关节,超过膝关节者罕见,站立、活动后症状加重,卧床或休息后可缓解。

【影像学表现】

1. X 线和 CT　①单侧或者双侧骶骨翼骨折,典型者呈 H 形,即 Honda 征[图 6-9-1(A~B)];②骨折线位于骶孔外侧,通常可能会伴随耻骨的功能不全骨折;③愈合期骨折线模糊,骨痂形成,骨质硬化。

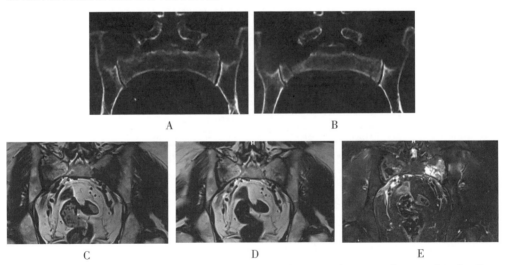

A　　　　　　　　　　　B

C　　　　　　　　　D　　　　　　　　　E

图 6-9-1　(A~B)CT 示:双侧骶骨骨质密度降低,骨皮质或骨小梁断裂,可见骨折线,骨折线平行于骶髂关节,冠状位显示 H 形;(C~E)MRI 示:双侧骶骨翼和弥漫性长 T_1、长 T_2 信号、压脂序列高信号,骨折线显示不明显

2. MRI 骶骨翼和(或)骶骨体弥漫性长 T_1、长 T_2 信号,压脂序列高信号,反应性骨折周围骨髓水肿及出血,增强扫描可见强化,常合并其他部位不全骨折,如腰椎、耻骨、髋臼等[图6-9-1(C~E)]。MRI对骶骨衰竭骨折的敏感性高,特异性较差,损伤早期即可出现阳性结果。

3. ECT 骨组织受到应力损伤而未出现明显临床症状时(6~72h)显示出骨代谢微小的变化,单侧或双侧核素的异常浓聚,典型表现为H形或蝴蝶形。如果ECT未见异常可以认为没有病变。

第十节　关节积脂血症

【概述】

关节积脂血症是关节内一种特殊类型的积液,由外伤后存在关节内骨折导致血液及骨髓脂肪渗入关节腔所致。关节内积脂血症一般可以作为可靠的关节内骨折的迹象。但偶尔在一些严重的软骨和韧带损伤时也可以伴有关节内脂肪性出血。提示关节内骨折,最常见于膝关节,其次是肩关节、髋关节和踝关节。膝关节的关节积脂血症最有可能由胫骨平台的骨折导致。

【病理】

发生关节囊内骨折后,从骨髓腔或撕裂的骨膜处溢出的脂肪组织和血液同时进入关节腔内。由于血液密度相对较大,沉于关节液之下,而脂肪密度相对小,漂浮于关节液之上,从而形成分层现象。关节积脂血症的液体分层从上到下依次为脂肪、关节液和血液。

关节内出现分层的积液是诊断关节积脂血症的主要征象。由于脂肪比血液轻,因此会形成一个液-脂肪分层,高回声的脂肪位于上层,低回声的血液位于下层;在更深层,还有一个较高回声的血细胞沉积层。随着时间的延长,血清会从血液中析出。血清的密度与水相近,大于脂肪,但小于含有铁和血红蛋白的红细胞。血清层位于脂肪与沉积的红细胞之间,形成所谓的双液-液平面。血清还可以混入上层的脂肪内,被脂肪围成一个个圆形的血清球。双液-液平面和脂肪内的血清球是关节积脂血症的特征性征象,在CT和MRI检查时也可见到。

【影像表现】

CT、MRI和超声检查都可用于诊断关节积脂血症。关节积脂血症的影像表现:脂肪-血液界面征是基本影像征象,X线、CT、MRI均可见到。

1. X线 X线上脂肪-血液界面征的发现率较低,因为这与投照体位有着密切的联系。膝关节只有水平侧位投照时、肩关节只有在立位前后位或后前位投照时才容易发现脂肪-血液界面征。此外,X线上经常可以见到靠近关节处的骨折或骨折脱位、周围软组织肿胀等伴发征象。

2. CT CT可以清楚地显示关节腔内的脂肪和血液及两者形成的液-液平面,有时还可以出现3层,即上层为脂肪,中层为关节液,下层为血液。关节囊内的脂肪CT值为-130~-100Hu,而关节囊内的血液CT值为10~30Hu。有时出血和关节腔积液分辨不清,常被笼统地认为积液。关节腔内积脂血症,常常伴有骨折。如DR平片上未见明显骨折征象,髌上囊积脂血症,经CT检查后发现胫骨平台骨折,所有DR平片上未见明确骨折征象。关节腔内见积脂血症或气脂血症时,临床医生就要考虑进一步做CT或MRI,排除隐匿性骨折[图6-10-1(A~B)]。

3. MRI 是显示关节积脂血症的最佳影像方法。由于脂肪呈典型的短T_1高信号和稍长T_2稍高信号,因其密度低而位于液体的最上层;血液常呈较典型的稍长T_1稍低信号和稍长T_2稍高信号,因密度高位于液体的下层。由于脂肪和血液两者信号不同,因此,两者之间常可见到明显的液-液界面,有时也可见到化学位移伪影。脂肪-血液界面征可表现为特征性单液-液平面或双液-液平面积液改变[图6-10-1(C~F)]。

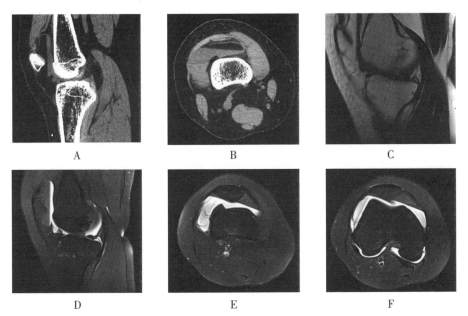

| A | B | C |
| D | E | F |

图6-10-1 (A~B)CT示:外伤致胫骨平台骨折,髌上囊内液平面,上层为脂肪密度,下层为液体密度;(C~F)MRI示:关节囊内短T_1的脂肪信号,下部液体密度信号尤为明显

第十一节　撕脱性骨皮质不规则

【概述】

撕脱性骨皮质不规则也称为皮质硬纤维瘤、股骨远端皮质不规则、骨膜及骨膜下硬纤维瘤,被认为是骨化性骨膜炎的一种特殊类型。本病是一种自限性、有一定活跃性的纤维或纤维骨性病变,可有不同程度的纤维骨皮质缺损,具有良性病变的生理病理及临床特点。

【病因】

撕脱性骨皮质不规则的发病机制为青春期干骺端的过快生长(股骨远端后内侧面是机体内生长最快的骨骺)及高强度运动下大收肌腱膜或腓肠肌内侧头肌腱附着处的过度机械牵拉等因素,造成骨皮质缺损及随后的纤维修复。

【临床表现】

撕脱性骨皮质不规则好发于10~15岁青少年,多是运动活跃的青少年,常认为由慢性劳损及反复损伤所致,也可见于急性创伤。患者多因膝关节肿胀及疼痛等不典型症状就诊,也可无明显的临床症状而在影像检查中偶然发现。据报道,本病可见于 3.6%~5.5% 的女性和 9.1%~11.5% 的男性,远远高于当前的检出率。究其原因,主要是大部分患者无症状或仅有轻微疼痛,未引起患者及家长的注意;且本病有自愈性,在一定时间内可自我修复。

撕脱性骨皮质不规则有很高的发病部位特异性,几乎无例外的发生在股骨内侧髁上方后部,位于大收肌附着处收肌结节的上方。

撕脱性骨皮质不规则在临床、病理、影像上均易被误诊为骨肉瘤,可导致灾难性后果。

本病预后良好,随着患者的生长发育而自行愈合。影像检查是诊断本病的重要手段,不典型病变应与临床科医生会诊、紧密随访观察。

【影像表现】

1. X线　表现为股骨内侧髁后上方皮质不规则或骨皮质缺损,部分边缘可见硬化边。在斜前后位上,膝关节外旋 20°~40°时投照,诊断的敏感性最高。本病最初影像表现不明显时,在平片上很容易漏诊。

2. CT　可见骨皮质形态欠规整,其内可见卵圆形骨质缺损区,边缘见硬化边,部分病变可见骨膜反应,但周围无明显的软组织肿块[图6-11-1(A~D)]。

3. MRI通常表现为股骨远端后内侧的局限性皮质不规则,在T_1WI呈低信号,在T_2WI中央呈明显高信号,边缘见不完整环形低信号。病变在T_2抑脂像或质子抑脂像为高信号,边缘见不完整的低信号环。主要与骨皮质局限性缺损、胶原纤维替代及炎性反应有关,边缘的硬化边呈低信号环。在T_1WI、T_2WI两个序列上,病变在腓肠肌内侧头肌腱附着处或附近均有水肿信号。

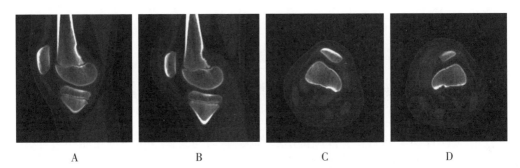

A	B	C	D

图6-11-1　(A~D)CT示:双侧股骨内侧髁后上方骨质缺损区,边缘毛糙,有明显的硬化边,无明显的软组织肿块形成

【鉴别诊断】

1. **纤维骨皮质缺损**　距离生长板相对较远,底面光滑,无凸凹不平,无骨膜反应。

2. **非骨化性纤维瘤**　膨胀性溶骨性病变,呈分叶状,皮质变薄;多位于干骺端,以皮质为基底偏心生长,突向髓腔,病变长轴与骨长轴一致,边缘清晰、硬化。

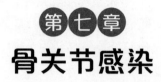

骨关节感染

第一节 急慢性化脓性骨髓炎

化脓性骨髓炎是由化脓性细菌引起骨膜、骨质与骨髓等组织的化脓性炎症,按临床表现可分为急性、慢性和特殊类型骨髓炎等。

一、急性化脓性骨髓炎

【概述】

急性化脓性骨髓炎是骨组织受到细菌感染而引起的急性化脓性疾病。本病多见于3~15岁的儿童及青少年,男性多于女性,男女发病比例为2:1~4:1,多发生于四肢长骨的干骺端,如胫骨近端、股骨远端、肱骨近端等。

【病理】

化脓性骨髓炎的最常见致病菌是金黄色葡萄球菌,占80%以上;其次是溶血性链球菌和表皮葡萄球菌。骨髓炎好发于长管状骨的干骺端,因长骨干骺端有很多终末动静脉,血液循环丰富,血流缓慢,细菌易于在此处停留繁殖。此外,有的细菌如表皮葡萄球菌易聚集成团,可在细小动脉内形成栓塞,使血管末端阻塞,导致局部组织坏死,更加利于细菌生长和感染的发生。本病的病理特点是骨质破坏、骨坏死,以及反应性骨质增生与修复同时存在。早期以破坏、坏死为主,随后出现增生,后期以增生为主。临床病理发展过程可分为以下4个主要阶段。

1. 脓肿形成 病变干骺端由于细菌感染发生急性化脓性炎症反应,导致局部组织炎症细胞浸润,渗出水肿,组织变性坏死,液化形成脓肿。随着炎症发展,髓腔压力不断增高,脓肿可突破干骺端骨质,形成骨膜下脓肿,并可穿破骨膜向软组织扩散;感染经由骨小管系统沿髓腔蔓延,脓肿也可穿破关节软骨进入关节腔引起化脓性关节炎。

2. 形成包壳骨　骨膜下脓肿形成时,被剥离的骨膜产生一层反应性新生骨,新骨逐渐增厚,形成包壳,环绕在感染病变骨组织的周围。

3. 形成死骨　骨膜下脓肿形成后,由于骨膜被掀起,该处骨骼既失去来自骨膜的血液供应,同时骨骼本身的营养血管也因感染而栓塞,加上脓毒的侵蚀,终致大块骨坏死。坏死骨与周围正常骨未完全分离时,待炎症控制,侧支血液循环建立后,尚有再复活可能;如与周围骨完全分离,即为死骨。死骨形成后,病灶区的肉芽组织或脓腐物将其包围,形成游离的死骨。

4. 修复　由于游离死骨的作用,出现死腔,伤口长期不能愈合,逐渐成为慢性骨髓炎。反复的炎性水肿、渗出液的刺激,使周围软组织形成大量纤维结缔组织瘢痕,失去弹性,并出现皮肤色素沉着。成年人修复慢,易形成窦道,有时还可癌变。

【临床表现】

1. 初期　开始时即有明显的全身中毒症状,初起有短暂的全身不适,烦躁不安,神疲倦怠,恶寒发热,继而寒战高热,汗出而热不退,纳差,尿赤,便秘等。随后病变部位剧痛并很快呈持续性疼痛,拒按,肿胀局限于骨端,患肢处于半屈曲位,周围肌肉出现痉挛,活动受限。部分患儿有局部撞击、扭挫等外伤史,这些往往是骨髓炎的诱因,应注意鉴别,避免误诊。

2. 成脓期　上述症状、体征逐渐加重,全身虚弱,壮热不退,甚至烦躁不安、神昏谵妄等。局部红、肿、热、痛加剧,呈胀痛或跳痛,压痛显著;之后患肢肿胀加剧,可触及波动感,此时穿刺可抽出脓液,若骨膜下脓肿破溃进入软组织,则剧痛骤然减轻。

3. 溃后期　骨膜下脓肿破裂后,脓液蔓延,侵袭筋肉,或穿破皮肤而外溃,形成窦道。创口流脓,质地先黏稠,渐转稀薄。此时,身热和肢体疼痛均逐步缓解,但全身衰弱征象更加突出,神情疲惫,少气无力,形体消瘦,面色苍白。

【影像学表现】

1. X线　①X线早期(发病7~10天内)主要表现为软组织充血、肿胀,肌间脂肪模糊或消失,皮下组织与肌肉间分界不清,皮下脂肪层内出现条纹状和网格状阴影,骨质改变不明显。晚期脓肿形成时,肌间脂肪线受压,呈弧形并向外移位,或可需借助脓腔造影显示。②长骨干骺端早期由于炎症性充血,出现骨密度降低。发病半个月后,出现溶骨性骨质吸收、破坏,骨小梁变得模糊、破坏或消失,并迅速向周围扩展。破坏广泛者,可累及骨干大部分甚至全部,但很少跨过骺板而累及骨骺,或穿过关节软骨而侵入关节。③骨皮质或海绵质血供中断,形成死骨。表现为小片状或长条形高密度影,范围广者全部骨干均可成为死骨,常并发病理性骨折。④骨膜受刺激而增生,形成葱皮状、花边状或放射状等密度不均匀、边缘不光整的致密新生骨,其围绕骨干形成骨壳。⑤部分病变可直接破坏骨骺软骨板而累及骨骺,或穿过关节软骨而侵犯关节,导致关节间隙变窄和骨性关节面破坏,形成骨性关节炎。⑥病变侵及软组织形成窦道,可见小死骨穿过瘘孔向外排出。

2. CT CT图像密度分辨率较高,在显示骨破坏、软组织情况及较小体积的气泡或脓肿方面优于X线,可通过细节显示早期病变,明确病变性质。①可早于X线显示哈佛管的扩张、破坏和局灶性的骨质破坏;病变进展后,病灶内可见中等密度的脓液及高密度的死骨。②骨皮质增厚,骨髓腔密度增高。③软组织炎症表现为皮下脂肪层内的网格状中等密度影,或深部的边缘模糊的软组织肿胀,周围结构受挤压变形、移位,病灶内可见小气泡影。④软组织脓肿中心为低密度的脓腔影,周围为高密度环状脓肿壁,增强扫描检查见脓肿壁明显环状强化,而脓腔不强化,此为脓肿的特征性表现,软组织内低密度的气体影是脓肿的重要表现。⑤骨内气体多由产气细菌感染所致,表现为骨髓腔内有低密度气体影(CT值<-100Hu)积聚。⑥脂肪-液体平面:上方为低密度影(CT值为-100~0Hu),下方为相对高密度影。

3. MRI MRI极高的软组织分辨率决定了其在骨髓和软组织感染方面的显示能力明显优于X线和CT,尤其是在确定骨质破坏前的早期感染,MRI为首选,但在皮质早期破坏和死骨方面的显示不如CT。①软组织肿胀表现为弥漫性长T_1、长T_2信号,边界不清,脂肪抑制序列(STIR)病变区呈明显高信号。②骨髓腔破坏,表现为T_1WI呈低信号,边界不清,与正常的骨髓组织之间形成良好对比;T_2WI呈高信号,在STIR序列上,骨髓炎性病灶呈明显高信号。③骨质增生硬化及增厚的骨皮质均表现为双低信号。④骨及软组织内气体T_1WI、T_2WI均为无信号的泡状影。⑤骨膜反应:表现为与骨皮质平行的细线状中等T_1信号及略长T_2信号,外缘膜骨化表现为长T_1、短T_2的低信号条状影。⑥死骨T_1WI、T_2WI均为片状或条状低信号,周围组织呈长T_1、长T_2信号,边界清晰。⑦脓肿的脓肿壁呈中等信号,脓液呈略长T_1、长T_2信号。Gd-DTPA增强扫描示炎性病灶强化而坏死液化区不强化,借此可区别脓肿壁和内部的脓液。在早期动态增强的信号-时间曲线(S-T)上呈缓慢上升型(图7-1-1)。

4. ECT 急性化脓性髓炎发病12~48h即可在发病部位显示放射性异常浓集,早于X线的显示。三时相骨显像有助于鉴别骨髓炎和软组织蜂窝织炎,后者血流相和血池相见放射性异常浓集,但延迟相放射性浓集反而降低或正常。

【诊断与鉴别诊断】

1. 诊断

(1) 实验室检查 白细胞计数增高,有时可达$30×10^9$/L以上,血沉增快,血培

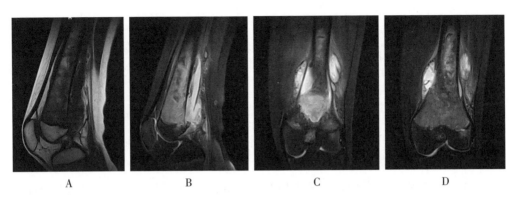

A　　　　　　B　　　　　　C　　　　　　D

图7-1-1　(A~D)MRI示股骨中下段干骺端骨质内长T₁压脂高信号,为骨髓炎性水肿,股骨远端周围软组织内片状长T₁压脂高信号,边缘清晰,为软组织内炎性积液及软组织受累及炎性水肿

养、局部穿刺物细菌培养常为阳性,应根据药物敏感试验,选择和调整抗生素的使用量。骨质破坏明显、骨修复活跃期,碱性磷酸酶升高。

（2）X线检查　发病初期X线检查无明显异常,或仅可见软组织肿胀阴影。发病1~2周,X线可见骨膜反应,骨质局部呈虫蚀样或穿凿样破坏,广泛骨质疏松;发病3~4周或更长时间,X线可见浓白死骨及其周围空洞,被包壳骨环绕包围,状如柩,骨干及干骺端骨质增生、硬化,骨小梁排列紊乱、边缘不整。

（3）CT检查　对于判断软组织密度增高、髓腔密度增高、骨质破坏、骨质硬化、死骨或关节积液很有帮助。

（4）MRI检查　磁共振成像具有良好的组织对比度和多平面成像功能,可获得急性骨关节感染早期诊断和准确的解剖学信息。

（5）病理学检查　早期局部穿刺,从肿痛明显处软组织逐步刺入骨髓腔,直至抽出脓液。穿刺液病理学检查镜下可见白细胞及炎性坏死组织,培养有化脓性细菌生长,对本病有确诊价值。

2. 鉴别诊断

（1）软组织感染　早期急性血源性骨髓炎与早期蜂窝织炎、丹毒等软组织感染常不易鉴别。急性血源性骨髓炎早期全身中毒症状严重,局部疼痛剧烈,红肿较轻,肢体长骨干骺端周围深压痛较明显,软组织炎症则相反,全身中毒症状常不严重,局部红肿明显,压痛较浅且比较局限,病变多偏于肢体一侧。蜂窝织炎、丹毒等多系链球菌感染所致,蜂窝织炎可较早地形成软组织脓肿,局部穿刺也可帮助鉴别。

（2）急性风湿热　急性风湿热和化脓性骨髓炎均可引起全身发热,局部肿胀、疼痛等现象。急性风湿热是一种全身变态反应性结缔组织疾病,常侵犯大关节,如膝、髋及肘等关节,呈对称性、多关节、游走性肿痛;炎症消退后,关节功能恢复正常,但具有反复发作的倾向。X线片可见肢体软组织肿胀,但无骨质破坏,化验检查见白细胞计数轻度升高,碱性磷酸酶正常。病情反复发作的患者大多伴有不同程度的心脏损害。

(3)化脓性关节炎　化脓性关节炎和骨髓炎的全身症状相似。其特点为迅速出现关节肿胀积液,肿胀积液在关节腔而不在骨端,关节腔穿刺可抽出炎性混浊液或脓液,早期关节活动障碍明显,做关节各方向活动时均可引起疼痛。

(4)尤因(Ewing)肉瘤　尤因肉瘤和早期化脓性骨髓炎都可引起体温升高,白细胞计数增多,X线片有"葱皮"样骨膜反应等现象。尤因肉瘤常发生于骨干,破坏范围广泛,全身症状不如急性骨髓炎明显,但有夜间明显疼痛,皮肤静脉怒张。病理检查找到肿瘤细胞可以确诊。

(5)骨肉瘤　骨肉瘤和化脓性骨髓炎的发病年龄与部位相似,早期均有局部软组织肿胀疼痛,X线表现有明显的骨膜反应。骨肉瘤全身症状不重,疼痛开始为隐痛、阵痛,迅速转为持续性剧痛,尤以夜间为甚,肿胀迅速发展,且质地坚硬,压痛明显,浅表静脉怒张,碱性磷酸酶、乳酸脱氢酶明显升高,X线片显示肿瘤性新生骨呈日光放射状排列和Codman三角样骨膜反应。

(6)骨结核　骨结核和化脓性骨髓炎都可引起体温升高,局部肿胀疼痛,穿刺有脓液。X线片有骨质破坏等现象。骨结核发病隐匿渐进,患者体温虽高但少有高热,初期全身症状及局部症状均不明显,晚期患者全身呈慢性消耗性病态。溃后的脓液清稀,且夹有败絮样、干酪样物,甚至有细碎的死骨。X线表现为单纯溶骨性、虫蚀样破坏无新生骨形成,无骨膜反应,这种X线表现为骨结核所特有。结核感染T细胞检测(T-Spot)等结核病的特异性检查对诊断骨结核很有价值。

二、慢性化脓性骨髓炎

【概述】

慢性化脓性骨髓炎是骨组织的慢性化脓性疾病,特点是感染的骨组织增生、硬化、坏死、死腔、包壳、窦道、脓肿等并存,可反复急性发作,缠绵难愈,病程可达数月、数年,甚至数十年。

【病理】

慢性化脓性骨髓炎的致病因素与急性化脓性骨髓炎相同,大多数由急性血源性骨髓炎治疗不及时或不彻底迁延而成。少数慢性化脓性骨髓炎一开始即为亚急性或慢性病变,或由开放性骨折合并感染所致。急性炎症消退后,如有死骨、窦道、死腔形成,标志着已演变为慢性化脓性骨髓炎。从急性骨髓炎到慢性骨髓炎是一个逐渐发展变化的过程,在病理上是连续的。

1. 窦道形成 窦道即病变内脓液形成的排脓通道,窦道和骨死腔相延续,其内充满炎性肉芽组织和脓液。在慢性化脓性骨髓炎的漫长过程中,窦道的愈合和再破溃反复发生。虽然窦道的形成使病变更加复杂,但脓液和死骨经由窦道排出,也可有效地减缓骨破坏的发展并缓解全身症状。有时小的死骨从窦道排出后,加速了病变愈合的进程,由此可以看出,窦道的形成及其发挥的排脓作用,是人体自我修复的机制之一。

2. 死骨形成 在骨髓炎急性期,脓液侵入骨髓腔和哈佛管,炎性栓子栓塞了骨的滋养血管及其分支。另外,脓液进入骨膜下使骨表面和骨膜分离,破坏了骨的血供,导致病变骨因缺血而成为死骨。死骨长期存在于病灶死腔中,成为慢性骨髓炎反复急性发作而不易根治的重要原因。

3. 骨包壳和感染性死腔形成 骨膜反应是炎症早期的一种修复现象。在炎症的刺激下,骨膜通过膜内化骨的方式形成新骨,包绕于骨干之外,在炎症长期刺激下,局部修复反应加强,骨膜成骨增厚、硬化,并和骨皮质融为一体,表现为骨皮质明显增厚和骨外形增粗。死骨形成后如未能排出,其周围有大量骨膜新生骨产生,包绕于原骨干之外,将死骨、感染性肉芽组织及脓液包围其中,形成骨性死腔,是慢性化脓性骨髓炎的主要病理特征。骨包壳的某些部位,在炎症的侵蚀下形成窦道,并由此排出死腔内容物。临床将骨包壳形成是否充分、坚固,作为能否进行病灶清除、进行死骨摘除手术的依据之一。

【临床表现】

1. 炎症静止期 可完全没有症状,但局部肢体常可见增粗、变形、弯曲等畸形。触诊可感到骨增粗、不规则,肤色黯黑,皮肤薄而易破,破溃后形成溃疡,愈合缓慢。皮下组织增厚、发硬、弹性差。附近关节因肌肉痉挛可产生畸形。可有长期不愈或反复发作的窦道,周围常有色素沉着。窦道口常有肉芽组织增生,高出于皮肤表面,表皮则向内凹入,长入窦道口边缘。脓液呈腐肉恶臭,有时小的死骨可自窦道排出。

2. 急性发作期 局部出现红、肿、热、痛,压痛明显。肌肉萎缩,皮肤上留有凹陷窦道瘢痕,紧贴于骨面。全身可有发热、畏寒、口渴、白细胞计数和中性粒细胞计数升高、血沉增快等。数日后,原有窦道瘢痕出现高出皮肤表面的混浊水疱,或在附近皮肤出现有波动感的肿胀包块,有明显压痛。皮肤破溃后,流出脓液,有时小死骨随之流出。随后全身症状减轻,局部红肿逐渐消退,流脓窦道自行愈合,或长期不愈合,或在排出较大死骨后愈合。

总之,慢性骨髓炎迁延不愈,反复发作,除其本身的临床表现外,还可导致许多局部及全身的严重并发症及后遗症。局部并发症如病理性骨折、化脓性关节炎及局部组织恶性变等,全身并发症包括贫血、低蛋白血症等慢性消耗性疾病。严重后遗症包括关节强直或肢体短缩畸形等。

【诊断与鉴别诊断】

1. 诊断

(1)实验室检查　炎性静止期实验室检查可正常,急性发作期可有白细胞计数升高,血沉增快,血培养可为阳性。

(2)X线检查　显示骨干不规则增粗、增厚,密度增高,周围有新生的包壳。髓腔变窄或消失,同时有大小不等的死骨,死骨的密度较周围密度高,有一个至多个破坏空洞透光区。骨质增生和骨质破坏并存,骨质增生大于骨质破坏范围[图7-1-2(A~B)]。

(3)CT检查　能清楚地显示空洞、死骨、骨硬化、窦道的位置、范围及周围软组织的变化[图7-1-2(C~F)]。

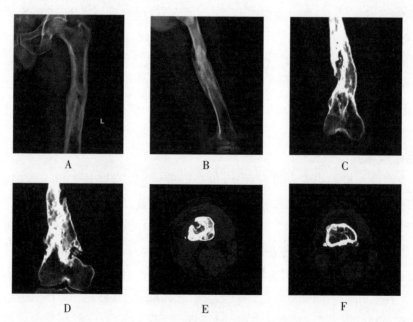

图7-1-2　(A~B)X线示:股骨中段皮质及骨膜增厚,髓腔狭窄,骨小梁变模糊、破坏或消失,骨皮质或海绵质血供中断,形成死骨,表现为小片状或长条形高密度影,范围广者全部骨干均可成为死骨,常并发病理骨折。(C~F)CT示:哈佛管的扩张、破坏和局灶性的骨质破坏,病灶内可见中等密度的脓液及高密度的死骨,形成窦道;骨皮质增厚,骨髓腔密度增高

（4）窦道造影 应用含碘造影剂进行窦道造影，可了解窦道与骨腔及死骨的关系。

（5）病理学检查 慢性化脓性骨髓炎手术时应取标本进行病理组织活检，以明确诊断。当出现可疑恶变时，病理检查有很大价值，不典型病例的病理检查有助于鉴别诊断。

2. 鉴别诊断

（1）骨结核 骨结核无论是发生在干骺端还是骨干，都不易与不典型慢性化脓性骨髓炎相鉴别。鉴别要点：骨干结核临床很少见，常合并其他部位结核，无混合感染时白细胞计数正常，死骨及窦道形成比较少见；形成窦道时，排出物多为稀薄脓液或败絮状干酪物；慢性化脓性骨髓炎有时不易和骨松质结核，特别是与髂骨、跟骨、肩胛骨结核鉴别。骨松质发生结核病变后，骨组织发生坏死，以溶骨性破坏为主，不易形成死骨，可形成局部脓肿，甚至有软组织脓肿和窦道。X线片最初显示骨小梁模糊不清，呈一致的磨砂玻璃样改变，其密度比周围脱钙的骨质高。慢性化脓性骨髓炎则以增生硬化为主，易形成大块死骨。根据脓液性质、细菌学检查和病理学检查可明确诊断。

（2）硬化型骨肉瘤 硬化型骨肉瘤与慢性化脓性骨髓炎，特别是低毒感染的慢性化脓性骨髓炎在临床和X线表现上十分相似。鉴别要点：硬化型骨肉瘤无感染病史，发展较快，疼痛较重，夜间疼痛明显，碱性磷酸酶多高于正常。X线表现：骨肉瘤的骨膜反应大多层次清楚、均匀、光滑变为模糊、残缺不全或厚薄不均，不易趋向修复，而是继续破坏，显示肿瘤对骨膜新生骨的侵犯；同时骨肉瘤常有迅速增大的软组织包块，出现放射状骨针、Codman三角征，软组织肿块内可见到肿瘤骨。慢性化脓性骨髓炎的骨膜反应不明显，一般不出现软组织肿块，亦无瘤骨产生。临床和X线鉴别诊断困难的病例，应进行病理学检查。

（3）骨样骨瘤 骨样骨瘤的病变较局限，有较广泛的骨皮质增厚，在X线上颇似慢性化脓性骨髓炎。前者皮质光滑，一侧皮质增厚，髓腔呈不对称性变窄。X线表现为骨增生区中心的瘤巢呈圆形或卵圆形透明区，通常直径在1cm以下，罕有超过2cm的。水杨酸制剂对骨样骨瘤常有良好的止痛作用，对骨髓炎则无效。

第二节 化脓性骨关节炎

【概述】

化脓性关节炎是由化脓性细菌引起的关节内感染、破坏及功能丧失的关节疾患。本病任何年龄均可发病,但好发于儿童、青少年、老年体弱及慢性关节疾患者,男性多于女性。本病最常受累的关节为膝关节、髋关节,其次为肘关节、肩关节和踝关节等。通常是单个关节受累,个别病例亦可几个关节同时受到侵犯。化脓性关节炎属中医"关节流注"和"骨痈疽"范畴,根据病变关节不同其命名各异,如发生于髋关节的"环跳疽"、发生于肩关节的"肩中疽"。

【病理】

本病的感染途径常为致病菌从身体其他部位的化脓性病灶经血液循环传播至关节腔,即血源性播散,但亦有找不到原发病灶者。有时由关节附近的化脓性骨髓炎直接蔓延所致,这种情况多见于髋关节。由于穿刺或创伤感染,细菌也可由外伤伤口直接进入关节腔。最常见的致病菌为金黄色葡萄球菌,占85%以上;其次为链球菌、脑膜炎双球菌、大肠埃希菌、肺炎双球菌等。主要病理变化可分为3个阶段。

1. 浆液性渗出期　感染后首先引起关节滑膜充血、水肿及白细胞浸润,关节腔内有浆液性渗出液,内有大量白细胞。渗出液量多少取决于滑膜组织受损程度及反应能力。

2. 浆液纤维蛋白性渗出期　关节滑膜炎症进一步加剧,渗出液较前增多。渗出液中的细胞成分增多,黏稠、浑浊,含有大量中性粒细胞和脓细胞,细菌培养多为阳性。此期释放大量溶酶体类物质,破坏软骨基质中的蛋白多糖,使胶原纤维失去支持,在负重和活动时受压力和研磨而断裂,关节软骨的破坏使关节面失去光滑,纤维蛋白形成关节内纤维粘连,关节功能难以完全恢复正常。

3. 脓性溢出期　病情进一步恶化,渗出液变为脓性,关节腔内黄色脓液增多。死亡的白细胞释放蛋白分解酶,溶解破坏关节软骨,炎症进一步侵犯关节面软骨下骨质,关节囊和周围的软组织发生蜂窝织炎类改变,形成脓肿,穿破皮肤形成窦道溢出。一般青少年和成人多发生关节软骨破坏,形成骨性强直。儿童发生骨骺破坏吸收,引起肢体发育畸形、病理性脱位。

【临床表现】

1. 初期　急性发病,寒战高热,神疲倦怠,食欲不振,很快出现病变关节剧痛,压痛拒按,关节周围红肿,皮温升高,患肢关节常处于屈曲位,活动明显受限。

2. 中期　上述症状进一步加重,全身呈中毒性反应,寒战高热,出汗口干,局部肿热,皮肤潮红,关节剧痛、胀痛或跳痛,拒按。因炎症刺激,肌肉痉挛,使病变关节处于畸形位置,不能活动。如病变在髋关节,则呈屈曲外旋位;病变在膝关节,则呈屈曲位。

3. 后期　脓肿穿破关节囊到达软组织,因关节内张力减低,疼痛稍微减轻,但全身症状和局部红肿依然存在。最后,脓肿突破皮肤而外溃,形成窦道,经久不愈。此时,全身症状急剧减退,而虚弱体征突出,出现神情疲惫、面白无华、消瘦等。病情迁延日久,关节软骨和骨性结构破坏严重,关节周围筋肉挛缩,造成关节脱位或发育畸形,活动更加受限。

【影像学表现】

1. X线　早期关节周围软组织肿胀,关节间隙增宽,局部骨质疏松,随后关节软骨破坏而出现关节间隙进行性变窄,软骨下骨质破坏使骨面毛糙,并有虫噬样骨质破坏,以关节负重区软骨破坏严重处最明显[图7-2-1(A)]。一旦出现骨质破坏,进展迅速并有骨质增生使病灶周围骨质密度增高严重时,干骺端亦可受累。可发生受累关节病理性脱位。晚期可出现关节挛缩畸形,关节间隙狭窄,关节强直,甚至有骨小梁通过关节骨端成为骨性强直。

2. CT　平扫关节周围软组织肿胀表现为与病灶相邻的脂肪间隙模糊或肌肉水肿,密度下降,脂肪间隙模糊或消失。关节间隙变窄,因关节积脓和关节半脱位,亦可表现为关节间隙增宽。关节面模糊、不光整,可见片状低密度骨质破坏区。骨小梁稀疏,皮质变薄。少数病例可见骨内积气。CT对于一些复杂的关节,比如髋、肩和骶髂关节等,显示骨质破坏和脓肿侵犯的范围通常较X线敏感。

3. MRI　T_1加权:早期滑膜充血水肿,不均匀增厚,内壁毛糙不整,星片状长T_1信号,边界不清。关节软骨破坏呈长T_1信号的虫蚀样或小片状软骨缺损。骨端水肿呈片状长T_1信号。关节积液、关节囊积液为关节腔内或关节囊内见液体样信号。受累的肌腱及关节内韧带呈模糊、片状的长T_1信号。晚期关节软骨大量破坏,正常软骨消失,为纤维组织和肉芽组织取代,关节间隙变窄。

T_2加权:滑膜充血水肿呈片状长T_2信号,关节面下骨质破坏为极低信号的骨皮质内出现斑点状、斑片状及横穿骨皮质的线状异常信号。骨髓水肿及关节积液、关节囊积液呈长T_2信号。关节周围软组织肿胀增厚,层次模糊不清,信号增高。关节周围肌腱及关节内韧带的受累区呈长T_2信号[图7-2-1(B~E)]。

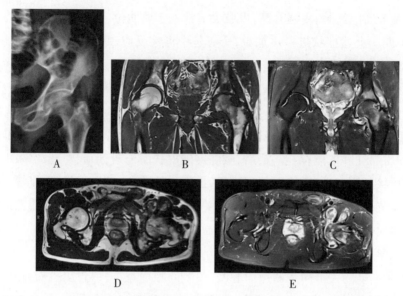

图7-2-1　(A)X线示:髋关节周围软组织肿胀,关节间隙变窄;关节面毛糙,并有"虫蚀"样骨质破坏。(B~E)MRI示:左侧股骨头形态欠圆滑光整,左侧股骨头外侧缘及左侧股骨大转子骨质结构欠规整,示有少量骨质缺损,左侧股骨头、股骨颈、转子间及左侧髋臼长T_1、长T_2信号,压脂高信号,左髋关节腔片条状稍长T_1、混杂T_2信号,压脂高信号为主的混杂信号,关节间隙内脓性积液,关节周围软组织压脂高信号,为软组织水肿

【诊断与鉴别诊断】

1. 诊断

(1) 病史　患者可有其他部位感染等病史。

(2) 症状和体征　参见临床表现。

(3) 影像学检查　参见影像学表现。

(4) 实验室检查　白细胞计数升高,中性粒细胞上升,血沉增快。血培养为阳性。关节穿刺和关节液检查是明确诊断和选择治疗方法的重要依据,化脓性关节炎早期穿刺液呈浆液性,中期穿刺液呈絮状浆液,或镜检有脓细胞,后期为脓液。

(5) 病理学检查　关节液涂片检查发现大量白细胞、脓细胞和细菌,即可确诊。根据不同阶段,关节液可为浆液性、黏稠浑浊或脓性,若白细胞计数超过$5×10^9/L$,即使涂片未找到细菌或穿刺液培养为阴性,也应高度怀疑化脓性关节炎。

2. 鉴别诊断

(1) 化脓性骨髓炎　病变部位可有红、肿、热、痛,但主要病变表现在肢体的干骺端、骨干周围的软组织。化脓性关节炎则位于关节处,早期即会出现关节积液,关节功能障碍明显。X线片提示化脓性骨髓炎病变在干骺端及骨干部位。

（2）风湿性关节炎 典型表现为游走性的多关节炎，常呈对称性，关节局部可有红、肿、热、痛，但不化脓。炎症消退，关节功能恢复，不遗留关节强直和畸形，皮肤可见环形红斑和皮下小结。

（3）关节结核 早期全身症状不明显，发展隐匿，病程长，继而出现低热、盗汗、面颊潮红等全身症状，关节肿胀、疼痛，但红热症状不明显，破溃后脓液清稀且夹有干酪样絮状物。X线检查早期无明显改变，后期可见关节间隙变窄，并有骨质破坏。两者难以鉴别时，实验室结核感染T细胞检测及关节液的检查有助于鉴别。

第三节　慢性骨脓肿

【概述】

慢性骨脓肿又称慢性局限性骨脓肿或Brodie's脓肿，为慢性骨髓炎的一种特殊类型，患者以儿童、青年为多。多发生于胫骨上下端、股骨、肱骨或桡骨下端。一般认为是低毒力细菌感染，或是身体对病菌抵抗力强而使化脓性骨髓炎局限于骨髓一部分所致。脓液一般不能培养出致病菌。病变区骨质破坏，周围有骨质硬化为其特点，可有骨膜反应。

【病理】

病菌随血入骨，在血运丰富、血流缓慢的干骺端形成小脓肿。患者通常无急性血源性骨髓炎的病史。病程往往呈迁延性，可持续数年之久，当劳累或轻微外伤后局部疼痛及皮温升高，罕见有皮肤发红，使用抗生素后炎症表现迅速消退，少数炎症不能控制的病例则脓肿可穿破皮肤使脓液流出。

【临床表现】

患者表现为局部隐痛、肿、热，有时毫无不适。一旦体质变差，可局部急性发作。

【影像学表现】

1. X线　X线片表现为骨端有局限性密度降低区，其周围骨质有炎性反应性增高阴影，且与周围骨质分界不清，一般多无骨膜反应及死骨。此种状态应与骨囊肿相鉴别，后者主要显示为囊腔周围只有薄层带状硬化骨[图7-3-1(A~B)]。

2. CT　CT扫描显示病区为一卵圆形低密度影，其边界有骨质硬化环。骨质增生硬化明显，可表现为骨质疏松。骨质增生硬化区可见圆形或卵圆形小空洞或死腔，腔内可见致密的小死骨，坏死腔周围也可见大小不等的致密死骨。骨膜反应显著,有时可见骨膜显著增生包绕骨干形成骨包壳,骨内膜增生致髓腔变窄甚至消失。软组织肿胀呈低密度影,增强扫描后可见脓肿壁强化[图7-3-1(C~D)]。

3. MRI MRI对于慢性局限性骨脓肿的诊断有重要价值,其特征性的MRI表现为干骺端骨髓腔内的"靶征"或"晕征"、中心腔在T_1WI呈低信号,而T_2WI呈高信号,即长TR,长T_2信号。在T_1WI脓肿周围的环状高信号称为"内晕环",代表血管丰富的肉芽组织。内晕环外周为较厚的低信号区,称为"外号环",代表纤维结缔组织和骨内膜反应性增生[图7-3-1(E~H)]。

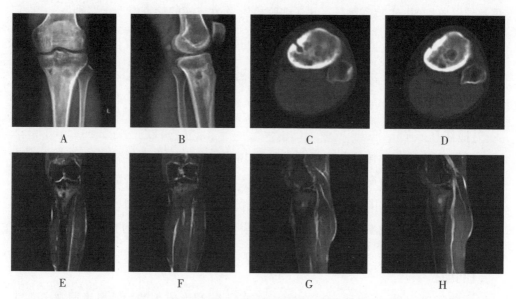

图7-3-1 (A~B)X线示:胫骨近端骨皮质增厚,髓腔内骨质密度不均,中心区呈透光区,边缘有硬化带;(C~D)CT示:骨质增生硬化区可见圆形或卵圆形小空洞或死腔,腔内可见致密的小死骨,有窦道形成;坏死腔周围也可见大小不等的致密死骨,有时可见骨膜显著增生包绕骨干形成骨包壳,骨内膜增生致髓腔变窄甚至消失;(E~H)MRI示:干骺端骨髓腔内的"靶征"、中心髓腔在T_1WI呈低信号,而T_2WI呈高信号

【诊断与鉴别诊断】

1. 诊断 常见于长管状骨的松质骨内。如股骨、胫骨两端,股骨头、颈部,桡骨下端和尺骨上端等处。局部可有红、肿、阵发性疼痛、压痛等,脓肿周围常有新生骨环绕。病变稳定者,新生骨硬化环很薄,边缘十分清晰,局部多无明显症状。骨X线片检查结果有诊断意义,X线片表现病变区域可见中心骨质破坏,呈透光区,一般直径在2cm以内,四周有一硬化带。若破坏区靠近骨皮质,则可见骨皮质增厚。

2. 鉴别诊断 本病需与骨样骨瘤、非骨化性纤维瘤、骨囊肿和干骺骨骺结核进行鉴别。

（1）骨样骨瘤　多见于20~40岁成人,好发于胫骨股骨等长骨干。骨样骨瘤有持续局限性疼痛,其疼痛程度较一般良性肿瘤明显,且夜间痛加重。检查局部有压痛,病程长者才有肌萎缩。X线见硬化的骨皮质内有一卵圆形透光影,称为"病巢",其长轴通常<2cm。

（2）非骨化性纤维瘤　多见于青少年,亦好发于股骨、胫骨等长骨,局部疼痛一般较轻微。非骨化性纤维瘤可位于干骺端,亦有位于骨皮质者,位于后者表现为向外突出骨壳变薄,而其基底有骨质硬化、增厚。肿瘤区为低密影,其范围有大有小。这与骨感染病灶周围均匀硬化、增厚有明显区别。

（3）骨囊肿　是一种常见的良性骨肿瘤样病变,多见于青少年和儿童,好发于长管状骨干骺端,最常见部位是股骨、肱骨上端,其次是胫骨近端。多数患者无明显症状,有时局部隐痛或肢体局部肿胀,绝大多数患者于发生病理性骨折后就诊。X线表现病变多位于长管状骨的干骺端,髓腔呈现中心性、单房性、椭圆形透亮区,边缘清晰而硬化,骨皮质有不同程度膨胀、变薄,且骨皮质越接近囊肿中心越菲薄。

（4）干骺骨骺结核　较常见,多由血行播散而来,好发于青少年。病变多见于股骨上端、尺骨近端及桡骨远端。发病初期,局部酸痛不适,邻近关节活动受限。病变可向关节发展形成关节结核。X线片早期表现为局限性骨质疏松,随病程进展出现圆形或椭圆形骨质破坏,常横跨骺线。病灶内可见沙粒状死骨,密度不高,边缘模糊。病灶边缘清晰,无明显硬化,骨膜反应轻微。CT有助于显示病灶内死骨。MRI上病灶多呈长T_1长T_2信号。

第四节　骨关节结核

一、关节结核

【概述】

关节结核指结核菌经血液循环侵入骨关节引起的慢性感染性疾病。关节结核在儿童及青少年中发病率较高,好发部位在负重大、活动多、易于劳损的骨与关节。

【病理】

关节结核多继发于肺或消化道结核。病理一般分为3期:①渗出期:为炎症早期,或机体免疫力低下,结核菌量多、毒力强或变态反应较强时,主要表现为浆液性或浆液纤维素性炎。②增殖期:在菌量较少,毒力较低或机体免疫反应较强时,形成具有诊断价值的结核结节,又称结核性肉芽肿。当有较强的变态反应发生时,典型的结核结节中央可出现干酪样坏死。③干酪样坏死期:在菌量多、毒力强,机体抵抗力低或变态反应强烈时,上述以渗出为主或以增生为主的病变均可继发干酪样坏死。干酪样坏死物发生软化和液化,病菌大量生长、繁殖。液化虽有利于干酪样坏死物的排出,但可成为病菌在体内蔓延扩散的有利条件,是结核病恶化及进展的原因。渗出、增殖和坏死3种变化往往同时存在而以某一种改变为主,并且可互相转化。骨关节结核最终分为3种结局:①局部纤维组织增生并侵入干酪样物质中,病灶纤维化、钙化或骨化愈合;②干酪样物质仍部分存在,被纤维组织包裹,暂时处于静止状态,一旦人体抵抗力减弱,则有复发可能;③干酪样物质液化,形成脓肿,腐蚀骨关节与周围组织脏器。

【临床表现】

1. 全身表现　起病隐匿,早期多无明显症状,后期可出现午后低热,夜间盗汗,心烦失眠,倦怠乏力,食欲不振,消瘦贫血,两颧潮红,舌红少苔,脉弦细数等阴虚内热表现;或面色无华,舌淡唇白,头晕目眩,心悸怔忡等气阴两虚的表现,偶有高热、寒战等全身中毒症状。

2. 局部表现　早期局部疼痛、肿胀、肌肉痉挛,功能障碍,晚期可有肢体畸形,寒性脓肿和窦道形成。

3. 并发症

(1)窦道形成　寒性脓肿破溃后经久不愈,流出稀薄脓液和干酪样物质,形成窦道。

(2)混合感染　长期窦道不愈合,外在其他细菌经窦道侵入,形成混合感染。

(3)脊髓、神经根受压　脊柱部位结核形成寒性脓肿,压迫脊髓和神经根,出现相应症状甚至截瘫。

(4)关节病理性半脱位、脱位及病理性骨折　全关节结核造成骨关节破坏,产生关节病理性半脱位、脱位及病理性骨折。

(5)肢体发育障碍　患儿出现未闭合骨骺损伤而引起生长紊乱,远期可产生肢体发育障碍,如短缩或增长、内外翻畸形等。

【影像学表现】

1. X线

(1)骨型关节结核　在骨骺与干骺端结核的基础上,又出现关节肿胀、关节骨质破坏、关节间隙不对称性狭窄等征象。

（2）滑膜型关节结核 ①早期,仅表现为关节囊和关节周围软组织肿胀,密度增高,关节间隙正常或稍增宽,邻近骨骼骨质疏松。这些变化多由滑膜肿胀、增厚,形成肉芽组织和关节积液所致,可持续数月至1年以上。X线表现不具有特异性,诊断较困难。②病变进展,滑膜肉芽组织逐渐侵犯软骨和关节面,先累及承重轻的边缘部分,表现为关节边缘虫蚀状骨质破坏,且上、下关节边缘常对称受累。由于病变先侵犯滑膜,关节渗出液中又常缺少蛋白溶解酶,故关节软骨破坏出现较晚。因此,虽然已有明显的关节面骨质破坏,而关节间隙变窄较晚才出现,此与化脓性关节炎不同。待关节软骨破坏较多时,则关节间隙变窄,此时可发生半脱位。邻近骨骼骨质疏松明显,肌肉萎缩变细。关节周围软组织常因干酪样坏死物液化、聚集,形成冷性脓肿。有时可穿破皮肤,形成窦道。③病变愈合,则骨质破坏停止发展,关节面骨质边缘变得锐利,骨质疏松也逐渐消失。严重病例可出现纤维性关节强直。

2. CT 对于脊柱、髋关节、骨盆等解剖关系复杂部位的细微骨破坏较X线敏感,特别在显示病灶死骨及空洞方面有独特的优势,还可在CT引导下行脓肿穿刺和活检。

3. MRI 可在炎性浸润阶段显示出异常信号,具有早期诊断价值,对显示寒性脓肿、脊髓受压和变性等优势明显,对于脊柱肿瘤、骨折、退行性变等疾病的鉴别诊断有重要价值。

4. ECT 可显示病灶,但不能用于做出定性诊断。

【诊断】

1. 病史 既往有肺结核或其他结核接触病史。

2. 临床表现

（1）全身表现 起病隐匿,早期多无明显症状,后期可出现午后低热,夜间盗汗,心烦失眠,倦怠乏力,食欲不振,消瘦贫血,两颧潮红,舌红少苔,脉弦细数等阴虚内热的表现;或面色无华,舌淡唇白,头晕目眩,心悸怔忡等气阴两虚的表现,偶有高热、寒战等全身中毒症状。

（2）局部表现 早期局部疼痛、肿胀,肌肉痉挛,功能障碍,晚期可有肢体畸形,寒性脓肿和窦道形成。

3. 实验室检查

（1）血常规 患者可有贫血,白细胞计数正常或轻度升高,混合感染者白细胞计数明显升高。病变活动期血沉明显增快,血沉是检测病变是否静止和有无复发的重要指标。

（2）结核菌素试验（PPD） 阳性仅表示有结核感染或接种过卡介苗,强阳性者表示可能有活动性结核。结核菌素试验不能作为单纯诊断结核指标。

（3）结核感染T细胞检测　阳性提示患者体内存在针对结核分枝杆菌特异的效应T细胞，患者存在结核感染，但是否为活动性结核病，需结合临床症状及其他检测指标综合判断。在鉴别活动性结核和潜伏性结核感染、预测结核发病风险等方面具有一定意义。

（4）Xpert Mtb和（或）RIF检测　可以同时检测结核分枝杆菌复合群和利福平耐药情况，是快速而灵敏的诊断结核病工具。

（5）细菌学检查　抽取局部脓液或关节液涂片寻找抗酸杆菌或结核菌培养，对于明确诊断及鉴别诊断具有重要价值。脊柱结核由于位置较深，周围毗邻重要脏器，早期可借助CT行定位下穿刺活检。

（6）活检　滑膜可通过关节镜下滑膜活检以辅助诊断。

4. 影像学检查

（1）X线　骨关节结核早期多无改变，一般起病2个月后X线片上方有可见的改变。单纯骨结核病灶主要呈不规则的透光破坏区，其边缘无硬化增密现象，破坏区内，有时可见较小的密度增高影（死骨）；寒性脓肿形成时，出现软组织肿大阴影，如合并混合感染时，在破坏区周围出现明显的骨质硬化和骨膜反应。单纯滑膜结核表现主要为关节周围软组织肿胀，附近骨骼骨质疏松，关节间隙呈云雾状，模糊不清。如关节腔积液多，见关节间隙增宽。全关节结核主要为关节边缘局限性破坏凹陷，或边缘不规整，继而关节间隙狭窄或消失，或发生关节脱位。寒性脓肿形成时，病灶附近有软组织肿胀阴影[图7-4-1(A~B)]。

（2）CT　对于脊柱、髋关节、骨盆等解剖关系复杂部位的细微骨破坏较X线敏感，在显示病灶死骨及空洞方面有独特的优势，还可在CT引导下行脓肿穿刺和活检[图7-4-1(C~D)]。

（3）MRI　检查可在炎性浸润阶段显示异常信号，具有早期诊断价值，对显示寒性脓肿、脊髓受压和变性等优势明显；对于脊柱肿瘤、骨折、退行性变等疾病的鉴别诊断有重要价值[图7-4-1(E~H)]。

（4）ECT　能显示病灶，但不能用于定性诊断。

【鉴别诊断】

滑膜型关节结核多单关节发病，病程进展缓慢。骨质破坏先见于关节面边缘，以后累及承重部分。关节软骨破坏较晚，以致关节间隙变窄出现较晚，程度较轻。邻近骨骼骨质疏松、肌肉萎缩明显。本病应与化脓性关节炎相鉴别。化脓性关节炎起病急，病程较短，急性炎性症状明显且较严重。关节软骨和骨性关节面破坏迅速，

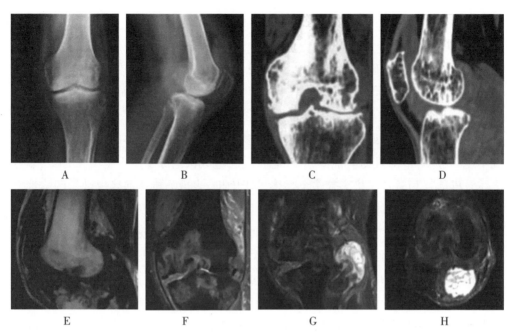

图 7-4-1　(A~B)X 线及 (C~D)CT 示：关节间隙变窄，呈虫蚀样骨质破坏，骨膜新生骨轻微，死骨呈沙粒状，破坏灶常横跨骺；(E~H)MRI 示：股骨远端及胫骨近端关节面缘骨质结构破坏，关节面呈虫蚀样破坏，骨质内长 T_1 信号，压脂高信号，周围软组织水肿，并有软组织内脓肿

关节间隙早期即变窄，甚至完全消失，关节破坏常出现在承重部位，在骨质破坏的同时，增生硬化显著而骨质疏松多不明显，最后大多形成骨性强直。

二、脊柱结核

【概述】

脊柱结核是肺或其他部位结核杆菌经血行播散到椎体骨松质内引起的以骨质破坏为主的慢性骨病，是最常见的骨结核。好发于胸腰段，其次为颈椎。病变常累及相邻的两个椎体，可跳跃分段发病，附件较少受累。

【病理与临床表现】

主要病理变化为结核杆菌经椎体前后滋养血管到达椎体，形成结核结节及干酪样坏死，引起椎体骨质破坏和椎旁脓肿，同时可侵犯周围软骨和韧带，造成邻近椎体的破坏。本病好发于儿童和青年，无性别差异。临床上具有起病隐匿、发展缓慢、症状较轻的特点。全身表现为低热、盗汗、食欲不振、消瘦、乏力等症状。局部表现为钝痛和叩击痛，伴相应部位脊柱活动受限。后期椎体破坏严重引起压缩性骨折和椎旁脓肿,表现为脊柱后突畸形和脊髓受压的相应神经症状等。

【影像学表现】

1. X线　①椎体破坏:椎体中央型多见于胸椎,早期仅见椎体中央局限性骨质疏松,继而引起骨松质的溶骨性破坏,内有时可见沙粒状死骨,周围无硬化边,随着破坏区的扩大及脊柱承重,可引起椎体塌陷变扁或呈楔形变,造成受累的脊柱节段常出现脊柱后突畸形或侧弯。椎间边缘型多见腰椎,表现为椎体的上、下缘模糊,出现不规则骨质破坏,且易向椎体和椎间盘侵蚀,造成椎间隙变窄甚至消失,累及邻近椎体致椎体互相融合。椎旁韧带下型多见于胸椎,表现为椎体前缘侵蚀呈凹陷性骨质破坏,累及多个椎体,椎间隙多无异常。附件型较少见,表现为病变部位的骨质破坏和软组织肿胀。②寒性脓肿:骨质破坏时产生的干酪样物质易侵入脊柱周围软组织而形成干酪性脓肿。因各段脊柱周围软组织结构各异而表现为不同影像。颈椎脓肿位于咽后壁,侧位上呈弧形前突的软组织影像。胸椎脓肿位于胸椎两旁,表现为椎旁局限性梭形软组织肿胀影。腰椎脓肿位于一侧或两侧腰大肌间,并可沿腰大肌向下流注,表现为该侧腰大肌轮廓模糊不清或呈弧形突出影。病程较长的寒性脓肿可见不规则形钙化[图7-4-2(A~D)]。

2. CT　可较早地且更清楚地显示骨质破坏区及寒性脓肿的细节,如范围、细小的死骨和钙化等,还可以发现椎管内硬膜外脓肿及椎管狭窄情况。

3. MRI　可以早期显示椎体内的炎性水肿,有助于早期诊断,是目前公认的早期诊断脊椎结核最佳的检查方法。①椎体及椎间盘破坏:无论是椎体中央、椎间边缘,还是前纵韧带下的骨质破坏,在T_1WI均呈低信号,在T_2WI多为混杂高信号。因骨破坏区周围骨髓炎性水肿的存在,病变异常信号区显示较实际的骨破坏区要大。增强检查呈斑片状强化。如椎间盘受累可表现为椎间隙变窄和T_1WI低信号、T_2WI混杂高信号,晚期出现椎体强直时,T_1WI、T_2WI均呈低信号。②寒性脓肿:在T_1WI呈低信号、T_2WI多呈混杂高信号,增强检查呈环形强化[图7-4-2(E~H)]。

【鉴别诊断】

1. 化脓性脊柱炎　临床具有起病急,症状重、发展快的特点。在影像上,可见骨质破坏同时有明显骨质增生硬化,出现骨赘和骨桥,可有椎体变形,却少有椎体严重塌陷。

2. 脊柱转移瘤　常见于中老年人,椎体破坏的同时常有椎弓根的破坏,很少累及椎间盘,因而椎间隙并不变窄。

3. 椎体压缩性骨折　有明确的外伤史,多累及一个椎体,呈楔形变,无明显骨质破坏,一般无椎间隙变窄。

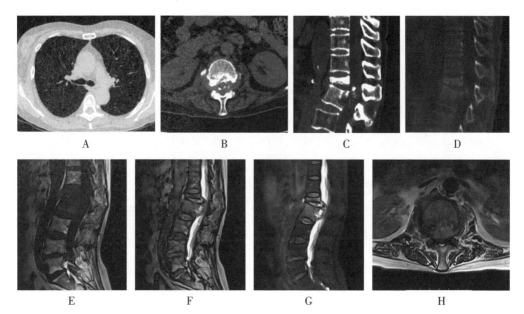

图7-4-2 （A~D)CT示：血行播散型肺结核患者，两肺多发粟粒状结节影；腰1、腰2椎体骨质破坏，椎间隙狭窄，周围见软组织密度影，突向椎管内，伴有沙粒状钙化影（或为形成的死骨）；(E~H)MRI示：腰1、腰2椎体骨质破坏，呈长T_1长T_2信号，压脂高信号，椎管内见混杂信号及明显高信号，周围冷脓肿形成，脊髓明显受压

三、四肢长骨结核

【概述】

四肢骨干结核比较少见，尺骨、桡骨、肱骨、股骨、胫骨均可受累，但腓骨极少受累。以儿童和青少年多见。

【临床与病理】

长骨结核多见于股骨上端、尺骨近端及桡骨远端，其次为胫骨上端、肱骨远端及股骨下端。发病初期，邻近关节活动受限，酸痛不适，负重、活动后加重局部肿胀，但热感不明显。

【影像学表现】

X线见骨骺、干骺结核分为中心型和边缘型，中心型较多见。

（1）中心型　病变位于骨骺、干骺端内。平片上，早期表现为局限性骨质疏松，随后出现点状骨质破坏，并逐渐扩大相互融合，邻近无明显骨质增生现象，骨膜新生骨轻微，死骨呈沙粒状，这与化脓性骨髓炎不同。后者死骨较大，呈块状。此外，破坏灶常横跨骺线，此系骨骺、干骺结核的特点。

（2）边缘型　病灶多见于骺板愈合后的骺端,特别是长管状骨的骨突处(如股骨大粗隆处)。平片上,早期表现为局部骨质糜烂,病灶进展,可形成不规则的骨质缺损,可伴有薄层硬化边缘,周围软组织肿胀。

四、干骺骨骺结核

较常见,多由血行播散而来,好发于青少年。病变多见于股骨上端、尺骨近端及桡骨远端。发病初期,局部酸痛不适,邻近关节活动受限。病变可向关节发展形成关节结核。X线片早期表现为局限性骨质疏松,随病程进展出现圆形或椭圆形骨质破坏,常横跨骺线。病灶内可见沙粒状死骨,密度不高,边缘模糊。病灶边缘清晰,无明显硬化,骨膜反应轻微。CT有助于显示病灶内死骨。MRI上病灶多呈长T_1长T_2信号。

第五节　先天性梅毒树胶肿

【概述】

先天性梅毒树胶肿的形成可能与迟发型超敏反应有关。发生时间晚于结节性梅毒疹。初为皮下硬结,逐渐扩大为深在性斑块,中央溃疡,边缘锐利,边界清楚。溃疡基底凹凸不平,呈暗红色,表面有黏稠状脓性分泌物,形似树胶,故得名。树胶肿的溃疡可深达骨膜或造成骨质破坏,可单发或多发,愈合后留有明显的萎缩性瘢痕,这是三期梅毒的标志。

【临床表现】

树胶肿的溃疡深达骨膜或造成骨质破坏,可单发或多发,也是破坏性最强的一种皮损。好发于小腿,少数发生于骨骼、初起常为单发的无痛性皮下结节,逐渐增大和发生溃疡,先天性早发性梅毒于出生后2~3个月可有骨膜炎病变,侵犯骨骼,常见于颅骨及胫骨、锁骨、尺骨、桡骨等长骨。发生于手足部掌、跖、指、趾骨时,可有局部肿胀,手指(脚趾)呈梭形,称为梅毒性指(趾)炎。患处有钝性疼痛,夜间加重,活动增多或天气暖和时疼痛加重。浅表部位可扪及骨膜增厚,表面不平滑,局部压痛。

【影像学表现】

1. 干骺炎　为早期表现:先期钙化带增宽增浓,形成致密线影,其下方可出现层宽而均匀的骨质稀疏带区,骺板近骺缘侧可出现锯齿状突起。随着病变发展,干骺端近骺板处可出现局限性骨质破坏。胫骨近端内侧对称性的骨质破坏称为魏伯格

(Wimberger)征,对早期先天性骨梅毒具有诊断意义。还可见骨骺滑脱。

2. 骨膜炎 多见于幼年患者,骨膜呈层状与骨干平行,在年龄较大的儿童仅侵及少数骨骼,尤以胫骨多见,且局限于胫骨前面,致骨干增粗前突呈"军刀"状(图7-5-1)。

3. 骨炎和骨髓炎 X线表现为不同程度的骨增生、硬化并伴有骨破坏区和死骨,多累及额骨、顶骨和胫骨。病变侵及长骨骨干,范围较局限,为不规则的骨破坏区,亦可呈弥漫性,在骨硬化区内见有较小的斑点状或斑片状骨破坏。

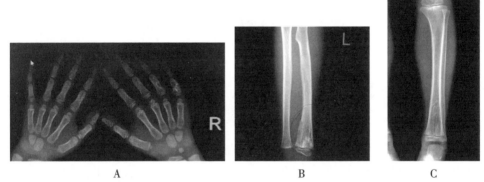

A   B   C

图7-5-1 X线示:先天性骨梅毒患儿,手指骨、桡骨及胫骨远侧干骺端多发骨髓炎

【诊断与鉴别诊断】

1. 诊断 ①病史:患者本人或父母有梅毒感染病史。②临床表现:参考临床表现部分。③影像学检查:参考影像学部分。

2. 鉴别诊断

(1) 骨结核 骨结核常有肺结核病史,多发于干骺端,全身有明显结核中毒症状,疼痛无日夜之分,抗结核治疗有效,可以形成寒性脓肿、窦道、瘘管等,X线可有死骨形成。骨梅毒多无明显全身症状,且自愈倾向大,梅毒螺旋体停动试验、梅毒螺旋体检查、梅毒血清试验等有助于诊断,抗梅毒治疗有效。

(2) 化脓性骨髓炎 化脓性骨髓炎起病急骤,全身症状重,发热明显,发展迅速,病变局限,局部多有明显炎症表现,可发现化脓性感染病灶。实验室检查见白细胞明显增高,血细菌培养阳性。X线可见骨质疏松,干骺端处有一模糊区,骨皮质有薄层骨膜反应,可出现病理性骨折、软组织周围肿胀阴影等,易于鉴别。

(3) 骨肉瘤 病变发展迅速,肿胀明显,晚期疼痛较甚,附近淋巴结有硬肿,不能自愈。X线往往同时出现溶骨性骨质破坏与肿瘤成骨表现,Codman三角骨膜反应、"日光放射"状瘤骨明显且出现较早。早期即会发生肺转移,很快出现恶病质。

第八章

骨 肿 瘤

第一节 成软骨性肿瘤

一、甲下外生骨疣

【概述】

甲下外生骨疣是一种发生于趾(指)远端趾(指)骨并累及甲缘下的骨软骨性良性骨肿瘤。从甲下趾(指)骨远端突出,最常见于拇趾(指),偶见于其他趾(指)端。好发年龄为10~30岁,男女发病率相仿。

【病理】

病理上可见从外到内形成4层结构:纤维层、纤维母细胞层、纤维软骨层和由软骨化形成的骨小梁结构。

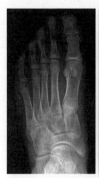 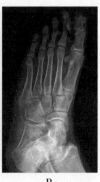

A   B

图8-1-1　X线示:拇指远节趾骨末端骨性突起,密度与正常骨相似,呈宽基底与母骨相连

【临床表现】

常由于甲板与增大的外生性骨疣挤压而产生疼痛,走路时尤其严重。病灶较大时可引起覆盖在上面的甲板被向上推挤,并最终脱离;留下纤维组织团块,其表面可发生侵蚀和感染。

【影像学表现】

1. X线和CT　表现为起自趾、指末端的骨性突起,基底部可宽可窄,与母骨骨皮质相连,骨髓腔相通或不相通,表现与骨软骨瘤相似。如发生感染,可有骨质破坏、死骨、软组织肿胀等表现(图8-1-1)。

- 194 -

2. MRI 表现为突出于骨外的具有骨小梁结构的骨性突起,表面可覆盖纤维软骨帽。

【诊断与鉴别诊断】

一般X线正侧位检查即可确诊。有时需与发生在趾(指)骨的骨软骨瘤和发生肉瘤变的骨软骨瘤相鉴别。有时需与肌腱附丽处钙化(骨化)及骨旁骨瘤相鉴别。

二、奇异性骨旁骨软骨瘤样增生

【概述】

奇异性骨旁骨软骨瘤样增生又称为Nora病,是一种罕见的良性疾病,代表一种异位的骨化。儿童时期均可发病,以青、中年居多,主要发生在手、足部的管状骨,以近节和中节指(趾)骨多见,大多数是先天性,创伤后可继发,没有性别倾向。

【病理】

镜下见分化成熟的骨、软骨及纤维组织,有大量富含细胞的软骨伴软骨化骨,骨小梁周围见良性的骨母细胞围绕,骨小梁间见大量梭形细胞,无骨髓组织。

【临床表现】

奇异性骨旁骨软骨瘤样增生的发病年龄跨度很大,病史长,发展缓慢,临床主要表现为位于骨旁的骨性肿块,可伴有局部软组织肿胀、疼痛。

【影像学表现】

1. X线 病灶在X线片上表现为骨旁软组织矿化性肿块,在母骨骨皮质表面上呈蘑菇样骨性突起,呈分叶状或菜花样生长,与母骨髓腔不相通,无骨膜增生或软组织肿块,最常见的部位为骨的干骺端(图8-1-2)。

2. CT 病灶边界清楚,有钙化和骨化,与母骨骨皮质髓腔不相通,病灶周围软组织正常(图8-1-3)。

3. MRI 病灶在MRI上见骨表面肿块,可显示蘑菇状的软骨帽,T_1WI上为低信号,压脂序列呈稍高信号,下方皮质骨的出现有助于区别恶性病变。

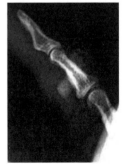

图8-1-2 X线示:示指中节指骨、腓骨旁可见团块状致密影,与母骨骨皮质相连,但与髓腔不相通

【诊断与鉴别诊断】

1. 诊断要点 X线显示骨旁矿化性物质,具有钙化、软骨帽等典型的软骨特点,下方的皮质完整,病变直接发生在骨表面,与髓腔不相通(与骨软管瘤不同)。初期病变具有透光性,但随时间推移可逐渐硬化。

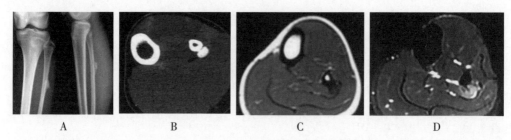

A　　　　　　　　B　　　　　　　　C　　　　　　　　D

图 8-1-3　胫腓骨(A)X 线及(B)CT 示:左腓骨旁可见结节样致密影,密度均匀,病变与腓骨骨皮质间可见低密度间隙。(C~D)MRI 横断面(T_1WI、STIRT_2)示腓骨中下段外侧突出于骨表面,背向关节面生长,T_1低信号、STIR 低信号,病变与母骨髓腔不相通

2. 鉴别诊断

(1)骨软骨瘤　奇异性骨旁骨软骨瘤样增生的骨性突起和软骨帽的形状与骨软骨瘤相似,但病变与母骨的骨皮质和髓腔不相通。

(2)骨旁骨肉瘤　起源于手足小骨的骨旁骨肉瘤极其罕见,奇异性骨旁骨软骨瘤样增生病变无明显骨皮质破坏,不会累及髓腔或周围软组织。

(3)骨化性肌炎　位于骨旁软组织内,临床常有明确的创伤史。X 线和病理均显示病变有分层结构,即病灶周边为成熟骨小梁,而中央为生长活跃的纤维组织和骨样组织,病变中很少有异型软骨成分和软骨,也很少位于手足部。

三、骨膜软骨瘤

【概述】

骨膜软骨瘤亦称皮质旁软骨瘤,是一种十分少见的发生于骨膜或骨膜下结缔组织的透明软骨肿瘤,局限于骨皮质内及骨膜下而不向髓腔延伸;病变生长缓慢,通常为孤立性病变。

【病理】

骨膜软骨瘤由透明软骨小叶组成。某些骨膜软骨瘤,镜下表现为典型的内生软骨瘤,即细胞小而分散,核致密,也有一些细胞大而成丛,细胞核不典型或为双核细胞。

【临床表现】

骨膜软骨瘤好发于管状骨表面,多位于干骺端;最常见于肱骨近端,其次是股骨、胫骨、手和足的短管状骨。发病之初,存在较长时间的肢体局部肿胀,伴有轻度至中度的间歇性疼痛。肢体上或可发现生长缓慢的不规则硬块。

【影像学表现】

1. X线　骨膜软骨瘤好发于管状骨,尤以干骺端多见,均位于骨表面,包含在骨膜内。肿瘤位于皮质之外,又邻近骨皮质,在压迫侵蚀骨皮质的同时,又伴随着骨的修复反应——增生、硬化。肿瘤压迫骨皮质并掀起骨膜,与骨交界处边缘的骨膜新生骨呈扶垛样增厚,并可沿肿瘤外缘形成薄壳。大部分肿瘤内可见到钙化,以点状、环状多见[图8-1-4(A)]。

2. CT　骨质破坏范围、形态、边缘硬化及钙化显示更清楚,可更直观地显示病灶边缘翘起的骨膜,避免在X线上将不规则翘起并重叠的骨膜误认为钙化[图8-1-4(B~D)]。

3. MRI　病灶在MRI上呈边缘低信号,可显示其内特征性的含水量较高的软骨成分,一般无瘤周水肿,病灶与母骨髓腔不相通。

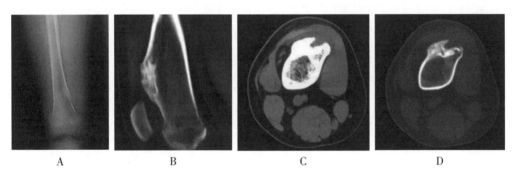

图8-1-4　(A)X线示:股骨远端骨性突起;(B~D)CT示:股骨远端骨皮质不规则突起,骨密度不均,与骨髓腔不相通

【鉴别诊断】

1. 骨膜软骨肉瘤　骨膜软骨肉瘤多见于老年人,病灶通常较大,伴有骨髓腔受累及瘤周水肿。

2. 皮质旁骨肉瘤　皮质旁骨肉瘤通常具有侵袭性表现,"日光放射"状骨膜反应,常有髓腔及周围软组织受累表现。

四、内生软骨瘤

【概述】

内生软骨瘤是常见的良性骨肿瘤,仅次于骨软骨瘤和骨巨细胞瘤,发病率居第三位,发生于骨髓腔内,多为单发。

【病因与病理】

内生软骨瘤的发病原因尚不清楚,但 Ollier 综合征与 Maffucci 综合征多由骨生长过程中包埋在干骺端的残余的骺软骨发育而来,这些残余的骺软骨常位于骨骼干骺端或者骨干,通常在骨骼发育成熟后停止生长并且随着时间的推移发生不同程度的矿化。

大体标本病理检查,可见硬而有光泽的蓝灰色分叶状组织,可有黏液样变性区及白垩色小颗粒状钙化点,镜下可见分叶状的透明软骨,软骨细胞均匀、成堆,核大小均匀、染色不深。

【临床表现】

可发生于任何年龄,但以 20~40 岁最多见,男女发病比例无明显差异。常见于四肢短管状骨,尤以手部多见。病程缓慢,多无自觉症状,当肿块逐渐长大引起压迫症状或发生病理性骨折时需要引起注意。

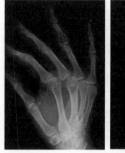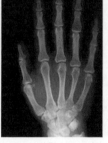

A   B

图 8-1-5　X 线示:第 3 中节指骨可见边缘清晰的囊状透亮影,骨皮质膨胀变薄,内可见散在沙粒样钙化

【影像学表现】

1. X 线　病灶多发生于干骺端和骨干近端髓腔,有类圆形骨质破坏,边界清楚,边缘硬化,皮质变薄膨胀,无骨膜反应及软组织肿块(图 8-1-5)。发生于长管状骨则骨膨胀不明显,皮质内缘有时可见"扇贝样"侵蚀。多数瘤灶内软骨有显著的结节样、环形、半环形钙化或骨化,为病变特征性表现[图 8-1-6(A~B)]。

2. CT　平扫显示髓腔内分叶状软组织肿块影,向骨干中央延伸,边界清楚。软组织肿块影内结节样、环形或半环形高密度钙化显示清晰。皮质内缘有较深的"扇贝样"侵蚀,钙化灶模糊或多量棉絮状钙化提示恶性征象。增强扫描时,肿瘤可轻度强化[图 8-1-6(C~D)]。

3. MRI　MRI 主要作用在显示未钙化的肿瘤组织,可以确定病变范围,观察骨皮质有无侵蚀,观察骨膜及软组织有无异常。瘤灶多呈长圆形或卵圆形,分叶,边界清楚;在 T_1WI 呈低信号或等信号,T_2WI 及脂肪抑制 T_2WI 呈明显高信号(因透明软骨成分含水量丰富)。MRI 较难显示小的点样钙化,大的弧形环形钙化均为低信号。部分中央病灶区及周围散在小颗粒状瘤结节在 T_2WI 上可见低信号带包绕。注射 Gd-DTPA 增强后可呈环状或不规则强化[图 8-1-6(E~G)]。

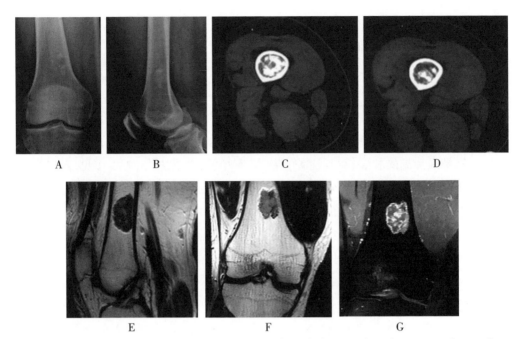

图 8-1-6 （A~B）X 线示：股骨远端团块状、云絮状高密度影；（C~D）CT 示：股骨远端骨髓腔内多发斑片状钙化影；（E~F）MRI 示：冠状面（T_1WI、STIRT_2）及矢状面（T_1WI）示股骨中下段内可见类圆形混杂信号，边缘呈分叶状，T_1WI 呈等信号或低信号，STIR 呈混杂高信号，中心有散在点状无信号区，边界清晰，无明显骨髓水肿

【诊断与鉴别诊断】

1. 诊断要点　常见于青年人，发病年龄为 10~30 岁，多发于手足短管状骨。发病部位局部红肿疼痛，软组织肿胀。边界清楚的髓腔内膨胀性骨质破坏，内见钙化病灶侵蚀骨皮质膨胀变薄。破坏区内可见散在的沙粒样、点状、小环行钙化影；周缘呈花边或波浪状硬化边。

2. 鉴别诊断

（1）骨囊肿　极少见于短管状骨，骨破坏区内无钙化影。

（2）骨巨细胞瘤　多见于干骺愈合后的骨端，横向膨胀较显著，骨破坏区内无钙化影，瘤体常因出血、坏死 T_2WI 呈不均匀高信号，MRI 清晰显示液液平面为较特异征象。

（3）低度恶性软骨肉瘤　两者常难以鉴别，当皮质内缘出现"扇贝样"骨质侵蚀或钙化模糊时，则提示恶性征象。

（4）骨梗死　骨髓腔内梗死区信号混杂，因脂肪存在或消失、出血等所致，骨梗死区域呈典型的地图样外观，急性期和亚急性期梗死灶边缘为迂曲匍行的长 T_1、长

T_2信号带,无分叶状软组织肿块内钙化及"扇贝样"皮质侵蚀,后期骨梗死区边缘为连续性骨质硬化线,均为低信号。

五、骨软骨瘤

【概述】

骨软骨瘤又名骨软骨性外生骨疣,是指在骨的表面覆以软骨帽的骨性突出物。骨软骨瘤是最常见的肿瘤,居良性肿瘤首位,有单发、多发之分,单发多见,两者发病率之比为8:1~15:1。多发性骨软骨瘤病又称遗传性多发性外生骨疣,为一种先天性骨骼发育异常,是双亲传递的常染色体显性遗传病。

【病理】

肿瘤由骨性基底、软骨帽和纤维包膜3个部分构成。骨性基底可宽可窄,内为骨小梁和骨髓,外为薄层骨皮质,两者均分别与母体骨的相应部分连续。软骨帽位于骨性基底的顶部,为透明软骨,其厚度一般随着年龄增大而减小,至成年期可完全骨化。镜下所见软骨帽的组织结构与正常的骺软骨相似,表层细胞较幼稚,深层近基底部位的软骨基质发生钙化,通过软骨内化骨形成骨质。

【临床表现】

本病好发于10~30岁,男性多于女性。肿瘤早期一般无症状,仅局部可扪及一硬结。肿瘤增大时可有轻度压痛和局部畸形,近关节者可引起活动障碍,或可压迫邻近神经而引起相应的症状。若肿瘤突然长大或生长迅速,应考虑有恶变的可能。

【影像学表现】

1. 单发性骨软骨瘤影像学表现

（1）X线　①多见于长骨干骺端。②长骨多垂直于骨干或背向关节生长。③肿瘤与母骨呈"三通征"改变,即骨皮质、骨髓腔及骨小梁相通。④根据骨性基底形态不同,可分为蒂状和广基状2种。⑤透明软骨帽位于骨性基底的顶部,儿童较厚,成人较薄,也可完全骨化。⑥较大的骨软骨瘤在顶部可形成滑囊。⑦母骨生长停止,肿瘤生长亦停止。⑧可恶变成软骨肉瘤或骨肉瘤,主要表现为突然生长加速,软骨帽增厚、长骨者超过1cm或突然出现不规则钙化,钙化软骨帽模糊,母骨邻近骨、肿瘤骨不规则破坏,瘤周软组织肿块（图8-1-7）。

（2）CT　①皮质骨和松质骨均与母骨相连的骨性突起,表面软骨帽覆盖,其内可有点环状散在或密集的钙化。②增强扫描无明显强化。③CT可清晰判定恶变后的小破坏、钙化、软组织肿块。

（3）MRI　①与母骨相连的骨皮质部分于T_1WI、T_2WI上均呈低信号。②与母骨

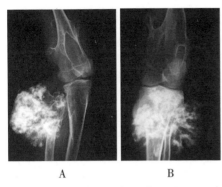

A   B

图8-1-7 X线示:左股骨远端及胫腓骨近端多发骨性突起,骨端形态畸形改变,腓骨远端呈大片状钙化及骨化,形似菜花状

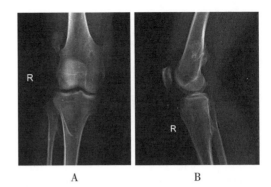

A   B

图8-1-8 X线示:右侧股骨远端及胫腓骨近端多发骨性突起,呈宽基底或蒂状与母骨相连,髓腔相通,股骨外侧骨性突起基底部骨折

骨髓腔相通的松质骨内含脂肪髓 T_1WI 为高信号, T_2WI 为中等信号。③未钙化的软骨帽为透明软骨, T_1WI 为低信号, T_2WI 为高信号。④钙化的软骨帽 T_1WI 、 T_2WI 上均表现为低信号。⑤纤维骨膜呈低信号。⑥增强扫描骨性瘤体未强化,软骨部分明显强化。

2. 多发性骨软骨瘤影像学表现

(1) X线 ①瘤体:与单发骨软骨瘤一样,广基或蒂状母骨相连,多发于长骨干骺端或骨干,同样见有骨皮质、骨髓腔及骨小梁与母骨相通的"三通征"改变,背向关节生长(图8-1-8)。②受累骨:受累骨干骺端膨胀、增粗、增宽,变形可引起肢体萎缩、变宽、骨性融合及再生多指畸形。③肿瘤恶变:多发骨软骨瘤比单发骨软骨瘤的恶变率高,恶变率为5%~25%,一般恶变为软骨肉瘤。

(2) CT及MRI ①类似单发性骨软骨瘤。②恶变时可见骨质破坏和软组织肿块。③当瘤体摩擦周围软组织时可形成软组织滑囊,其内可有出血,此时CT检查及MRI检查较X线有优势,MRI检查对确定病变性质有优势。

【诊断与鉴别诊断】

1. 诊断要点 首先通过检查患者的体征,观察是否有硬块,关节是否能够正常活动;再通过X线等其他影像学资料,观察骨组织是否正常生长,软骨帽厚度是否正常,骨质是否有凸起等来诊断骨软骨瘤。

2. 鉴别诊断 ①肌腱附着处钙化:可通过X线来鉴别诊断,肌腱钙化会引起关节处疼痛、僵硬,出现明显的活动性障碍,但是通过X线不能看到骨骼处的异物生长,而可发现骨软骨瘤的凸起物。②软骨肉瘤:可通过肝肾功能检查和CT检查来鉴别诊断,软骨肉瘤一般为恶性肿瘤,部分患者的碱性磷酸酶升高,同时长骨的X线中会出现泡状的影像学特征,有各种形态的钙化斑点,骨软骨瘤则不会出现此类情况。

六、软骨母细胞瘤

【概述】

软骨母细胞瘤为源于幼稚软骨细胞(软骨母细胞)的良性肿瘤,大约占原发性骨肿瘤的1%。好发于长骨的二次骨化中心,多见于肱骨头、股骨髁、胫骨平台。通常于儿童晚期或青少年期发病。主要症状为间断性疼痛和邻近关节的肿胀、肌肉乏力,通常以手术切除为主要治疗方法,治疗及时,一般能够治愈。

【病理】

肉眼可见肿瘤为质软、肉样及血运丰富的组织,但肉眼所见并不能判断本病变的软骨起源。肿瘤很容易从反应壳上剥离,病变常富含血腔。

【临床表现】

病程缓慢,症状出现较晚,主要症状为间断性的局部疼痛和邻近关节的肿胀、肌肉乏力,症状可持续数月到1年,可因创伤或压力增加而引起中度疼痛,小部分病变向邻近关节或软组织浸润,可有关节积液或积血,从而影响活动。典型部位为生长软骨近端的骨骺或骨突。在较膨胀和表浅的软骨母细胞瘤,可触及患骨呈轻度偏心性肿胀,关节功能受限,可有中度关节积液,为浆-血性渗出,肌肉可萎缩。症状出现晚且轻,常已存在数月,有时是数年后肿瘤才得以诊断。由于肿瘤总是发生于关节周围,其症状常与关节有关,依次为膝、肩、髋关节。软骨母细胞瘤为中度疼痛,可因创伤或受压而显示肿瘤。

【影像学表现】

1. X线 肿瘤多位于干骺愈合前的骨骺。发生于关节面下的可突破骨端进入关节;亦可跨越骺板向干骺端扩展,但单纯位于干骺端面而不累及骺板和骨骺的极少见。病灶多为圆形或不规则形局限性骨破坏区,轻度偏心性膨胀,少数呈分叶状或多房状。病灶边界清晰,常显示有硬化。病变可穿破骨皮质形成局限的软组织肿块。20%~50%的患者在骨破坏区内可出现钙化,多呈小点状、斑片状甚至团块状[图8-1-9(A~B)和图8-1-10(A~B)]。

2. CT 较容易显示骨破坏区内的少量钙化,以及邻近关节的积液和病灶周围的软组织肿胀,有利于辨认软组织肿块,也有助做出定性诊断和确定病变范围[图8-1-9(C~F)]。

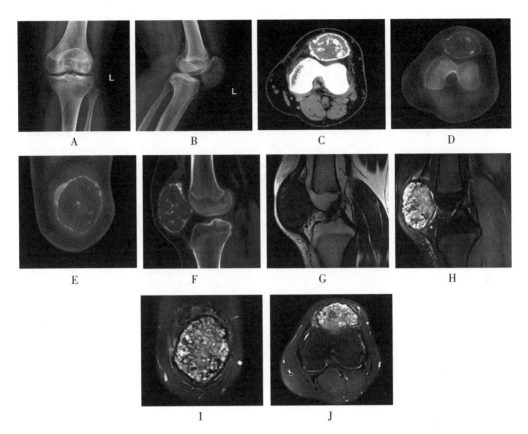

图 8-1-9 （A~B）X 线示:髌骨膨胀性改变,骨皮质变薄,内可见多发斑点样高密度影; （C~F）CT 示:右侧髌骨膨胀性骨质破坏,骨皮质变薄,内呈组织密度影,并多发沙粒样钙化;（G~J）MRI 示:髌骨膨胀性改变,内呈长 T_1 长 T_2 信号,并可见多发点状短 T_2 信号影,周围软组织水肿

3. MRI 肿瘤在 T_1WI 上呈低信号,而在 T_2WI 上可呈均质高信号,也可因钙化为低信号或因出血囊变区为明显高信号而呈现不同程度的混杂信号。脂肪抑制 T_2WI 上软组织的非特异性炎性反应和关节积液呈高信号,病灶周围髓腔内的充血水肿也呈高信号,增强后的肿瘤可有不同程度的强化[图 8-1-9（G~J）和图 8-1-10（C~F）]。

【诊断与鉴别诊断】

1. 诊断要点 好发于 5~25 岁青少年,好发于长骨骨骺、骨突,可跨越骺板溶骨性破坏,硬化边内可见弧形钙化,部分周围伴炎性改变。

2. 鉴别诊断

（1）骨巨细胞瘤 多见于干骺愈合后的骨端。骨破坏区膨胀明显,周围无硬化

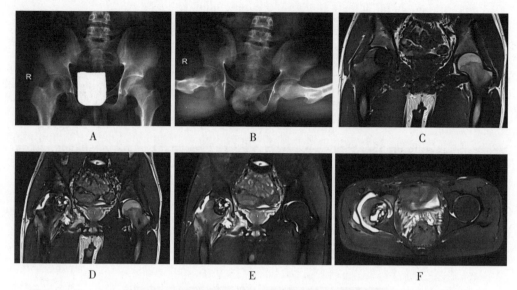

图 8-1-10 （A~B）X 线示：右侧股骨头内可见一偏心性类圆形低密度病灶，边缘硬化，内有分隔；（C~F）MRI 示：右侧股骨头内可见长 T_1 混杂 T_2 信号，STIR 高和（或）低混杂信号，周围低信号带，邻近髓腔和骨外软组织可见水肿，关节囊积液

带，其内无钙化。

（2）内生软骨瘤　骨破坏区内常可见钙化，但多见于成人的短管状骨。发生于长骨者病变多位于干骺端并向骨干方向发展。

（3）软骨黏液样纤维瘤　发生于干骺端。常为多房，房间隔粗厚呈蜂窝样，少见钙化。

（4）干骺端结核　病灶多位于骨骺或跨越骺板，病变多较小且无膨胀，一般无硬化边。病灶内的钙化密度常较高，也可见细小的死骨。邻近骨质常有骨质疏松。

七、软骨黏液样纤维瘤

【概述】

软骨黏液样纤维瘤是由一种以分叶状生长的黏液样和软骨样分化的良性骨肿瘤，在骨内极为罕见，占所有骨肿瘤发生率的 1.3%。好发于长骨干骺端，最好发于胫骨近端，多发病于 10~30 岁，可具侵袭性，也可恶变。软骨黏液样纤维瘤起病缓慢，早期症状不明显，最常见的症状是发热、骨性包块、疼痛、运动障碍。可发生恶变，继发黏液样软骨肉瘤和骨肉瘤。典型的病变部位是长骨干骺端邻近骺板或与骺板有一段距离的部位，其中以胫骨、腓骨最多，其他如指（趾）骨、肋骨、股骨、颌骨、椎骨等也可发生。诊断主要依靠影像学检查和组织病理学检查等。治疗上首选手术治疗,辅以药物治疗。

【病理】

肿瘤成分有纤维组织、黏液组织和软骨组织,多少不一。早期以黏液组织为主要成分,有的部位细胞疏松或致密,呈不规则分叶状。小叶中瘤细胞为梭形或星形,胞核染色深。瘤细胞之间为黏液,但染色阴性。小叶边缘瘤细胞十分密集,血管丰富,胞核大,可有两核、多核。可有陈旧性出血。黏液可纤维化、或演变为软骨样组织。

【临床表现】

本病好发于青少年,男女发病上无差异,80%的病例见于10~30岁,10岁以下儿童少见。多见于下肢,尤以胫骨上端、股骨和腓骨下端常见,也有些发生于距骨、跟骨、肋骨和髂骨,个别病例亦可累及脊柱。病变多位于近干骺端处。在长骨中肿瘤多呈偏心生长,并可侵袭破坏局部骨皮质。在短的管状骨中,肿瘤可完全占据髓腔,并引起局部膨胀改变。临床症状轻微,主要为局部疼痛、肿胀,部分患者原无不适,可在外伤后,经X线摄片方发现肿瘤。

【影像学表现】

1. X线　为良性骨肿瘤病变,典型的X线表现为病灶呈偏心性生长,肿瘤呈卵圆形或圆形,边界清晰。整个病灶呈透明影,边缘呈分叶状,并具有粗的骨小梁形成的房隔,瘤内很少有钙化斑点出现。肿瘤周边有时有薄层硬化带,局部骨皮质可以膨胀。由于肿瘤的膨胀性生长,局部骨皮质也可扩张、变薄,肿瘤中出现大小不等的囊样改变[图8-1-11(A)、图8-1-12(A)和图8-1-13(A)]。

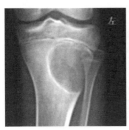
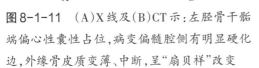
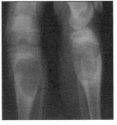
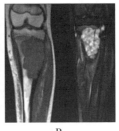

| A | B | A | B |

图8-1-11　(A)X线及(B)CT示:左胫骨干骺端偏心性囊性占位,病变偏髓腔侧有明显硬化边,外缘骨皮质变薄、中断,呈"扇贝样"改变

图8-1-12　(A)X线示:左胫骨干骺端偏心性溶骨性骨质破坏区,轻度膨胀,周边硬化,内见骨性分隔,外侧骨皮质变薄。(B)MRI示:胫骨远端病变呈膨胀性改变,示长T_1信号,STIR高信号及少量低信号,周围可见低信号硬化带,邻近骨髓水肿

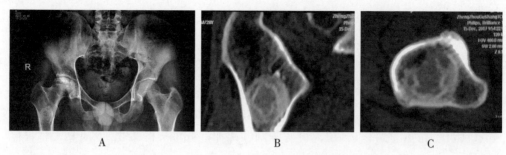

图8-1-13 （A)X线及(B~C)CT示:右侧股骨上段骨髓腔内可见环形密度增高影,病变呈分层状硬化,形似"靶征"

2. CT　CT表现为圆形或卵圆形溶骨性病变,呈偏心性,一般不累及骨骺,病变内缘具有较厚的骨质硬化。外缘多呈扇形,皮质常因膨胀而变薄甚至破裂;因皮质膨胀不均而形成的皱褶CT可显示类似肿瘤内的分隔。由于黏液成分和软骨的存在,肿瘤的CT平扫密度多偏低,与囊性肿瘤密度相近。增强后可根据有无强化或强化程度来推测其内的组织成分,测量增强前后CT值的变化,对分析病变内部成分及鉴别诊断均有较大帮助[图8-1-11(B)和图8-1-13(B~C)]。

3. MRI　病灶在T_1WI呈低或中等信号,在T_2WI呈信号不均或混杂。内部的软骨、黏液及陈旧性出血为明显高信号,纤维组织为中等或低信号,也有少数病灶内部信号均匀[图8-1-12(B)]。

【诊断与鉴别诊断】

1. 诊断要点　以椭圆形为主要形态,偏心性、溶骨性骨缺损,长径大于横径,病灶长轴与骨长轴一致;分单囊和多囊两型。多囊者大小不一,形成"囊套囊征",髓腔面显著硬化,皮质面硬化不明显,且明显变薄,称为"阴阳脸征"。较大病灶可完全侵蚀皮质面,形成半球形骨质缺损,称为"咬饼征"。钙化发生率低,以环状、弓状具有特异性。

2. 鉴别诊断

(1) 巨细胞瘤　多见于骨骺区,局部皮质明显膨胀、变薄。主要为溶骨性破坏,并可有多个相互交错的线状骨间隔,有时呈现典型的泡沫状,易产生病理骨折。

(2) 骨囊肿　以肱骨上端和股骨上端多见。肿瘤位于干骺端中央,并向周围膨胀,透亮区均一,多房性骨囊肿的骨间隔亦比较细小。

(3) 动脉瘤样骨囊肿　常表现为以骨皮质膨胀为主病变,边缘可见骨性薄壳包绕是其特征之一,其间隔较细而密,往往由于伴有出血而在影像学表现中出现液液平面,在MRI中由于化学位移伪影而成分层表现。

八、滑膜软骨瘤病

【概述】

滑膜软骨瘤病又称关节滑膜骨软骨瘤病,病因不明,是关节滑膜、滑膜囊或腱鞘内发生的软骨性、纤维软骨性或骨软骨性小体,脱落后产生游离体,继而钙化或骨化。其中最好发于膝关节,髋关节、踝关节、腕关节、肘关节常单侧发病,也有双侧发病,常见膝关节双侧发病。

【病理】

病理改变以滑膜增生、滑膜内结缔组织向软骨和骨组织化生为特征。多数研究学者认为本病是一种滑膜化生性疾病,并有自限性,极少数滑膜软骨瘤病会恶变成为软骨肉瘤。

【临床表现】

常有活动受限、疼痛、软组织肿胀并伴有关节绞锁,要考虑到滑膜骨软骨瘤病的可能。

【影像学表现】

1. X线　表现多样,典型表现为受累关节遍布多个大小不一的钙化或骨化的游离体,呈环形或实心状,边界清晰,中心部密度较淡,中间部围绕着致密环,前者代表中心的松骨质,后者则系软骨基质钙化层的投影,关节腔变窄、骨质侵蚀和骨质疏松很少见。表现不典型者可出现骨质侵蚀、软骨下囊肿、偶见关节间隙变窄、关节半脱位等(图8-1-14)。

2. CT　密度分辨率高,图像无重叠,可以弥补传统X线的不足,钙化或骨化的游离体位于关节腔内,也可呈线状聚集于滑膜上(图8-1-15)。另外,CT对于关节囊

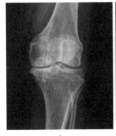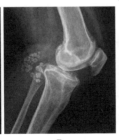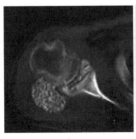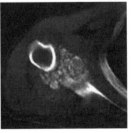

| A | B | A | B |

图8-1-14　(A~B)X线示:膝关节间隙变窄,关节面硬化,不同程度骨质增生,关节周围软组织内可见多发结节样游离体影

图8-1-15　(A~B)CT示:右肩关节间隙变窄,关节盂唇骨质破坏,关节腔及周围软组织内多发结节状游离体

肿胀、关节积液及微小的骨破坏均较X线敏感,可显示对邻近骨造成的压迫性骨吸收破坏,对关节积液的显示也较X线片清晰。

3. MRI　具有高度的组织分辨率,良好的组织对比度和多层面、多方位成像的特点,可提供非常清晰的关节内解剖细节,对血管、脂肪、液体、出血等有较高敏感性,可清楚地显示病变的大小和范围及其向邻近骨质和软组织侵犯的情况。关节囊内可见多个小结节影,T_1WI呈低信号强度,T_2WI信号不均,钙化部分呈低信号,未钙化部分呈中等或高信号强度改变。术前检查MRI均为手术提供了详细的解剖信息,特别是关节积液和关节软骨的侵蚀。

X线检查方便、快捷、经济,可对本病得出较为明确的诊断,但具有密度分辨率不高和组织相互重叠的缺陷。CT检查可清晰地发现病变,同时还可发现未钙化的骨软骨体、轻微的骨质破坏及积液。MRI可清晰地显示关节囊的肿胀及关节软骨,对少量的积液显示更为清晰,并且是无损伤的检查手段。

【鉴别诊断】

1. 色素沉着绒毛结节性滑膜炎　常呈结节或分叶状肿块征象,广泛关节内滑膜受累,有丰富的含铁血黄素沉着,常合并关节积液,但此病不显钙化和骨化。

2. 膝关节滑膜血管瘤　好发于髌下脂肪垫内,为单一的软组织肿块,有边界,相对范围局限,伴关节内血性积液,X线平片偶可见并存的静脉石。

3. 创伤性关节炎和退性行骨关节病时出现的游离体　前者有外伤史,常有关节内骨折或关节骨端畸形。后者出现游离体时,骨关节退行性变显著,关节间隙变窄,且游离体数目不会太多,形态不规整。

4. 剥脱性骨软骨病　通常只有一个游离体且邻近关节面,有局限性骨缺损。

5. 神经营养性关节病　以关节无痛性肿大、结构严重紊乱、半脱位及关节邻近散在不规则骨碎片为典型表现。

九、软骨肉瘤

【概述】

软骨肉瘤是骨肿瘤中常见的恶性肿瘤,是由染色体异常引起的软骨组织疾病,起源于软骨细胞或间胚叶组织,常见于骨盆部、股骨近端、肱骨近端和肋骨。其典型症状为患处疼痛和肿胀,严重者可出现骨折、静脉曲张等并发症,主要治疗方法为手术。

【病理】

在病理学上,肉眼可看到软骨肉瘤呈分叶状,剖面颜色为蓝白色,半透明。显微镜下,可见肿瘤组织排列紊乱,成软骨组织的基质中散在大小不等的软骨细胞,存在少量黏液样细胞,部分软骨有不规则的钙化或骨化现象。

【临床表现】

软骨肉瘤早期症状不明显,进一步发展可出现患处疼痛和肿胀,邻近关节活动受限,后期可出现骨折、静脉曲张等并发症。

【影像学表现】

1. X线　可显示骨折、骨质破坏、钙化斑点、骨化斑点、骨膜反应等改变,但细微处的钙化和侵犯软组织的显示并不明显[图8-1-16(A)]。

2. CT　与X线相比,CT检查显示骨质破坏、细微处的钙化和软组织侵犯效果更

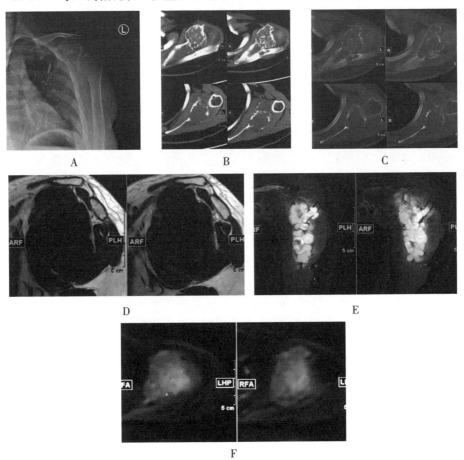

图8-1-16　(A)X线示:左侧肩胛骨溶骨性骨质破坏,内密度不均匀,可见多发斑点状钙化;(B~C)CT示:左侧肩胛骨溶骨性骨质破坏,呈膨胀性生长,骨皮质吸收、中断,内可见软组织肿块伴多发条片样钙化;(D~F)MRI示:肱骨近端软组织肿块,呈长T_1、长T_2信号,弥散不受限,内部呈多房分隔,钙化在MRI显示不如CT

好[图8-1-16（B-C）]。

3. MRI　检查在显示肿瘤边界、水肿、软组织侵犯等方面效果最好,但是在显示钙化方面效果较差[图8-1-16（D~F）]。

【诊断与鉴别诊断】

1. 诊断要点　股骨或肋骨等部位出现可扪及的疼痛肿块。当X线表现为溶骨样破坏,内部有钙化灶,且有骨膜反应,则高度怀疑软骨肉瘤的可能。病理组织学检查见软骨表现为分叶状,细胞核变大,部分软骨细胞呈不规则形状时,可以确诊软骨肉瘤。

2. 鉴别诊断

（1）软骨母细胞瘤　属于良性肿瘤,来源于幼稚软骨细胞,多位于长骨末端的骨骺,病程长达2年以上。临床上多表现为骨质破坏、皮质变薄隆起、钙化形状各异、皮肤纹理不清晰、边界明显。若肿瘤增大到一定程度,可于皮肤表面见瘤肿块。软骨肉瘤属于恶性肿瘤,通过病理组织活检可以鉴别。

（2）内生软骨瘤　好发于短管状骨,常多发,骨皮质膨胀、变薄,典型者呈"糖葫芦"样改变。发生于长管骨的内生软骨瘤典型表现是囊状骨破坏、边缘硬化及破坏区内钙化,骨皮质无侵蚀性破坏,周围不形成软组织肿块。钙化主要表现为沙粒状、逗点状及环状钙化或小弧形钙化,CT可见部分斑点状及小块状钙化。T_2WI呈高信号。

（3）骨软骨瘤　为长管状骨干骺端的带蒂或宽基底与起源骨相延续的皮质和骨小梁结构突起;MRI可见软骨帽结构,增强扫描见明显强化。

（4）骨肉瘤　好发于青少年,多发生于长骨的干骺端,病情进展快。溶骨性骨质破坏与瘤骨形成是基本特征,瘤骨的显示以放射状骨针最具特征,骨膜反应较大且常出现Codman三角,远处转移多见,囊变少见,血中碱性磷酸酶升高。

第二节　成骨性肿瘤

一、骨瘤

【概述】

骨瘤是成骨性良性肿瘤,占良性肿瘤发病率的8%。骨瘤起源于膜内成骨,多见于膜内化骨的骨骼,也可见于其他骨骼有膜内成骨的部分。按发病部位分为内生型和外生型;根据肿瘤的密度不同分为致密型、松质骨型和混合型。

【病理】

致密型骨瘤主要由成熟的板层骨构成,疏松型骨瘤由成熟的板层骨和编织骨构成。髓内骨瘤周围不见骨质破坏,而有正常的骨小梁包绕。

【临床表现】

骨瘤可发生于各个年龄,其中以11~30岁最多。男性多于女性。骨瘤可在观察期内长期稳定不增大或缓慢增大,较小的骨瘤可无症状;较大者随部位不同可引起相应的压迫症状。

【影像学表现】

1. X线和CT　骨瘤好发于颅骨,其次为颌骨,多见于颅骨外板和鼻窦壁。也可见于股骨、胫骨和手足骨等。

(1)颅面骨骨瘤　一般为单发,少数为多发,可分为两型:①致密型:大多突出于骨表面,表现为半球状、分叶状边缘光滑的高密度影,内部骨质结构均匀致密,基底与颅外板或骨皮质相连(图8-2-1)。②疏松型:较少见,可长得很大。自颅内板呈半球状或扁平状向外突出,边缘光滑,密度似板障或呈磨玻璃样改变。起于板障者可见内外板分离,外板向外突出较明显,内板多有增厚。骨瘤突起时其表面软组织也随之突起,但不受侵蚀、不增厚。CT能更好地显示X线上骨瘤的各种表现。

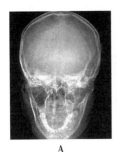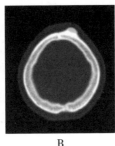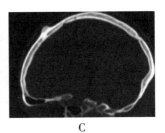

A　　　　　　　B　　　　　　　C

图8-2-1　(A)X线及(B~C)CT示:左侧额骨丘状致密性骨性突起,宽基底与颅骨外板紧密相连

(2)鼻窦骨瘤　骨瘤较小时无症状,只是通过影像学检查偶然发现。增大后可发生面部畸形,引起鼻塞、鼻溢、头痛;侵入眼眶出现眼球突出移位、视力障碍。额窦或筛窦内见边缘清晰的骨密度肿块为其直接征象,易做出诊断。CT检查的目的是观察骨瘤位置、大小及继发性改变,如向颅内、眼眶内侵及并引起眼球突出、眼外肌改变等。

(3)四肢骨骨瘤　多为致密型。外生型骨瘤突出于骨表面,基底部与骨皮质外表相连,肿瘤表面光滑,邻近软组织除可受推移外无其他改变。内生型骨瘤起于骨髓腔和骨内膜,呈球形、半球形牙质样致密影,其内无骨小梁结构。

2. MRI　致密型骨瘤在T_1WI和T_2WI上均呈边缘光滑的低信号或无信号影,其信号强度与邻近骨皮质一致,与宿主骨骨皮质间无间隙,邻近软组织信号正常。

【诊断与鉴别诊断】

1. 诊断标准　骨瘤经X线检查都可明确诊断。发生于解剖复杂部位者可经CT确诊,一般不需要做MRI检查。

2. 鉴别诊断

(1)骨岛　是正常松质骨内的局灶性致密骨块,是软骨内成骨过程中次级骨小梁未被改建吸收的残留部分。X线上表现为位于骨内的致密影,密度类似骨皮质。边缘清晰但不锐利,常可见有骨小梁与周围正常骨小梁相连。

(2)骨软骨瘤　发生于软骨内成骨的骨骼,多自干骺端或相当于干骺端的部位背离关节面方向向外生长。其基底部由外围骨皮质和中央松质骨构成,两者均与母体骨相对应结构相连续。

(3)骨旁骨肉瘤　好发于中年,多见于股骨远端后侧。肿块多无软组织成分,一般较大,密度高,呈象牙质样,也可呈发髻样致密影,肿块外形可不规整,边缘多不光滑、不锐利。骨性肿块有包绕骨干的倾向,与骨皮质相连或两者间可有一透亮间隙。有的病例骨皮质和髓腔可受侵犯。

二、骨样骨瘤

【概述】

骨样骨瘤是一种较常见的单发、良性骨肿瘤,由成骨性结缔组织和骨样组织构成,本病病因尚不明确,全身骨骼均可发病,以股骨、胫骨、肱骨为好发部位。

【病理】

肿瘤本身称为瘤巢,由新生骨样组织构成,呈放射网状排列,并伴有不同程度的钙化。新生的骨质不会变为成熟的板层骨。瘤巢周围由增生致密的反应性骨质包绕,此为成熟骨质。

【临床表现】

本病多见于30岁以下的青少年,男女发病比例约为2:1。起病较缓,主要症状为逐渐加重的疼痛,早期为间歇性疼痛,夜间疼痛加剧;后期为持续性疼痛,口服水杨酸类药物后疼痛可缓解或消失;疾病后期表现为持续性疼痛,服用水杨酸类药物也不能缓解。部分患者有发热、关节痛、关节肿胀、活动受限,由骨样骨瘤的位置靠近关节或位于关节的软骨下骨时导致。

【影像学表现】

1. X线 典型表现为瘤巢及瘤巢所在侧骨质增生、硬化,骨皮质增厚;可以分为三型:①骨皮质型;②骨松质型;③骨膜下型[图8-2-2(A)]。

2. CT 在显示瘤巢中心钙化及瘤周骨质硬化方面,CT较X线及MRI具有优势[图8-2-2(B~C)]。尽管CT是诊断骨样骨瘤的一种优选的检查方法,但骨样骨瘤好发于儿童和青少年,辐射的存在不利于重复检查及对治疗进行评估。

3. MRI MRI对于显示病变比较敏感,尤其在显示瘤周骨髓水肿、关节积液,及周围软组织肿胀等方面优于X线及CT。行增强扫描见瘤巢明显强化,强化呈点状、结节状及环形强化[图8-2-2(D~E)]。

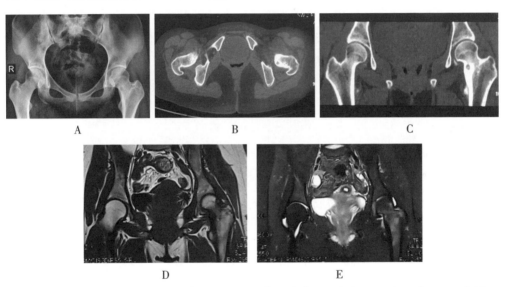

图8-2-2 (A)X线示:左侧股骨颈处可见一囊状透亮区,周边硬化;(B~C)CT示:左侧股骨颈皮质明显增厚、硬化,内可见小瘤巢骨,周围可见透亮晕圈;(D~E)MRI示:瘤周骨髓水肿,呈长T_1、长T_2信号,STIR高信号,中央可见小片状高信号瘤巢

【诊断与鉴别诊断】

1. 诊断标准 典型骨样骨瘤症状:逐渐加重的疼痛、夜间加重,关节痛、关节肿胀、活动受限等。结合病史,典型X线表现是有一直径2cm以下圆形或类圆形低密度透亮的瘤巢,其中心可见一小点状钙化而形成典型的"牛眼征",瘤巢周围有不同程度的骨质硬化,还可伴有骨膜反应、周围软组织或相邻关节肿胀。CT检查显示长骨皮质的瘤巢周围骨质增生、硬化,常伴有广泛的骨膜反应,以瘤巢为中心呈梭形增粗,而骨松质及关节内的瘤巢周围仅出现薄的硬化环,即可确诊。

2. 鉴别诊断

（1）骨母细胞瘤　骨母细胞瘤疼痛较轻，夜间不加重，服用水杨酸类药物无效，好发于中轴骨，骨质破坏范围大，直径多在2cm以上，周围骨质硬化较少，大多无骨膜反应。而骨样骨瘤多有夜间疼痛加重，且主要发生于四肢长骨骨干，骨样骨瘤的特征是由直径小于2cm的瘤巢及周围反应性增生硬化的骨质构成。此外，骨样骨瘤有自行消退的倾向，而骨母细胞瘤具有局部侵蚀倾向，是中间型骨肿瘤。根据两者临床表现、好发部位、病理表现及疾病进展即可鉴别。

（2）灶性坏死性疲劳骨折　皮质型骨样骨瘤应与灶性坏死性疲劳骨折鉴别，后者低密度区轮廓较模糊，无靶心样钙化，边缘或不锐利，局部骨皮质呈尖角样翘起；前者密度减低区边界多清晰，局部骨皮质常增厚但无骨折线，内可见点状钙化。

（3）慢性骨髓炎　皮质型骨样骨瘤应与慢性骨髓炎鉴别，后者常有红、肿、热、痛等炎性症状和反复发作史，无骨样骨瘤的夜间疼痛明显的特点，其死骨表现为长条形，骨样骨瘤是瘤巢中心点状钙化。

三、骨母细胞瘤

【概述】

骨母细胞瘤是一种少见的特殊类型肿瘤。其特点是血管丰富，能形成骨组织和骨样组织，由于它的组织学特点与骨样骨瘤相类似，但又缺乏骨样骨瘤自限性生长的特性，故曾称巨型骨样骨瘤或成骨性纤维瘤。过去认为骨母细胞瘤是一种良性肿瘤，但近几年有报告指出，有一种侵袭性的骨母细胞瘤存在，甚至会出现肺转移或恶变。

【病理】

肉眼观肿瘤呈膨胀性生长，大小不一，直径为2~10cm，呈棕红色或棕色，易出血。肿瘤内部有坚韧结构，似沙粒状硬度，质脆，可含有小的骨片，较大的肿瘤有囊变。镜下见肿瘤基本表现为丰富的血管性结缔组织，间质中有大量骨母细胞和钙化程度不一的骨样组织，偶有体积较小的多核巨细胞。

【临床表现】

骨母细胞瘤在脊柱、管状骨、扁平骨中均可发病，但以脊柱最好发，约占发生率的40%，其次为长骨干、干骺端和手足短骨。发病年龄为10~30岁的患者约占80%。因该肿瘤起病隐匿，疼痛较轻，故患者就诊较迟，发于表浅骨，可向外膨胀，常可早期触及。生于关节附近可以发生关节活动受限。生于脊柱常有背腰痛，甚至出现下肢放射痛、麻木、肌无力或截瘫等神经根、脊髓压迫症状。实验室检查无特异性变化，个别病例可有血沉加快;如为恶变者,血清碱性磷酸酶可升高。

【影像学表现】

1. X线 平片上,约1/3的病例发生于脊椎,且多见于附件;其次是长管状骨,约占1/3,多见于骨干和干骺端;其余的见于手足骨、股骨和骨盆等处。肿瘤直径大小为2~10cm,表现为类圆形膨胀性骨质破坏,边界清晰,可有少量骨膜新生骨。早期病灶内无或有密度不一的斑点状、索条状钙化影,随病程进展,钙化和骨化更为广泛、致密[图8-2-3(A)]。

2. CT 其可跨越骺板累及干骺端呈偏心性生长,且骨质破坏区多分为分叶状、类圆形及边缘可见硬化,病灶内可见片状、斑点状钙化灶,但外缘骨皮质变薄,存在明显膨胀性病变,然而病灶内钙化多为软骨类病变特征性表现,病理表现为软骨化骨和软骨钙化,少数可见骨膜反应和关节周围软组织肿胀[图8-2-3(B~C)、图8-2-4(A~B)]。

3. MRI 肿瘤内的非钙化、骨化部分在T_1WI上为低到中等信号,在T_2WI上呈高信号;钙化、骨化部分在各扫描序列上均呈低信号。病灶周围的骨髓和软组织内可出现反应性充血水肿,表现为长T_1、长T_2信号[图8-2-4(C~G)]。

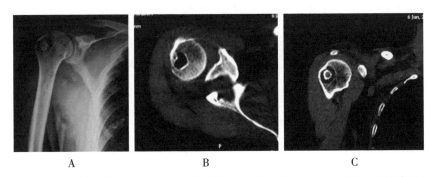

A B C

图8-2-3 (A)X线及(B~C)CT示:右侧肱骨头可见一偏心性低密度区,边界清晰,周边硬化,内可见环形钙化

【诊断与鉴别诊断】

1. 诊断要点 多好发于11~30岁青少年,男性稍多于女性。好发于脊柱和长管骨。发生于脊柱者,病变多位于棘突、椎弓和横突;病灶为软组织密度伴点片状钙质样高密度或呈低于骨皮质的均匀磨玻璃样高密度。发生于管状骨,病变多位于干骺端,亦可累及骨端或骨干。

2. 影像特征 轻度膨胀性骨质破坏;较薄的高密度硬化缘;不同程度的钙化和骨化(发生率不如脊柱);一般无骨膜反应,周围少见软组织肿块。

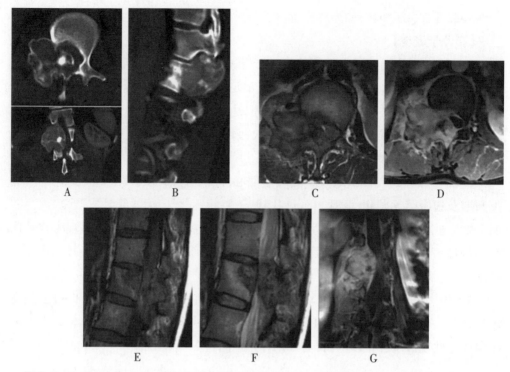

图8-2-4 (A~B)CT示：胸椎右侧附件呈膨胀性改变，其内密度不均，骨皮质变薄，内可见结节样钙化，突向椎管内；(C~G)MRI示：附件区可见不规则、欠均匀、稍长T_1信号、稍长T_2信号，STIR呈混杂稍高信号，周围软组织水肿，病变突向椎管内压迫脊髓

3. 鉴别诊断

（1）骨样骨瘤 病理组织学上两者难以区别，但临床上骨样骨瘤疼痛较剧，服阿司匹林后可缓解，病灶较小，骨母细胞瘤则相反。

（2）骨肉瘤 两者均可使骨皮质变薄和破坏，但骨母细胞瘤可见骨膜完整，骨膜反应少，且病理组织学上可见大量骨母细胞，但核分裂小。

（3）骨巨细胞瘤 该肿瘤一般无类骨组织，且骨质膨胀明显，可有房隔出现，边缘清晰。

四、骨肉瘤

【概述】

骨肉瘤是最常见的原发性恶性骨肿瘤，源于骨及软组织中能够产生骨质和类骨质的间质细胞。分为普通型、小细胞型、髓内高分化型、毛细血管扩张型、高级别骨表面型、骨膜型和骨旁型。好发于儿童及青少年，原发性骨肉瘤好发于长骨干骺端，以股骨、胫骨为主,其次为骨盆等不规则骨。恶性度高,早期即可能发生转移,危害大,死亡率高。

【病理】

骨肉瘤主要成分为瘤性成骨细胞、瘤性骨样组织和肿瘤骨。部分肿瘤可见数量不等的瘤性软骨组织和纤维肉瘤样结构。肿瘤细胞大小不一,染色质丰富,常见核分裂像,但均较正常骨母细胞大。肿瘤细胞分泌的基质将其包埋并连接起来,形成大小不等、形态各异的片状结构,即瘤性骨样组织。

【临床表现】

疼痛为早期症状,可发生在肿瘤出现以前,起初为间断性疼痛,渐转为持续性剧烈疼痛,尤以夜间为甚。临床上常发生于青少年,好发部位为膝关节周围,常表现为骨端近关节处肿大,硬度不一,有压痛,局部皮肤温度高,静脉扩张,有时可触及搏动,可有病理性骨折。

【影像学表现】

1. X线

(1)骨质破坏　多始于干骺端中央或边缘部分,松质骨呈斑片状骨质破坏,皮质边缘示小而密集的虫蚀样破坏区,在皮质内表现为哈佛管扩张而呈筛孔状破坏[图8-2-5(A~B)]。

(2)肿瘤骨　瘤骨形态主要有云絮状:密度较低,边缘模糊;斑片状:密度较高,边界清晰,多见于髓腔内或肿瘤的中心部;针状:多数细长骨化影,边界清楚或模糊,彼此平行或呈辐射状,位于骨外软组织肿块内。

(3)肿瘤软骨钙化。

(4)软组织肿块　肿块多呈圆形或半圆形,边界不清晰。肿块内可见瘤骨。

(5)骨膜增生和Codman三角　Codman三角虽是骨肉瘤常见而重要的征象之一,但亦可见于其他肿瘤(如骨纤维肉瘤、尤因肉瘤)或病变(如骨髓炎、佝偻病等),故并非骨肉瘤的特征性表现。

2. CT

(1)溶骨性骨破坏　表现为骨松质斑片状缺损,骨皮质表面或全层虫蚀样、斑片状破坏。若骨髓腔的脂肪低密度被软组织密度所取代,则可见斑片状瘤骨;肿块密度不均匀,内可见低密度坏死区。骨皮质呈筛孔状破坏(筛孔征),髓腔内肿瘤通过中断处与皮质外软组织肿块相连,骨皮质呈不规则变薄、毛糙。

(2)肿瘤骨　表现为骨松质内斑片状高密度影和骨皮质增厚。肿块密度不均,内可见低密度坏死区。CT多层面重建示骨膜反应,呈条状、花边状,可见Codman

三角。

（3）软组织肿块内可见云絮状瘤骨，常偏于一侧或包绕病骨生长，边缘模糊，其内常见囊变、坏死区，与周围分界不清[图8-2-5(C~E)]。

（4）行CT增强扫描时肿瘤实质呈明显强化，与周围血管的关系清晰。

3. MRI 骨肉瘤在MRI上的特点取决于肿瘤组织中细胞类型和肿瘤有无出血和坏死。

（1）在T_1WI上多表现为不均匀低信号，在T_2WI上呈不均匀高信号。

（2）肿块外形多不清晰。

（3）在T_2WI上骨质破坏、骨膜反应、瘤软骨钙化呈低信号影，其形态与CT相似。

（4）若骨髓腔内正常的骨髓高信号被肿瘤组织所取代，T_1WI呈稍低信号；若合并出血，局部呈稍高信号；T_2WI呈高低混杂信号；髓腔内和软组织肿块内的瘤骨和骨膜反应在T_1WI和T_2WI上都呈低信号。骨膜反应呈放射状，呈散在不规则斑片状；若中央发生坏死囊变，T_1WI呈低信号，T_2WI呈高信号，囊内可见液平面。

（5）肿瘤周围骨髓和软组织内可见水肿区，呈不规则片状，边界模糊，T_1WI呈低信号，T_2WI呈高信号。可见肿瘤血管呈点状、条状低信号流空区[图8-2-5(F~G)]。

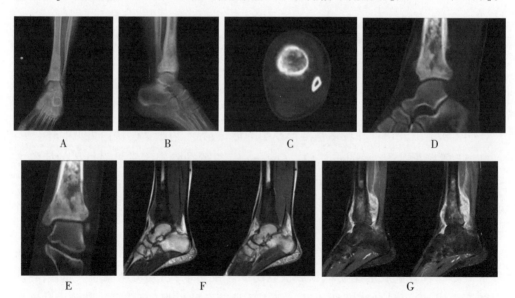

A B C D

E F G

图8-2-5 （A~B）X线示：左胫骨远端髓腔内侵蚀样骨质破坏，髓腔内密度增高，周围可见骨膜反应。（C~E）CT示：左胫骨远端髓腔内可见混杂密度影，骨皮质破坏，边缘模糊，周围可见骨膜反应并破坏、中断，形成Codman三角。（F~G）MRI示：胫骨中下段髓腔内长T_1短T_2信号，STIR高信号，病变侵犯周围软组织，MR显示骨膜反应不如X线及CT

（6）MRI增强扫描,肿瘤呈不均匀明显强化,与周围组织分界清晰。

【诊断与鉴别诊断】

1. 诊断 骨肉瘤有明确的好发年龄和侵犯部位,影像学表现亦具有特征性。表现典型的骨肉瘤X线片即可确诊,但通过X线无法判断骨髓的受侵程度,更不能检出骨髓内的跳跃性子灶,对准确判定软组织受侵范围亦有较大限制。因此,在X线的基础上宜进一步做MRI检查,为治疗提供更为直接和准确的信息。骨肉瘤的最后诊断一定要结合病理、影像、临床来综合判断,三者缺一不可。

2. 鉴别诊断

（1）化脓性骨髓炎 骨质破坏广泛,通常累及骨干全长,骨膜反应为层状,可见死骨形成。

（2）尤因肉瘤 髓腔内斑点状、鼠咬样溶骨破坏,范围较广,多见葱皮样骨膜反应。

（3）成骨型转移瘤 多见于躯干骨和四肢长骨近端,为边界清晰的多发病灶,多不侵犯骨皮质,一般不难鉴别。但少数长骨单发转移病灶,有大量新骨形成或出现骨膜反应,则鉴别较困难。

（4）软骨肉瘤 中央型软骨肉瘤有时与成骨型骨肉瘤相似,但瘤灶内有大量环状或团絮状钙化,以此鉴别。

五、骨旁骨肉瘤

【概述】

骨旁骨肉瘤又称皮质旁骨肉瘤,源于骨周围骨膜,向骨外生长,但趋于包绕骨干,较为罕见。男女发病率相近,虽可见于任何年龄,但超过半数病例大于30岁。系来自骨膜、骨皮质附近结缔组织或骨皮质表面的成骨性结缔组织肿瘤,为一特殊类型的骨肉瘤。

【病理】

肿块呈分叶状,边界光滑,肿瘤切面呈灰白色,骨性坚硬,中心部常较边缘部致密。肿瘤起自邻近骨膜,呈广基底,部分骨化,突入软组织。绝大多数肿瘤有包绕骨干生长的趋势。主要的肿瘤细胞成分为肌纤维母细胞样肿瘤细胞、纤维母细胞样肿瘤细胞和骨母细胞样肿瘤细胞。

【临床表现】

最常见的主诉为局限性肿胀或肿块,痛或不痛,或在肿块出现后局部出现酸痛或钝痛。亦有部分病例因有疼痛而触及肿块。病程持续数月至数年,肿块较大而且位于关节附近时,可伴有关节活动受限。主要体征为局限性肿胀或肿块,坚硬而不移动,压痛并不明显,病程长者肿块通常较大。

【影像学表现】

1. X线 把X线表现分为两种类型:一型为良性,但有潜在恶变倾向;另一型发病初期即有高恶变性。

(1)良性骨肉瘤X线特征 ①肿瘤边缘光滑,伸入软组织,少与皮肤肌肉发生粘连。②肿瘤体积小,数年保持静止状态。③骨皮质增厚、硬化[图8-2-6(A~B)]。

(2)恶性骨肉瘤X线特征 ①肿瘤边缘不光滑或呈绒毛状增生。②致密肿块区内出现多数密度减低区。③肿瘤常侵犯髓腔。

2. CT 皮质旁骨性肿块,与皮质不连或附连在皮质上[图8-2-6(C~D)]。一般有3种形式:

(1)皮质旁单一致密骨性肿块(多见),没有软组织密度样肿块,与周围软组织之间的边界清晰。此种由肿瘤组织成骨完全骨化所致,骨化的肿瘤密度多呈象牙质样,少数可呈棉絮样。

(2)皮质旁软组织密度肿块,肿块内大部分呈致密骨性密度,为肿瘤组织大部分骨化而外周未骨化所致。

(3)皮质旁多个散在致密骨性肿块,一般由多个肿瘤中心所致。

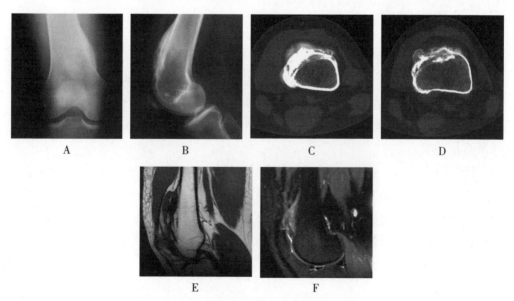

图8-2-6 (A~B)X线及(C~D)CT示:股骨远端前内侧以成熟骨为主的增生样骨性凸起,骨皮质不规则增厚;(E~F)MRI示:病变呈长T_1长T_2信号,未侵犯骨髓腔

3. MRI

（1）主要显示肿瘤与骨皮质的关系，侵犯髓腔的范围[图8-2-6(E~F)]。

（2）肿瘤在T_1WI上呈低信号，T_2WI上呈混杂信号。

（3）瘤骨边缘可见线样低信号薄膜包绕。

（4）肿瘤轻度强化。

【鉴别诊断】

1. 骨软骨瘤　肿瘤多有蒂，也可为广基底型，带蒂者肿瘤背离关节面方向生长，且肿瘤的皮髓质多与下方的正常骨组织相延续，其骨小梁之间为正常的造血性或纤维脂肪性骨髓组织。

2. 骨化性肌炎　个别发生于骨干旁的皮质旁骨肉瘤应与骨化性肌炎鉴别。骨化性肌炎好发于男性，常有局部外伤史，主要发生于软组织内。与皮质旁骨肉瘤不同的是骨化性肌炎骨化自外周向中央发展。

第三节　成纤维性肿瘤

一、骨促结缔组织增生性纤维瘤

【概述】

骨促结缔组织增生性纤维瘤又名韧带样纤维瘤、侵袭性纤维瘤、硬纤维增殖性纤维瘤，在临床上罕见，好发于青少年，临床上表现为疼痛、肿块和病理性骨折。有中心型和边缘型（又称骨膜硬纤维瘤），前者为长骨干骺端中心位，后者在股骨内髁后内侧。侵袭性强，囊内刮除容易复发，复发率为72%，也可行广泛截除与功能重建术。本病还可进行放疗，经过积极治疗，大多可治愈，但容易复发，需要长期持续性治疗。

【病理】

肿瘤发生于深部肌肉内结缔组织、筋膜或腱膜。瘤组织由丰富的胶原纤维与来自肌纤维母细胞的梭形瘤细胞组成，细胞有异型，核分裂象很少或无，不伴有瘤巨细胞。

【临床表现】

临床上骨促结缔组织增生性纤维瘤大多呈隐匿发病，大多患者发病初期多无临床症状。部分患者会出现受累部位疼痛、肿胀、关节活动障碍等。患者出现持续或间歇性疼痛、肿胀等临床症状时,病变范围已相对较大。局部可扪及肿块,边缘多不清晰,多无明显压痛。

【影像学表现】

1. X线 病变常见于长骨干骺端,多呈膨胀性或溶骨性骨质破坏,长径与所在骨长轴一致,膨胀性破坏者破坏区内可见粗大小梁状骨结构,内无钙化,边界大多清晰不规则;部分出现相邻部位的骨质硬化,周围软组织肿胀,溶骨性破坏者边缘呈波浪状,边缘不硬化,部分骨皮质缺失,但无骨膜反应[图8-3-1(A)]。

2. CT 病变呈膨胀性破坏者,其内密度欠均匀,见条状密度增高影,局部骨皮质连续、明显变薄,周围软组织内未见异常改变。见局部骨质硬化。呈溶骨性破坏者,邻近部位的骨髓腔扩大,密度增高,局部骨皮质缺失。相邻软组织内可见边界清晰的软组织肿块,骨质缺损区及软组织肿块内可见条状不规则密度增高影,部分可见轻微骨膜反应[图8-3-1(B)]。增强扫描均呈环形强化。

3. MRI 呈膨胀性改变者于T_1WI上表现为局部不规则椭圆形、水滴状低信号影,与肌肉信号相仿,信号均匀,其长轴与骨长轴平行,边缘清晰,边缘有线状低信号环绕;局部骨皮质膨胀、明显变薄,周围软组织形态、信号未见异常改变。T_2及T_2抑脂序列呈不均匀高信号,其内见条片状低信号分布。增强病灶呈不均质强化,其中代表胶原纤维的条片状低信号未见强化。呈溶骨性改变者,病灶伴相邻部位的软组织内肿块,病变区呈长T_1信号,与肌肉信号相近,T_2及T_2抑脂序列呈不均匀高信号,边缘清晰,骨皮质边缘见细线形骨膜反应,增强扫描呈非均质明显强化[图8-3-1(C)]。

【诊断与鉴别诊断】

1. 诊断要点 出现骨促结缔组织增生性纤维瘤症状,病变部位疼痛、肿胀、关节活动受限等。结合体格检查,病变部位可出现压痛,若患者已经发生病理性骨折,可

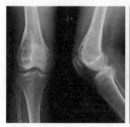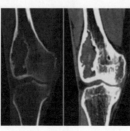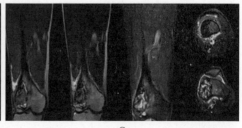

A   B   C

图8-3-1 (A)X线及(B)CT示:右股骨远端偏心性不规则溶骨性骨质破坏区,边缘硬化呈波浪形,病变长轴与股骨干长轴方向一致,内呈软组织密度伴条片样高密度影;(C)MRI示:股骨远端呈膨胀性改变,呈长T_1短T_2信号,STIR高信号及少量低信号,邻近软组织水肿

查见局部畸形,有骨摩擦音等。通过病变部位X线、CT等影像学检查,发现病变部位呈膨胀性或溶骨性骨质破坏,活体组织检查在显微镜下,肿瘤由丰富的胶原纤维和极少的纤维细胞构成,呈平行排列,细胞有异型性和核分裂相,肿瘤边缘常可见到被肿瘤组织包绕的横纹肌小岛。

2. 鉴别诊断　低度恶性纤维肉瘤是一种多形性肉瘤,可能为中老年人最常见的软组织肉瘤。此瘤具有多形性的高度细胞性肿瘤,组织学检查可见较多的细胞及较多的丰满而多形的核,常见有丝分裂像;而成纤维性纤维瘤为良性肿瘤,以此可以鉴别。

二、骨纤维肉瘤

【概述】

骨纤维肉瘤是起源于非成骨性间叶组织,即成纤维细胞的恶性骨肿瘤。本病发病率约占骨原发肿瘤的3.83%,多见于20~40岁,男性多于女性。好发于四肢长骨干骺端或骨干,以股骨下端、胫骨上端最多,颅骨、脊椎、骨盆等也可发病。本病在恶性骨肿瘤中并不常见,最常见的主诉是疼痛和局部肿胀,可通过手术治疗,对放化疗均不敏感。本病无法治愈,可能会发生转移。

【病理】

肿瘤主要由纤维细胞及其所产生的胶原纤维构成,可发生出血、坏死及囊变。肿瘤可分为中央型和周围型,中央型多见,起自骨内膜,可穿破骨皮质形成软组织肿块。周围型起自骨外膜,包绕骨干向外生长,与母骨相连,亦可直接侵及骨皮质及髓腔。部分肿瘤可继发畸形性骨炎、骨纤维异常增殖症或慢性感染等。

【临床表现】

骨纤维肉瘤患者最常见的主诉是疼痛和局部肿胀,在周围型(骨膜)纤维肉瘤或高度恶性的肿瘤可以触及肿块,病理性骨折是常见的并发症,也常是一些病例的首发症状。本病的主要表现为局部疼痛和肿胀,呈进行性加重。出现深在单发局限性硬固结节,表面紧张、光亮、发红,不易破溃,通常表面皮肤正常,可以移动,但侵犯邻近组织时固定不能移动,可浸润至皮下脂肪、肌肉、筋膜等,肿块有轻度压痛及波动感,常发生于四肢长骨。部分患者所患肿瘤累及关节面时,引起关节活动受限。

【影像学表现】

1. X线和CT

(1) 中央型　多见,表现为溶骨性或轻度膨胀性骨破坏区,边缘模糊,呈筛孔样改变,周围伴有明显软组织肿块。瘤内少有钙化及骨化征象[图8-3-2(A~B)]。一般无骨膜新生骨。生长慢者,破坏区可呈囊状,甚至呈膨胀性骨破坏。

(2)周围型 少见,表现为骨旁软组织肿块和邻近部位的骨皮质毛糙、压迫性缺损或虫蚀样骨破坏,亦可穿破皮质浸入骨髓腔[图8-3-2(C~D)]。肿瘤生长巨大时,可出现不规则低密度坏死区。增强扫描示肿块不均匀强化。

2. MRI 肿瘤在T_1WI上多为低信号,T_2WI多因分化程度不同,可呈高信号、低信号或混杂信号[图8-3-2(E~G)]。

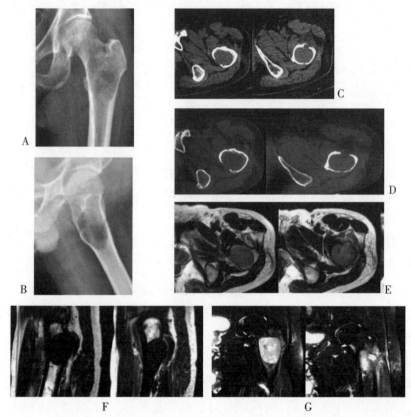

图8-3-2 (A~B)X线示:左侧股骨上段可见囊状低密度骨质破坏区,骨皮质变薄,周围无明显硬化边;(C~D)CT示:左股骨上段可见膨胀性、溶骨性骨质破坏区,内呈软组织肿块影,病变突破骨皮质;(E~G)MRI示:左股骨干上段可见团状长T_1信号,压脂高信号,病变侵犯周围软组织

【诊断与鉴别诊断】

1. 诊断要点 中央型者呈单个囊状破坏区,边缘不规整,多数无骨膜反应。肿瘤在髓腔内生长者,可出现似尤因瘤的斑纹状透亮区。周围型者,可见软组织肿块影,骨皮质破坏;侵入髓腔时可出现虫蚀样改变或骨缺损。确诊需要做病理检查。

2. 鉴别诊断

（1）骨网状细胞肉瘤 两者有时在临床上极为相似，不易鉴别。但骨网状细胞肉瘤除发生于长骨外，肩胛骨等处也较常发生，且症状较轻、病程较长，X线片表现以溶骨性破坏为主，范围广泛，以此可与骨纤维肉瘤相鉴别。

（2）骨巨细胞瘤 骨质破坏严重的骨巨细胞瘤于骨端呈膨胀性、溶骨性破坏，此时极易与骨纤维肉瘤混淆，需借助病理切片才能鉴别。

（3）纤维肉瘤 在组织学上纤维肉瘤可能难以与硬纤维瘤区别，但在纤维肉瘤中细胞核更多、更大、更丰满，染色轻度过深及有明显的多形性，有丝分裂象，胶原成分较少和较不成熟。

（4）溶骨型骨肉瘤 以溶骨破坏为主，范围较广泛，其内无钙化点，多数有骨膜反应，且多伴有巨大的软组织包块。通过X线可以与本病进行鉴别。

（5）滑膜肉瘤 有时易与周围型骨纤维肉瘤相混淆，前者骨膜反应轻微或缺如，软组织肿块与关节密切毗邻可资鉴别。

三、非骨化性纤维瘤

【概述】

非骨化性纤维瘤为骨结缔组织源性的良性肿瘤，无成骨趋向。骨骼发育成熟时，可自行消失。

【病理】

大体病理表现为薄层硬化包绕的骨腔，肿瘤由坚韧的纤维结缔组织构成，由梭形结缔组织细胞，呈层状或旋涡状排列。由于肿瘤在骨内膜面的侵蚀而使骨皮质变薄，一般保持完整，有时骨皮质可增厚。

【临床表现】

本病病因不清，与纤维性骨皮质缺损有相同的组织学表现和发病部位，不少病例由局限性纤维骨皮质缺损发展而来，纤维骨皮质缺损如不自行消失，膨入髓腔，则可称为非骨化性纤维瘤。本病发病缓慢，青少年好发，以8~20岁居多，男性稍多于女性，症状轻微或偶尔出现，局部可有酸痛、肿胀，多见于下肢，四肢长骨距骺板3~4cm的干骺部，尤以胫骨、股骨和腓骨多见，随着年龄增长逐渐移向骨干。

【影像学表现】

1. X线和CT 可分为皮质型和髓腔型。

（1）皮质型 多见于股骨下端、胫骨上端等长骨干骺端，位于一侧皮质内或皮质下，呈圆形、卵圆形、多房形透光区，呈膨胀性生长，边缘光滑锐利，有硬化边，无骨膜反应及软组织肿块(图8-3-3)。

（2）髓腔型　多位于长骨干骺部或骨端，多见于腓骨、尺骨、桡骨等细管状骨，在骨髓腔内呈中心性扩张的单囊或多囊状透光区，侵犯骨横径的大部分或全部，骨皮质变薄，内密度均匀，无死骨、钙化、髓腔狭窄，外无软组织肿块[图8-3-4和图8-3-5(A~B)]。

2. MRI　病变在T₁WI呈低信号，在T₂WI信号增高不明显，或呈不均匀增高；病变与髓腔之间有信号带，代表有骨硬化带，其中高信号区代表泡沫细胞和多核巨细胞[图8-3-4(C~E)]。

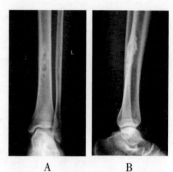

A　　　B

图8-3-3　X线示:左胫骨下段髓腔内囊状透亮区,周围骨质硬化,病变与骨皮质紧密相连

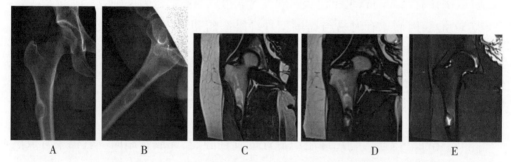

A　　　　　B　　　　　C　　　　　D　　　　　E

图8-3-4　(A~B)X线示:右股骨上段骨皮质内囊状膨胀性骨质破坏区,周边硬化,病变突向骨髓腔内。(C~E)MRI示:右股骨上段长T₁长T₂信号,压脂高信号,周围环绕短T₁短T₂信号

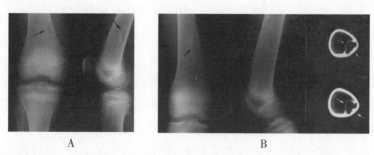

A　　　　　　　　B

图8-3-5　(另一病例:由纤维性骨皮质缺损向非骨化性纤维瘤的演变)。(A)纤维性骨皮质缺损,病变较小,局限于骨皮质内;(B)后续复查,病变范围逐渐扩大,内移至骨髓腔

【诊断与鉴别诊断】

1. 诊断要点　根据病变发病部位、形态、范围、特点,以及患者年龄、临床症状等

诊断并不困难;关键点是病变由骨皮质向髓腔方向发展,这也是诊断本病的关键所在。

2. 鉴别诊断

(1)骨样骨瘤　多发生于骨皮质内,瘤巢较小,长径一般<2cm,巢周围有明显的反应性骨质增生和骨膜反应。

(2)骨巨细胞瘤　多位于骨端,有横向膨胀的倾向,骨质破坏呈皂泡状,相邻骨质一般无硬化,以20~40岁多见。

(3)纤维性骨皮质缺损　多见于6~15岁儿童,位于长骨干骺端,呈囊状或片状皮质凹陷或骨质缺损区,无膨胀性骨壳。

第四节　血管肿瘤

一、骨血管瘤

【概述】

骨血管瘤是骨内血管增生所形成的良性肿瘤或血管畸形,是发生于骨内的原发性肿瘤,其发生率占全骨肿瘤的0.6%~1%。可发生于任何骨骼,以脊柱、颅面骨多见(占2/3以上),也可见于长骨和其他扁骨。骨血管瘤可发生于任何年龄,以中年人居多,尤其是30~50岁的年龄组,女性多于男性,有文献报道,本病女性发病率是男性的2倍。可单发或多发,以单发者多见,生长缓慢,预后良好。多发者,同一骨骼多处发病或多处骨骼同时受累,近半数病例同时伴有其他部位的血管瘤,称为血管瘤病,预后较差。骨血管瘤分为海绵型和毛细血管型,前者常见,由充满血液、扩张的薄壁腔窦构成,多见于颅骨和脊柱。毛细血管型由极度扩张增生的细小毛细血管构成,多见于扁骨和长骨干骺端。颅骨与脊椎血管瘤多属海绵型,但在颅骨多表现为新骨形成,在脊椎则多表现为骨质吸收。

【病理】

在组织学上,颅骨血管瘤大多为海绵状血管瘤,毛细血管瘤少见。颅骨血管瘤多位于板障内,逐渐长大可侵犯内、外板。肿瘤大小不一,单发或多发,厚薄不一。通常无包膜,与周围组织分界尚清,病灶松软易碎,表面和切面呈暗红色,外观为海绵状或蜂窝状。切面由较多骨小梁构成网状支架,表浅部位的骨小梁较粗大,垂直于颅骨表面,呈放射状。肿瘤深部的骨小梁则呈蜂窝状排列,在骨小梁空隙之间,为大小不一、扩张的血窦,其内充满血液。光镜下可见肿瘤由不规则排列的骨小梁以及大小不一的薄壁血管和血窦组成。血管窦覆以单层内皮细胞,位于骨小梁之间或贴附于骨小梁上。在血窦与骨小梁之间,可由结缔组织分隔。

【临床表现】

生长缓慢,临床上多无症状,部分患者因影像学检查偶然发现。脊椎病变发生压缩性骨折可致脊髓压迫症,颅骨病变可触及局部肿块。

【影像学表现】

1. X线

(1)脊椎血管瘤 典型表现为椎体骨质破坏吸收、密度降低,残存反应增生的粗大骨小梁呈纵行排列,称为"栅栏"样椎体。

(2)毛细血管型 多位于脊柱椎体,海绵状血管型多位于颅板。

(3)颅骨血管瘤 典型表现为颅骨板障膨胀,内、外板变薄,内见"放射状骨针"征象[图8-4-2(A-B)]。

(4)长骨血管瘤 很少见,表现为骨髓腔蜂窝状骨破坏,无骨膜反应。

2. CT

(1)脊椎血管瘤 横断面松质骨呈粗大网眼状改变,残留骨小梁增粗、呈稀疏排列的高密度点;矢状面或冠状面重组图像为"栅栏"样改变[图8-4-1(A~C)];椎体外形正常或略膨胀;增强扫描病变不强化或轻微强化。

(2)颅骨血管瘤 板障膨胀性低密度破坏区,内、外板变薄,内有"放射状骨针"

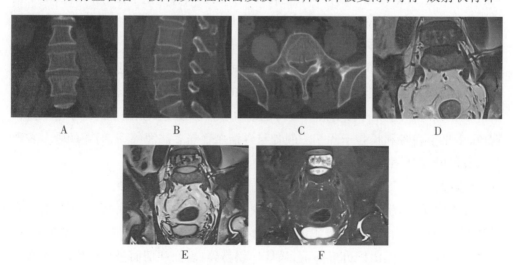

A   B   C   D

E   F

图8-4-1 (A~C)CT示:腰5椎体骨小梁增粗,呈小网格样改变,矢状位示"栅栏"样;(D~F)MRI示:腰5椎体可见短T_1、长T_2信号,STIR高信号

征象[图8-4-2(C),图8-4-3(A~B)]。

（3）长骨血管瘤　骨呈偏心性膨胀改变,骨皮质变薄,其内骨性间隔呈"皂泡"样或"蜂窝"样。

3. MRI

（1）MRI　敏感性高,能显示X线片难以发现的较小血管瘤;其多平面成像能更清晰地确定病变范围及其与邻近神经血管结构的关系,可显示瘤内血管的形态和蔓延范围,并显示脊髓有无受压。

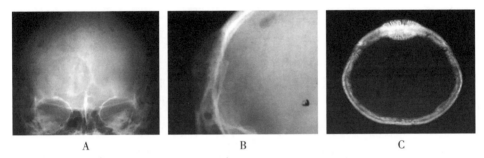

图8-4-2　（A~B)X线及(C)CT示:额骨见一椭圆形膨胀性骨质破坏区,向外突出,边缘清晰,有硬化,其内可见向周围呈放射状排列的粗大骨小梁(放射状骨针)

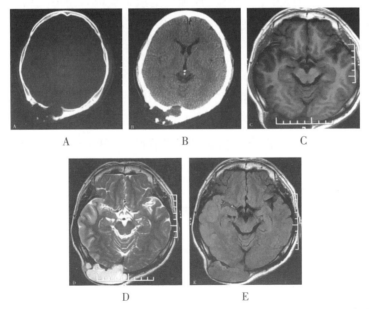

图8-4-3　（A~B)CT示:右侧枕骨见大片状、分叶状、膨胀性骨质破坏灶,密度不均,边缘锐利,周围有不规则硬化边,内外板破坏变薄且不连续,可见突向颅外的软组织肿块,内可见点状高密度影;(C~E)MRI示:右侧枕骨软组织肿块,呈长T_1、长T_2信号,FLAIR等信号

（2）脊椎血管瘤　T_1WI上典型血管瘤表现为累及椎体一侧或整个椎体的不均匀占位灶,椎体外形正常或轻度膨胀,低信号区内可见代表增粗骨小梁的多个更低的点条状信号,横断面上呈网格状,矢状面见受累椎体有纵行排列的"栅栏样"异常信号区,低信号的骨小梁与高信号的脂肪平行相隔;非典型血管瘤肿瘤几乎占据整个椎体,受累椎体可压缩、变扁,典型的"栅栏样"表现不存在,代之以信号相对均匀的占位灶,肿瘤边缘模糊不清,受累椎体前后径增宽,可突入椎管而压迫脊髓或马尾。T_1WI呈明显高信号,且随TE的延长而逐渐增高[图8-4-1(D~F)]。

（3）颅骨血管瘤　T_1WI上于正常板障内骨髓脂肪高信号内见异常片状低信号,T_2WI呈明显高信号;肿瘤边界一般较清晰,内可见自中央向周围呈放射状排列的骨针,具有特征性表现,骨针在诸序列加权像上均呈低信号;可侵蚀内、外板致不同程度的骨质破坏,有时向外凸起呈巨大肿块;增强扫描后肿瘤呈较明显的均匀或不均匀强化[图8-4-3(C~E)]。

（4）长骨血管瘤　呈多发囊状膨胀性骨破坏,其囊内为大量血性液体或液化坏死区,故在MRI的主要表现为混杂信号。T_1WI呈与肌肉相似的等信号:T_2WI呈明显高信号,且随回波时间延长而逐渐增高,有时可见低信号分隔;增强扫描病变呈网格样强化;骨外膜未见增厚及信号异常,周围软组织未见信号及形态异常。陈旧性出血和血栓在T_1WI和T_2WI上呈高信号,而液化坏死在T_1WI呈低信号,在T_2WI呈高信号。

【鉴别诊断】

1. 脊椎结核　表现为相邻椎体骨质破坏,边缘毛糙、不规则,如"鼠咬"样,椎间盘破坏,椎间隙变窄或消失,椎旁脓肿伴钙化,可伴骨桥形成等。

2. 脊柱炎性病变　脊椎炎性病变可有椎骨破坏、变形、椎间隙变窄,但椎体无"栅栏样"或"网眼样"改变。

3. 脊柱溶骨性转移瘤　常进展迅速,为多个椎体、跳跃性发展,椎体呈溶骨性破坏,边缘模糊、不规则,多发生于椎体后侧,常早期破坏附件,周围软组织肿块不规则,呈浸润性生长,椎体常有压缩、变形。有原发肿瘤病史。T_1WI瘤体信号不随TE的延长而逐渐增高。

4. 颅骨骨肉瘤　病程短,肿块生长快,疼痛明显,溶骨性破坏区边缘无硬化,骨针排列不规整且不是从瘤中央向四周放射,同时软组织肿胀显著,鉴别不难。

5. 椎体嗜酸性肉芽肿　大量的骨嗜酸性粒细胞浸润,常导致椎体压缩性骨折,椎体多明显变扁,前后缘高度几乎均等,多无膨胀,边缘规则、整齐,呈盘状,称为"盘状椎"或"铜板椎",很少单独累及附件:T_1WI呈低、中等信号,T_2WI呈混杂等或稍高信号;相邻椎间盘相对正常。

二、骨上皮样血管内皮瘤

【概述】

最早由 Weiss 和 Enzinger 于 1982 年首次描述,为少见的低度恶性血管源性肿瘤,可发生于软组织、皮肤、肝、胸膜、腹膜和淋巴结,原发于骨组织的上皮样血管内皮瘤罕见。

【病理】

肿瘤大体呈灰白、灰褐色。镜下肿瘤细胞呈巢状或梁状排列。细胞呈上皮样,细胞胞质丰富,嗜酸或粉染,可具特征性胞质内空泡,内偶尔含红细胞。

【临床表现】

源于骨组织的上皮样血管内皮瘤好发于颅骨、中轴骨、下肢;脊柱占发生率的10%,发病高峰为 20~40 岁,男:女为 2:1,以单中心病变多见,可累及多个相邻椎体。

【影像学表现】

1. X线和CT　病变主要位于椎体者,可向附件侵犯,溶骨性骨质破坏,边缘硬化,有膨胀性改变,可见残存骨嵴,病变内"栅栏"样外观,骨皮质不完整,软组织肿块向椎旁侵犯[图 8-4-4(A~D)]。

2. MRI　T_1 均呈低信号,T_2 呈混杂信号或高信号,增强扫描后明显强化[图 8-4-4(E~F)]。

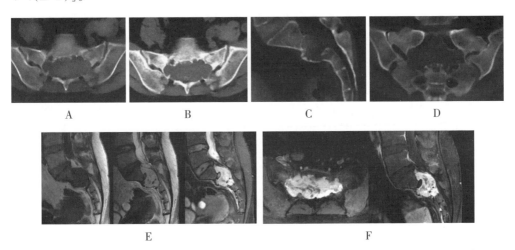

图 8-4-4　(A~D)CT 示:骶1、骶2椎体内可见溶骨性骨质破坏区,呈膨胀性生长,骨皮质破坏、吸收,椎体内可见软组织肿块突入骶管内;(E~F)MRI 示:第1~2骶椎骨质破坏,病变呈长 T_1、长 T_2 信号,增强扫描后明显强化

【鉴别诊断】

1. 骨巨细胞瘤　与上皮样血管内皮瘤相似处为膨胀性溶骨性骨质破坏,边界清晰,内有残存骨嵴,增强扫描后明显强化;但骨巨细胞瘤边缘无明显硬化,磁共振见 T_2 信号不高。

2. 脊索瘤　脊索瘤呈分叶状,囊实性混杂密度,内可见不规则钙化,增强扫描后肿瘤轻至中度强化;肿瘤向骨外生长形成软组织肿块。上皮样血管内皮瘤常无明显钙化,增强扫描后明显强化。

三、骨血管肉瘤

【概述】

骨血管肉瘤是起源于骨内血管内皮细胞的高度恶性骨肿瘤,早期能转移到肺。也称脉管肉瘤、恶性骨血管瘤、恶性血管内皮瘤。病因不清,多数病例似与外伤有关。主要表现为局部疼痛与肿胀,有时可触及血管搏动和听到血管杂音。压痛明显,可伴肢体运动障碍。

【病理】

肉眼观察,肿瘤为一边界相当清晰、暗红色、质脆的组织,在肿瘤边缘有微硬化反应。肿瘤后期可穿破皮质突入周围软组织内。显微镜下,肿瘤性新生血管大量形成为骨血管肉瘤的基本改变,可见恶性内皮细胞的高度增生并有恶性征象。

【临床表现】

骨血管肉瘤发病时症状轻微,进展缓慢,有时肿瘤已较大,症状可仍不明显。从出现症状到就诊时间一般为2~8个月,主要表现为局部疼痛与肿胀,有时可触及血管搏动和听到血管杂音。压痛明显,可伴肢体运动障碍。随着肿瘤的发展,骨破坏进行性加重,穿破骨皮质,出现软组织肿块,逐渐增大,边界不清,触痛,皮温增高,静脉怒张,进而出现病理性骨折,肢体功能丧失。位于脊椎者,椎体塌陷,有病理性压缩性骨折。

【影像学表现】

1. X线和CT　血管肉瘤主要表现为溶骨性破坏,有时可表现为蜂窝状;还可出现骨质膨胀、皮质破坏和伴发软组织肿块影,一般是纯溶骨性破坏而边缘模糊不清,有些病变表现为溶骨和硬化的混合型,纯粹硬化的病变少见。骨内膜的侵蚀、皮质破坏及肿瘤向骨外延伸均较常见,而骨膜反应和病理性骨折少见[图8-4-5(A~B)]。

2. MRI　肿块呈 T_1WI 等信号, T_2WI 稍高信号,信号较均匀[图8-4-5(C~E)]。

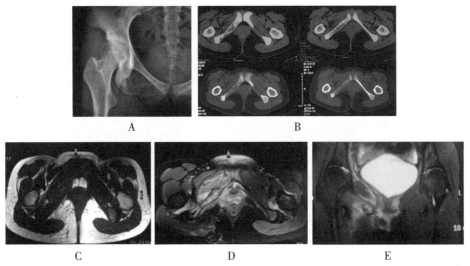

图8-4-5 （A）X线示：右侧耻骨及坐骨下支处溶骨性骨质破坏区，骨质密度降低；（B）CT示：右侧耻骨下支及坐骨结节处可见膨胀性骨质破坏区，边界清晰，骨皮质变薄，内可见残存骨嵴；（C~E）MRI示：右耻骨及坐骨下支骨质破坏区，呈等T_1长T_2信号，累及周围软组织

【鉴别诊断】

1. 骨巨细胞瘤 骨巨细胞瘤比骨血管肉瘤的膨胀更为明显，边缘大多清晰，有时有硬化反应。

2. 骨转移瘤 局部骨质破坏可为斑点状，少数亦可有骨膨胀（如肾癌转移），较难鉴别，但一般可找到原发肿瘤。

第五节 富于破骨巨细胞肿瘤

一、动脉瘤样骨囊肿

【概述】

动脉瘤样骨囊肿是一种病因不明的少见骨肿瘤样病变，由Jaffe和Lichtenstein首先报告。可能由局部血流动力学发生变化，引起静脉压升高，血管床受累吸收及继发性反应性修复等改变所致，也可能与外伤有关。但近10年，有大量研究者提出动脉瘤样骨囊肿的形成与基因突变相关，并且原发性动脉瘤样骨囊肿患者含有致癌

基因 *USP6* 和 *CDH11*。

【病理】

病灶主要由大小不等的血腔组成,其中可充满流动的暗红色血液,血腔内衬薄的成纤维细胞和多核破骨细胞型巨细胞,在囊壁之间为柔软而易碎的肉芽肿样组织,呈灰白、白色或棕色。其病灶的固体成分占全部病灶的50%以下,但也偶由均匀固体成分组成(称为动脉瘤样骨囊肿实性变异)。继发性动脉瘤样骨囊肿是在骨内原有病变基础上发生的,骨内原有病变可以是良性的,也可以是恶性的。

【临床表现】

各年龄均可以发病,以10~20岁就诊最多,占发病人群的80%。临床症状一般较轻,主要为局部肿胀疼痛,呈隐匿性发病。侵犯脊椎时可引起相应部位疼痛,压迫神经则引起相应症状。

【影像学表现】

1. X线   好发于长骨干骺端,60%~75%见于股骨上端、椎体及附件。跟骨、耻骨、锁骨和掌骨等皆可发病。平片上,病变呈膨胀性囊状透亮区,与正常骨边界清晰,并可有硬化边[图8-5-1(A)]。病灶可位于骨干的中央,也可偏心生长。膨胀显著者可有菲薄骨壳。囊内有或粗或细的骨小梁状分隔或骨嵴,使病变成皂泡状外观。病灶可横向扩展,也可沿骨的长轴生长。发生在脊椎者,有长骨病灶的特点;当发生压缩性骨折后则失去特点[图8-5-2(A)],如同时发现附件膨胀性病变则有助于诊断。

2. CT   病变多呈膨胀性骨破坏,骨壳菲薄,破坏区内一般可见多个含液囊腔。有的可见液-液平面。囊腔间隔为软组织密度,并可见钙化和(或)骨化。增强扫描后囊间隔强化而显示更清晰。

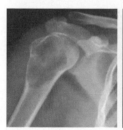
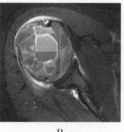
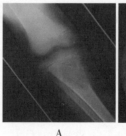
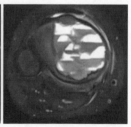

| A | B | A | B |

图8-5-1 (A)X线示:右肱骨近端膨胀,可见低密度溶骨性改变,其内可见分隔,周边可见硬化;(B)MRI示:病变内呈多房分隔状,见多个液-液平面

图8-5-2 (A)X线示:胫骨近端溶骨性骨质破坏,无明显硬化边;(B)MRI示:胫骨近端病变呈多房分隔状,见多个液-液平面

3. MRI　一般呈多囊状改变,37%~87.5%的病例囊内有多个液–液平面,在扫描前保持不动10分钟较易显示[图8-5-1(B),图8-5-2(B)]。在T_2WI上液平面上层一般为高信号,可能为血清或高铁血红蛋白;下层为低信号,可能是细胞及碎裂细胞产物。但这种液–液平面也偶见于巨细胞瘤、骨囊肿和软骨母细胞瘤等。

【鉴别诊断】

1. 骨巨细胞瘤　多见于干骺愈合后的骨端,与正常骨交界处多无骨质增生硬化,病灶内无钙化或骨化。

2. 骨囊肿　一般为单房;中心性骨质破坏,轻度或无膨胀;骨壳完整,伴有硬化边;囊内为均匀的液体密度影;无液–液平面,无明显骨嵴;常出现病理性骨折,可见骨片陷落征。

3. 毛细血管扩张性骨肉瘤　该病临床少见,常呈溶骨样骨质破坏;可见多房样间隙,间隔粗细不一,可有Codman三角反应,无瘤骨和硬化;可膨胀性生长,也可出现液–液平面(发生率低)。可穿破骨皮质形成软组织肿块,伴有病理性骨折。

二、骨巨细胞瘤

【概述】

骨巨细胞瘤是一种局部侵袭性肿瘤,大部分为良性,部分生长活跃,也有少数一开始就是恶性的。在我国,骨巨细胞瘤是常见的肿瘤之一,占所有肿瘤的14.13%,居第三位,在良性骨肿瘤中仅次于骨软骨瘤,比国外资料的发病率高。

【病理】

肿瘤主要由单核基质细胞和多核巨细胞构成,前者是决定肿瘤性质的细胞。据单核细胞和多核巨细胞的数量比例和组织学特点,可分为三级。

Ⅰ级为良性:多核巨细胞数量多于单核细胞。

Ⅱ级为过渡类型:2种细胞数量均衡。

Ⅲ级为恶性:单核细胞数量多于多核巨细胞,后者数量少、体积小、细胞核数少,而单核细胞核大,有间变性,排列紊乱。

良性者与此相反,但组织学的分级不完全代表其生物学特性,有的镜下分化成熟的肿瘤,在临床上却表现为恶性。

【临床表现】

国内资料显示,本肿瘤男女发病率相近,男女之比为1.2∶1。好发年龄为20~40岁,占65%,儿童及少年很少见。骨骺愈合前的骨巨细胞瘤非常少见,可以说骨骺愈合是一个年龄界限。肿瘤好发于四肢长骨骨端和骨突部,即愈合后的骨骺部,尤以股骨远端、胫骨近端和桡骨远端好发，三处占发病全部的60%~70%，主要症状是患部疼痛和压痛。骨质膨胀变薄时，压之可有捏乒乓球感，或有牛皮纸摩擦音。肿瘤穿破骨皮质形成软组织肿块后，皮肤可成暗红色，表面静脉充盈曲张。

【影像学表现】

1. X线和CT　平片上，肿瘤好发于干骺愈合后的骨端，多呈膨胀性、多房性、偏心性骨质破坏。骨壳较薄，其轮廓一半完整，其内可见纤细骨嵴，构成分房状。有的肿瘤膨胀可很明显甚至将关节对侧的另一骨端包绕起来。这是本肿瘤的特征之一[图8-5-3(A~B)，图8-5-4(A~B)]。肿瘤常直达骨性关节面下，以致骨性关节面就是肿瘤的骨性包壳，此亦为其特征之一。肿瘤有横向膨胀的倾向，其最大径线常与骨干垂直。骨破坏区与正常骨的交界清晰但不锐利，无硬化边。骨破坏区内无钙化和骨化影。一般无骨膜反应，或仅在骨壳与正常骨皮质交界处可见少量骨膜反应，也称为花萼样骨膜反应。CT可清楚地显示骨性包壳，甚至平片上显示不清的在CT上也可显示。骨壳内面凹凸不平，肿瘤内并无真正的骨性间隔，说明平片上的分房征象实际上是骨壳内面在骨嵴的投影。肿瘤内密度不均，可见低密度的坏死区，有时可见液-液平面。肿瘤与骨松质的交界多清晰，但无骨质增生硬化。对解剖结构较复杂的部位，CT能很好地显示上述特点；对侵袭性较强的肿瘤，CT也能显示其相应的特征，对诊断有很大帮助[图8-5-4(C~D)]。

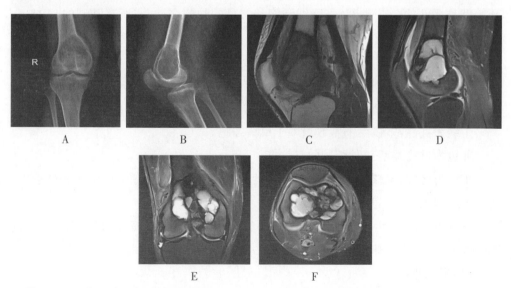

A　　　　　　B　　　　　　C　　　　　　D

E　　　　　　F

图8-5-3　(A~B)X线示：右股骨远端见偏心性囊状骨质破坏区，病变呈膨胀生长，骨皮质变薄，边缘清晰。(C~F)MRI示：股骨远端多房分隔状骨质破坏区，T_1呈低信号，STIR呈等高信号，外有一圈环形低信号带

良、恶性骨巨细胞瘤在X线上并无明确差异,以下几点可提示恶性:①有较明显的侵袭性表现,如肿瘤与正常骨交界处模糊,有虫蚀样、筛孔样骨破坏,骨壳和骨嵴残缺不全;②骨膜反应较显著,可有Codman三角;③软组织肿块较大,超出骨性包壳的轮廓;④患者年龄较大,疼痛持续加重,肿瘤突然生长迅速并有恶病质。

2. MRI　MRI的优势在于显示肿瘤周围的软组织情况,与周围神经、血管的关系,关节软骨下骨质的穿破,关节腔受累,骨髓的侵犯和有无复发等。多数肿瘤在MRI图像上边界清晰,周围无低信号环。瘤体的MRI信号无特异性,在T$_1$WI呈均匀的低信号或中等信号,高信号区则提示亚急性、慢性出血。在T$_2$WI呈不均匀的混杂信号。MRI常显示液-液平面,比CT显示更清晰。增强扫描后,病灶可有不同程度的强化[图8-5-3(C~F),图8-5-4(E~F)]。

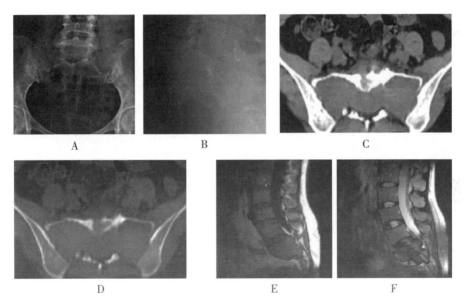

图8-5-4　(A~B)X线示:骶1椎体膨胀性改变,骨皮质变薄,骨密度降低;(C~D)CT示:骶1椎体内膨胀性骨质破坏区,骨皮质变薄、吸收,内见软组织密度影;(E~F)MRI示病变呈长T$_1$等T$_2$信号

【鉴别诊断】

1. 骨囊肿　多在干骺愈合前发生,位于干骺端而不在骨端。骨囊肿膨胀不如骨巨细胞瘤明显,且沿骨干长轴发展。

2. 软骨母细胞瘤(成软骨细胞瘤)　肿瘤多发生于干骺愈合前的骨骺,骨壳较厚且破坏区内可见钙化影。

3. 动脉瘤样骨囊肿　发生于长骨者多位于干骺端,常有硬化边。发生于扁骨或不规则骨者与骨巨细胞瘤鉴别比较困难,前者为含液囊腔,液-液平面较多见,且CT可显示囊壁有钙化或骨化影。

第六节　脊索瘤

【概述】

脊索瘤是来自骨内残留的迷走脊索组织的恶性肿瘤,较少见。发病率约占骨恶性肿瘤的0.43%,良恶性骨肿瘤的2%。脊索瘤以男性多见,男女之比约为2∶1,肿瘤可发生于任何年龄,于骶尾部者多见于50~60岁,于颅底者一般在30~60岁,骶尾部发病最多,约占本病1/2,颅底发病约占本病1/3,以颈、胸、腰椎少见,约占1/6。脊索瘤生长缓慢,病程较长,平均为20个月。主要症状为患部持续性隐痛。病变位于骶尾部者,常可见骶部包块,肛门指诊亦可扪及肿块。肿瘤可压迫直肠、膀胱或相应的神经引起大小便困难或失禁。枕蝶部肿瘤可产生头痛和颅神经压迫症状、垂体功能障碍,并可向下扩展至鼻咽部形成肿块。脊椎部的肿瘤可产生脊髓压迫症状,甚至引起截瘫。

【病理】

肿瘤大小不一,位于骶尾部者可长得较大。切面呈分叶状,有纤维间隔。肿瘤呈灰色或蓝白色,半透明有光泽。有的部位柔软,呈冻胶状或黏液样,有的部位质硬。肿瘤内可见大量黏液物质、空腔及坏死区。

【临床表现】

骶尾部脊索瘤好发于第3骶骨及以下椎体,发病缓慢;疼痛,可引起神经受压和直肠梗阻;若患者有慢性腰腿痛伴肢体及会阴部症状时,特别是伴有便秘及排尿困难,应高度怀疑脊索瘤及其他骶骨肿瘤的存在。

颅底脊索瘤好发部位为斜坡、蝶鞍、枕骨基底部、岩骨尖部;临床症状缺乏特异性,与肿瘤大小及生长方式有关;晚期方出现症状,疼痛为最早症状,多系由肿瘤增大侵犯或压迫邻近重要组织或器官引起;位于蝶枕部的肿瘤可压迫相邻的脑神经、垂体和脑干等。

【影像学表现】

1. X线　骶尾部脊索瘤多侵犯第3骶椎以下的骶尾椎,其X线特点是良恶性征象并存。在正位片上肿瘤常表现为囊性膨胀性骨破坏,位于中线但可偏向一侧发展。有完整或不完整的骨壳,半数病例可在骨破坏区内见散在分布的斑片状钙化影。侧位片上常不见骨壳,于骶前、骶后可见软组织肿块,直肠受压向前移位。肿瘤与正常骨之分界不清。颅底部脊索瘤多起于斜坡,向四周扩展可破坏蝶骨大翼、筛窦和枕骨,侵犯蝶鞍和岩尖,病变为溶骨性破坏,可见钙化。在头颅侧位片上可见突向咽顶和鼻腔的软组织肿块影。

2. CT　骶骨和颅底常是平片不易显示的地方,而CT能很好地显示脊索瘤造成的骨质破坏、钙化和软组织肿块。增强扫描常有一定程度的强化[图8-6-1(A)、图8-6-2(A~B)]。

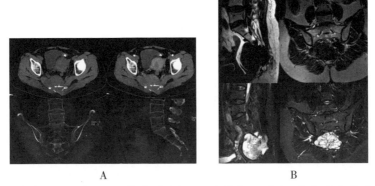

A

B

图8-6-1　(A)CT示:第3~5骶椎骨质破坏,形成软组织肿块,向盆腔内蔓延;(B)MRI示:第3~5骶椎周围巨大软组织肿块,内有分隔,呈长T_1、压脂高信号,病变内见更高信号,存在黏液样基质

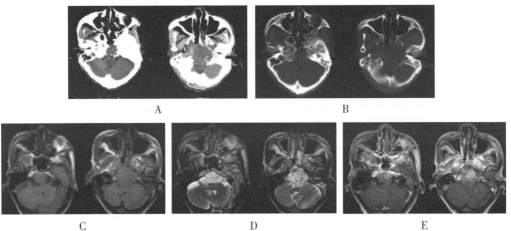

A

B

C

D

E

图8-6-2　(A~B)CT示:蝶骨、斜坡可见溶骨性骨破坏并可见膨胀性软组织肿块,侵犯颞骨岩部,内散在点状钙化影。(C~E)MRI示:颅底斜坡溶骨性骨质破坏,肿块呈长T_1长T_2信号改变,内见分隔,增强后见不均匀强化

3. MRI 肿瘤在T$_1$WI上多呈等低混杂信号,在T$_2$WI上多呈高信号。MRI能很好地显示肿瘤的软组织肿块及其侵犯范围和与邻近组织、器官的关系。增强扫描后常有明显的但缓慢的强化[图8-6-1(B)、图8-6-2(C~E)]。

【鉴别诊断】

1. 骨巨细胞瘤 发生于骶尾椎者须与巨细胞瘤鉴别,后者多发生在上部骶椎,肿瘤内无钙化,一般无侵袭性生长的表现。

2. 鼻咽癌 发生于颅底者主要应与鼻咽癌鉴别,后者的骨破坏多偏向一侧。MRI动态增强扫描对两者的鉴别有较大的意义,鼻咽癌的信号强度－时间曲线呈快速上升和快速下降,其峰值时间多在90秒之内;脊索瘤的曲线呈缓慢上升和缓慢下降,其峰值时间常在60分钟以上。

第七节 骨其他间叶肿瘤

一、胸壁软骨间叶性错构瘤

【概述】

胸壁软骨间叶性错构瘤为起自肋骨的非肿瘤性间叶组织增生性病变,主要成分是软骨和动脉瘤样骨囊肿成分,病变发生于胎儿期,成人罕见。

【病理】

病理组织学主要为分化成熟的透明软骨,含有不成熟软骨母细胞样细胞和破骨细胞样多核巨细胞。囊性区域呈典型动脉瘤性骨囊肿特征。

【临床表现】

临床表现为生长缓慢的胸壁肿块,体积小时可无症状,体积增大可压迫肺组织致呼吸道症状,引起骨性结构改变,致脊柱侧弯和胸廓畸形。

【影像表现】

1. CT 表现为胸膜外巨大肿块,肿块发自1根或多根肋骨,呈膨胀性骨质破坏或筛网样改变,邻骨受压变形;肿瘤一般边缘清晰,可呈分叶状。绝大部分肿物内可见液-液平面,提示继发性动脉瘤样骨囊肿。增强扫描后病灶实性部分强化不明显,可能与肿块实性部分主要成分为大量透明软骨有关(图8-7-1和图8-7-2)。

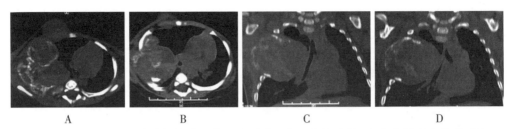

图8-7-1 CT示:右胸壁较大范围占位性病变,累及多根肋骨,呈皂泡样膨胀性骨破坏改变,内见条片状不规则钙化;病变明显突入胸腔,并推移纵隔;轴位上示病变内侧一囊腔内可见液-液分层

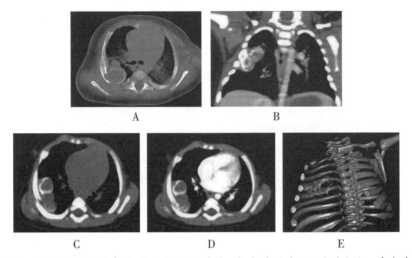

图8-7-2 CT示:右侧胸部分叶状软组织肿块,突向胸腔内,压迫肺组织;病变内见条片状及环形钙化影,部分肋骨受侵犯,呈筛网状改变

二、骨纤维结构不良

【概述】

骨纤维结构不良又称骨纤维异常增殖症、纤维囊性骨病,是以纤维组织大量增殖,代谢了正常骨组织为特征的骨疾患,占良性骨病变发生数的12%,病变分为单骨型与多骨型,以单骨型多见,多骨型常有一侧发病的倾向,部分病例合并色素沉着及性早熟,称为Albright综合征。

【病理】

肉眼观察病变组织呈红色、黄白色或灰红色,较正常骨组织软,切割时有沙粒感,具有弹性。因纤维组织与骨组织比例不同,致病灶质地各异。病变区内见继发黏液变、囊变、出血及坏死。病变区正常骨组织减少或消失,被增生的成纤维母细胞、胶原纤维和编织骨所取代,胶原纤维呈束状或螺旋状,编织骨小梁纤细、菲薄,钙化不均匀。

【临床表现】

病变主要为纤维结缔组织和新生不成熟的原始骨组织即编织骨取代了正常的骨组织,可发生于任何年龄,一般幼年时发病,至儿童或青少年时才发生症状,成年后进展缓慢或基本稳定。主要症状为轻微的疼痛不适、肿胀及局部压痛,由于病变沿髓腔纵深发展和骨软化,导致肢体过长和弯曲畸形,病理性骨折是常见的并发症。

【影像学表现】

1. X线 四肢躯干骨以股骨、胫骨、肋骨和肱骨发病多见。颅面骨以下颌骨、颞骨和枕骨好发。长骨病变多始于干骺端或骨干,并逐渐向远端扩展。在干骺愈合前常为骺板所限,较少累及骨骺。

四肢躯干骨的病变可侵及骨髓腔,也可发生于骨皮质内。X线表现可分为以下5种改变,常数种并存,亦可单独存在。

(1)囊状膨胀性改变 表现为圆形或椭圆形膨胀性透亮区,可单囊或多囊,边缘硬化而清晰,骨皮质变薄,囊内外可见散在条索状骨纹和斑点状致密影,少数病变呈泡沫样,颇似巨细胞瘤(图8-7-3)。

(2)磨玻璃样改变 多见于长管状骨和肋骨,由新生的不成熟的原始骨组织构成,正常骨纹理消失,髓腔闭塞而形如磨玻璃样,常并发于囊状改变(图8-7-4)。

(3)丝瓜瓤样改变 常见于肋骨、股骨和肱骨,部分病灶因骨质修补而呈现骨化性骨纹,骨膨胀增粗,皮质变薄,骨小梁粗大而扭曲,颇似丝瓜瓤样改变。

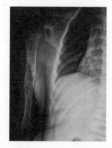

图8-7-3 X线示:右侧肱骨轻度膨胀性改变,骨皮质变薄,内可见粗大扭曲骨小梁及斑点状、条片状致密影

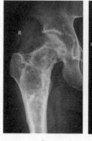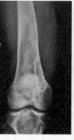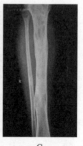

A　　　　　　B　　　　　　C

图8-7-4 X线示:右侧股骨及胫骨可见多房性囊样低密度影,骨皮质变薄,骨膨胀样改变,内有磨玻璃样改变,囊内可见粗大、扭曲的骨小梁,周围可见硬化

（4）虫蚀样改变 表现为单发或多发的溶骨性破坏,边缘锐利如虫蚀样,与溶骨性转移相似。

（5）骨硬化表现 多见于颅骨,表现为颅骨内外板及板障膨胀性改变,广泛增生、硬化,病灶密度高于正常骨组织,松质骨结构消失,最常见的为颅面骨不对称增大,呈极高密度影。

2. CT 因避免了骨性重叠,更精确地显示骨病变范围及特点,CT值为70~400Hu,可以在异常组织中发现有无钙化和细小骨化。多表现为囊状透亮区,内有玻璃样钙化,周围可有硬化,囊内可有粗大的骨小梁(图8-7-5)。

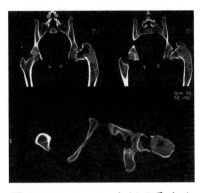

图8-7-5 CT示:左侧股骨弯曲变形,呈"牧羊人手杖"样改变,股骨颈可见局限性囊状低密度影,边界尚清,股骨近端骨质呈磨玻璃样改变,骨小梁结构紊乱;合并病理性骨折

3. MRI 病变骨膨胀,多数情况下纤维组织在T_1WI和T_2WI上均为中等信号,病灶边缘清晰,病灶因含骨小梁、细胞成分、胶原、囊性变及出血等成分的不同,可以是高信号,也可以是低信号或混杂信号。

【鉴别诊断】

1. 骨化性纤维瘤 临床呈缓慢生长,为孤立的损害,侵犯下颌骨多于上颌骨,偶见于额骨和筛骨。X线呈轮廓清晰而膨大透明的外观,其中心部呈斑点状或不透明。

2. 嗜酸性肉芽肿 为一良性孤立的非肿瘤性溶骨损害,起源于网状内皮系统,常见于额骨、顶骨和下颌骨。

3. Gardner综合征 为侵犯上下颌骨、颅骨和偶见于长骨的多发性骨瘤,伴有肠息肉、皮样囊肿、纤维瘤和长骨局灶性波纹状骨皮质增厚。

三、骨囊肿

【概述】

骨囊肿又称单纯性骨囊肿、孤立性骨囊肿等,骨囊肿的X线表现与骨肿瘤相似,并非真正骨肿瘤,故它是常见的骨囊性破坏的良性肿瘤样病变。

【病因与病理】

骨囊肿的病因及发病机制尚不清楚。其病因学说甚多,如外伤血肿学说、钙质代谢障碍学说、破骨细胞异常增殖学说、良性肿瘤囊变伴有淋巴阻滞学说、骨内滑膜细胞错构学说等 10 多种学说。近年来,以骨内血循环障碍说法占优势。骨囊肿部位呈骨质膨隆,囊内有透明或半透明黄色液体,或为血性液体,单房者大多为肉芽组织,或陈旧性出血。内膜增厚,皮质变薄而硬化。

1. 肉眼观察　病变部位的骨膜无变化或略增厚,病处多为单房,囊壁菲薄,壁内衬完整的薄层纤维膜,囊内为透明或半透明的黄色液体或血性液体,可有骨向腔内突出,但不形成多房。

2. 镜下所见　囊壁的骨质为正常骨结构,纤维内壁(包膜)结缔组织,富含血管,主要为成纤维细胞及多核细胞。合并病理性骨折,可见骨腔下新骨形成并有囊壁纤维化。

【临床表现】

本病发病率男性多于女性,其比例为 2:1。有资料表明,本病占原发性骨肿瘤的 2.1%,占良性骨肿瘤的 3.8%。本病好发于长管状骨干骺端,最常见的是肱骨及股骨干上部,其次是胫骨近端、股骨下端,其他如肋骨、腓骨、尺骨、桡骨、跟骨、距骨、髂骨等也可发病。

【影像学表现】

1. X线　囊肿部位于干骺端而不超过骨骺板,髓腔呈现中心性、单房性、不规则椭圆形,其长轴与骨干方向一致,一般横径不大于骺板,呈膨胀性透亮区,边缘清晰,硬化,骨皮质有不同程度的膨胀变薄,严重者薄如蛋壳,但一般尚完整,很少有骨膜反应[图8-7-8(A)]。伴有病理性骨折时,骨皮质有中断破裂及骨膜反应,呈"冰裂"样变;骨折愈合后,阴影内可留一横形骨嵴[图8-7-6,图8-7-7]。

2. CT　病灶内为均匀的液体密度影;其壳完整,但也可因发生骨折而失去连续性[图8-7-8(B~C)]。

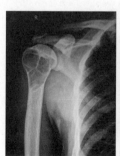 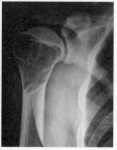 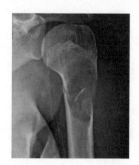

A　　　　　B

图8-7-6　X线示:右侧肱骨近端可见囊样低密度病灶,骨皮质变薄,完整,内可见骨性分隔

图8-7-7　X线示:骨囊肿合并病理性骨折,游离碎骨片掉落至囊肿内容物中,形成"骨片陷落征"

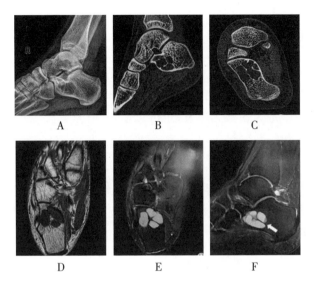

图8-7-8 （A）X线示:右跟骨见卵圆形骨密度降低区,长径与骨长轴一致,伴较薄硬化边,无骨膜反应。(B~C)CT示:右跟骨见卵圆形微膨胀性骨破坏区,呈多房改变,内见骨嵴,轻度膨胀性改变,骨皮质明显变薄,伴较薄硬化边,无骨膜反应,未见软组织肿块。(D~F)MRI示:右跟骨多房囊性病变,呈长T_1、长T_2信号,矢状位T_2可见少许液-液平面,上层呈T_2高信号,下层呈T_2稍低信号

3. MRI 囊内容在T_1WI为低信号,T_2WI为高信号,如果其内有出血或含胶样物质则在T_1WI和T_2WI上均为高信号[图8-7-8(D~F)]。

【鉴别诊断】

1. 动脉瘤样骨囊肿 两者的发病部位相似,但本病常发于扁骨,如骨盆、肩胛骨、脊椎等,病变多为偏心性生长,常可穿破骨皮质包壳,其边缘模糊不清,呈"虫蚀"样;其膨胀程度较骨囊肿大,囊腔多呈半圆形,有斑点状钙化影,这一点在骨囊肿内不会出现。穿刺检查有新鲜血液,且有脉动感,也有利于区分两者。

2. 骨巨细胞瘤 发病年龄多为20岁以上骨骺线已愈合的青年。好发于股骨远端及胫骨近端等骨骺线近关节端的松质骨中,这些部位发生单纯性骨囊肿的相对少见。病变呈多房状或注体状,具有高度偏心性和膨胀性,有一定侵蚀性,可穿过骨皮质累及骨骺等。

3. 单发囊性骨纤维异样增殖症 两者有时在临床及X线表现上极为相似,特别是骨纤维异样增殖症又无磨玻璃样或丝瓜瓤样改变面呈囊性膨胀改变时,很难鉴别。

四、骨性纤维结构不良

【概述】

骨性纤维结构不良又称为骨化性纤维瘤，是由纤维结缔组织与骨组织构成的一种少见的良性肿瘤。绝大多数为单发，也可见多发，有家族史。经过有效的治疗，预后良好。

【病因病理】

肿瘤由纤维组织和骨小梁构成。纤维母细胞和纤维细胞呈无定形排列，且形成胶原纤维。疏密不等的纤维结缔组织中均匀分布着骨小梁，骨小梁形状不规则，周围被成排的骨母细胞包绕；偶尔可见破骨细胞，肿瘤的中央部常见编织骨，其外周逐渐向板状骨过渡，有的已成为板状骨。

【临床表现】

骨化性纤维瘤早期大多无症状，好发于颅面骨，少数发生于长管骨。肿瘤生长缓慢，病程可长达数年甚至十几年之久。本病病程较长，发展缓慢，起病后一般无症状，也可长期无症状。因检查或病理性骨折时发现。常见的症状为局部轻度疼痛或酸困，劳累时疼痛酸困可加重，压痛明显，局部可有轻度肿胀。胫骨发病多在骨干前侧骨皮质，常可见胫骨呈前弓畸形，肿块可有轻度压痛，邻近关节的病变有功能障碍。如肿瘤位于颌骨处，随着肿瘤的增大，可由于颌骨膨隆引起牙移位、咬合关系紊乱、面部畸形等，严重影响患者的形象及美观。病情严重者可继发感染，并导致骨髓炎。长骨的骨化性纤维瘤可以导致胫骨弯曲、变形，偶见病理性骨折和假关节形成。

【影像表现】

1. X线　可见病变发生于骨干或近干骺端一侧皮质骨内，不累及骨骺，病灶呈偏心性膨胀性改变，多为不规则单囊型或多囊型，轮廓清晰，边缘硬化。病变一般不穿破骨皮质，无骨膜反应，病变范围广泛，可致患骨明显畸形［图8-7-9（A~B）］。

2. CT　可见骨皮质内囊状破坏，其间常有增生化骨所致的不规则高密度区，硬化成骨区的CT值为500~1400Hu，骨皮质不规则增厚，向髓腔内突出致髓腔变形、变小，有时可致髓腔闭塞［图8-7-9（C~F）］。

3. MRI　多数病灶在T_1加权像及T_2加权像上均为低信号，有时可在T_2加权像上表现为高信号。

【诊断与鉴别诊断】

1. 诊断要点　患者可出现局部轻度疼痛、酸困、轻度肿胀，劳累时疼痛和酸困加

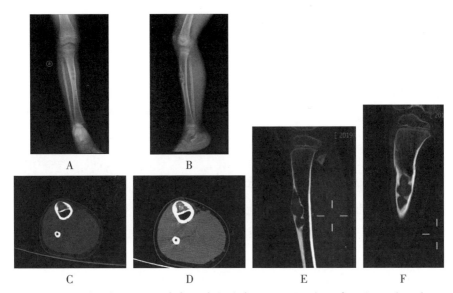

图8-7-9 （A~B）X线示：右胫骨中段骨皮质膨胀性改变，内见骨性分隔；（C~F）CT示：右胫骨前部骨皮质膨胀性骨质破坏，内呈软组织密度影，并见点状钙化影，周边硬化

重，或胫骨呈前弓畸形，邻近关节的病变有功能障碍等症状。相关X线检查、CT检查、MRI检查等可明确骨质损害的具体情况，病理检查可对本病进行明确诊断。

2. 鉴别诊断

（1）骨纤维异常增殖症　主要鉴别点是纤维异常增殖症病变在骨髓腔内，呈中心性膨胀，边界不清，X线表现为磨玻璃样改变，组织学上两者显然不同，骨化性纤维瘤与纤维组织间有大量纤细的条状新生骨，骨小梁周围有较多活跃的骨母细胞覆盖，而纤维异常增殖症的骨小梁仅成熟到编织骨阶段，见不到板状骨，未成熟的骨小梁周围是纤维组织，无骨母细胞覆盖。

（2）骨巨细胞瘤　主要鉴别点是骨化性纤维瘤病变多累及骨干，不超越骨骺线，病变区为囊性密度降低区，可为单囊或多囊状；至晚期肿瘤组织逐渐骨化而密度增高，周围可仍为密度降低区，而骨巨细胞瘤位于骨骺线闭合处，病灶内无骨化影，病理检查易于鉴别。

（3）骨母细胞瘤　主要鉴别点是骨化性纤维瘤位置为干骺端或骨干，不超越骨骺线，病变区为囊性密度降低区，晚期肿瘤纤维逐渐骨化而密度增高，病灶内无钙化，而骨母细胞瘤表现为骺端小圆形低密度阴影，边界清晰，周围有反应骨形成硬化缘，病灶内可见点状钙化，病理检查易于鉴别。

五、骨脂肪瘤

【概述】

骨脂肪瘤以成年人为好发群体,多为单发。依据部位可按骨旁脂肪瘤、骨内脂肪瘤划分。骨内脂肪瘤以髓内脂肪组织为来源,发病率较低,属原发性良性骨肿瘤。

【病理】

骨脂肪瘤具有骨内脂肪瘤特性,其有清楚边界,直径为3~5cm,边界周边有硬化表现,黄色,质地软,可含硬实软骨结节或砂砾样骨组织于肿瘤基底部或于瘤体内分布。临床按单囊型和多囊型对骨内脂肪瘤划分,多囊型以多囊状脂肪密度区内存在网状骨小梁结构为表现,不管是单囊或多囊均无软组织肿块和骨膜反应。

【临床表现】

软组织脂肪瘤在女性较常见,但骨内脂肪瘤男女发病率接近。一些骨内脂肪瘤无症状,在影像学检查时偶然发现。超过半数患者有症状,包括轻微疼痛和肿胀;病理性骨折少见。无症状者无需治疗,有症状者则需行病灶刮除术和植骨术。

【影像学表现】

1. X线　形态规则或不规则边界为清晰透亮区,病灶内呈钙化显示边缘硬化。

2. CT　呈规则或不规则,为以脂肪为主的混杂密度区,或单一脂肪密度影。病灶存在轻度膨胀感,程度与病灶大小关系密切,与病灶发生部位也相关。病灶中部见骨性分隔或粗大骨嵴,病灶内有骨化或钙化,钙化可能来自脂肪组织的间叶组织化生或坏死皂化[图8-7-10(A~D)]。病灶有清晰边界,边缘可有硬化,厚薄均匀,但硬化边呈连续性。

3. MRI　脂肪组织表现为短T_1、长T_2信号,脂肪抑制序列表现为低信号,其特征与皮下脂肪信号相当;骨化或钙化均为低信号[图8-7-10(E~F)];黏液变及坏死囊变呈长T_1长T_2信号;病变部分呈中等T_1、T_2信号。病灶周围骨髓为长T_1、长T_2信号。对肿瘤边缘行增强扫描可有包膜细线状环形强化特征。

【诊断与鉴别诊断】

1. 诊断要点　病灶内含有较多的脂肪成分,脂肪瘤的中心性钙化称为"帽徽征",可在X线片及CT上较好地显示。此征象的出现对跟骨骨内脂肪瘤具有确诊意义。

2. 鉴别诊断

(1) 骨囊肿、骨巨细胞瘤及非骨化性纤维瘤　均可通过实质内成分进行鉴别。在病灶含有多种成分时,既有脂肪成分及其他液性成分时,MRI鉴别困难。特别是

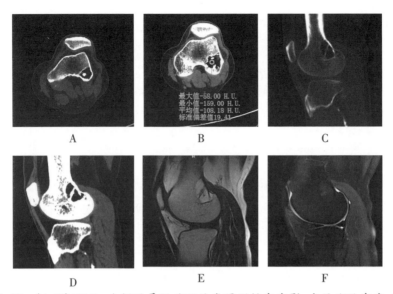

图 8-7-10　（A~D）CT 示：右侧股骨远端可见类圆形低密度影，内呈脂肪密度，周边硬化，内可见残存骨嵴。（E~F）MRI 示：股骨远端可见片状短 T_1 信号，压脂等低信号

脂肪黏液样变性极易造成误诊，不易鉴别，应多种影像结合。

（2）骨梗死　特别是早期的骨梗死，与骨内脂肪瘤相似，但骨梗死可见特征性边缘"地图"样改变而骨内脂肪瘤无。骨内脂肪瘤内或边缘的钙化区有助于鉴别。

（3）股骨的 Ward 三角、肱骨大结节及跟骨中部　可见囊片状脂肪组织密度或信号影，注重形态改变及骨小梁走形改变，病灶内及周围钙化影亦有助于鉴别诊断。

六、未分化多形性肉瘤

【概述】

未分化多形性肉瘤又称为恶性纤维组织细胞瘤、纤维组织细胞肉瘤或恶性纤维黄色瘤，是一种由纤维细胞和组织细胞组成的恶性肿瘤。目前主要包括以下 3 种类型：多形性恶性纤维组织细胞瘤/未分化高级别多形性肉瘤、巨细胞恶性纤维组织细胞瘤/伴有巨细胞的未分化多形性肉瘤、炎症性恶性纤维组织细胞瘤/伴有明显炎症反应的未分化多形性肉瘤。

【病理】

镜下肿瘤细胞由间变的成纤维细胞、组织细胞样细胞、肌纤维母细胞，以及原始间充质细胞、瘤巨细胞、异型多核巨细胞和黄色瘤样细胞等多种成分构成，无瘤性成骨现象，由分化程度不同的成纤维细胞及编织状胶原纤维组成 Storiform 结构。

【临床表现】

早期常无症状或有轻微症状且逐渐长大的软组织肿块,常以中老年人多见,分为浅在型和深在型。腿、臀部是最常见的发病部位,占发生率的1/3以上,大小一般为5~10cm,高度异质性,可侵犯邻近骨骼,有不同程度的瘤骨和瘤软骨形成,属于易远处转移的一类恶性肿瘤,除局部淋巴结转移和血行转移外,以肺转移多见,亦是本病的常见死因。

【影像学表现】

1. X线 长骨干骺端或骺端单发偏心性溶骨性破坏,占发病率的2/3,呈虫蚀样、鼠咬样或地图样破坏,边界不清。破坏区中心无骨小梁残留,骨皮质内缘受侵蚀多较明显。

2. CT ①平扫呈密度略低于肌肉的软组织团块影。②肿块边界多较清晰,可有分叶,其内常有更低密度的坏死区,通常无钙化[图8-7-11(A)]。③增强扫描时肿瘤呈不规则强化。

3. MRI ①T_1WI表现为低信号及更低信号阴影。②T_2WI表现为高信号,其中夹杂不规则低信号,增强扫描后呈不均匀的明显强化,其中部分内可见点、线状血管流空影[图8-7-11(B~D)]。③骨转移邻近骨质破坏,常呈虫蚀样、鼠咬样、地图样骨质破坏及软组织肿块,但边界较锐利。

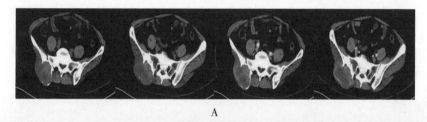

A

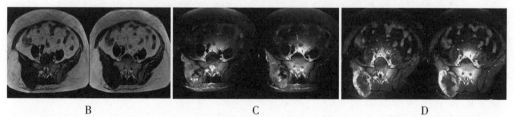

B   C   D

图8-7-11 (A)CT示:右侧髂骨可见膨胀样溶骨性骨质破坏,伴软组织肿块影,密度不均匀,可见坏死区。(B~D)MRI示:横断面(T_1WI、STIR、增强)右侧髂骨骨质破坏,可见长T_1,压脂稍高信号,增强扫描后大部分强化,中央未强化,邻近软组织肿块

【诊断与鉴别诊断】

1. 诊断　恶性纤维组织细胞瘤的 CT、MRI、超声检查均具有一定的特征性,有确切部位和范围,但定性较困难,最终需要病理及免疫组化确定。超声在肿块血流学上有一定的实用价值,MRI 检查对明确肿瘤范围,是否侵犯周围血管、神经等具有明显优势,对全面的术前评价及术后肿瘤是否有残留、复发具有重要的临床应用价值,对临床疗效提供参考依据。

2. 鉴别诊断

(1)骨肉瘤　发病年龄轻,进展快,AKP 明显升高,骨膜反应明显,有肿瘤骨、Codman 三角。

(2)纤维肉瘤　发病年龄与恶性纤维组织细胞瘤相近,但 X 线表现多从骨端开始,呈大片状溶骨或分房状膨胀性破坏,骨膜反应较轻。

(3)溶骨性骨转移瘤　发病年龄较大,有原发肿瘤史,易侵犯长骨干,较少累及骨端,少有骨膜反应和软组织肿块,病灶常多骨多发。

七、转移瘤

【概述】

骨骼是常见的转移瘤发生部位之一(最常见的为肺和肝,骨骼排第三),患者常表现为多发转移灶,孤立的转移灶仅占 2%~3% 。引起骨转移瘤的原发灶常见部位分别为乳腺(约占女性骨转移瘤的 70%)、前列腺(约占男性骨转移瘤的 60%)、肺脏、肾脏、甲状腺、胃肠系统及生殖系统。在常见的实质器官肿瘤中,肺脏和肾脏肿瘤发生骨转移的时间早于乳腺和前列腺。3%~4% 的骨转移瘤患者出现转移灶症状时仍不确定原发灶位于何处,这些患者最常见的原发灶为肺脏,其次为肾脏。导致少年儿童骨转移瘤的最常见的播散性肿瘤为神经母细胞瘤和白血病。长骨的骨干及干骺端、脊柱的椎体多发生骨转移瘤,其中骨转移瘤最常侵犯的骨骼分别为椎体(胸椎>腰椎>骶椎>颈椎)、骨盆、肋骨、胸骨、股骨、肱骨近端和颅骨。但骨转移瘤很少累及膝和肘关节远端骨骼,这些部位一旦受累,原发灶多位于肺脏或肾脏,转移途径包括血运转移(最常见)和(或)淋巴道转移(表 8-7-1)。

表 8-7-1　由不同原发灶转移而来的骨肿瘤的影像学特点

原发灶	常见表现	少见表现
乳腺癌	多为溶骨性或混合性表现	约 10% 为成骨性表现
前列腺癌	多为成骨性或混合性表现	很少为纯溶骨性变化

（续表）

原发灶	常见表现	少见表现
肺癌	大部分为溶骨性表现	很少成骨性表现
泌尿系肿瘤	几乎均为溶骨性表现	很少成骨性表现
甲状腺癌	通常为溶骨性表现	很少成骨性表现
胃肠道肿瘤	通常为溶骨性表现	很少成骨性表现
生殖系统肿瘤	通常为溶骨性表现	很少成骨性表现

【病理】

1. 溶骨性转移　恶性肿瘤分泌一系列破骨细胞刺激因子,增加了破骨细胞的数量和活动,诱发了骨质吸收,而不是恶性细胞的直接作用。少数溶骨性转移灶边缘可有反应性骨硬化。

2. 成骨性转移　并非肿瘤细胞成骨,也是肿瘤细胞分泌刺激因子而引起的反应性成骨;此种反应性成骨有2种形式:①存留的松质骨表面产生新的类骨质,致使骨小梁增厚;②成骨细胞被刺激,在原来的骨髓间隙内形成新的骨小梁。

【临床表现】

疼痛是大多数骨转移瘤最常见的症状(约占67%),通常是持续性或者隐匿性的,夜间常可加重。当转移瘤侵犯骨皮质并侵袭软组织时则会出现软组织肿胀,骨骼遭受严重的骨皮质破坏时则会出现病理性骨折,骨转移瘤侵犯脊柱时常为多发病灶,除了原发灶相关症状外,还可出现腰痛、椎体压缩骨折、脊柱不稳定、脊柱畸形甚至脊髓或神经根受压的症状等。老年患者出现无法解释的肌肉骨骼疼痛或者既往及近期诊断为远处原发肿瘤患者出现病理性骨折时,应高度怀疑骨转移瘤的可能。某些骨转移瘤可能会出现副肿瘤综合征,表现为感觉神经病变、内分泌疾病等,高凝状态可能会导致深静脉血栓和肺栓塞。高钙血症是骨转移瘤患者中最常见的代谢异常,常与乳腺癌、肺癌和肾癌、骨髓瘤和淋巴瘤有关,低钙血症和肿瘤性骨软化症则很少发生。

【影像学表现】

骨转移瘤的X线表现可为溶骨型、成骨型和混合型,以溶骨型常见。

1. 溶骨型骨转移瘤

（1）X线　溶骨型骨质破坏是因为肿瘤细胞产生各种刺激因子,如生长激素、前列腺素、核质溶解素等,刺激破骨细胞使其数量增多或活性增强而引起溶骨,或由肿瘤细胞直接引起骨质溶解。骨质破坏表现为松质骨和(或)皮质骨的低密度缺损区,边界较清晰,无硬化,常伴有局限性软组织肿块。发生于长骨时,多位于骨骺或相邻的干骺端,表现为骨松质中单发或者多发的斑片状骨质破坏。病变发展,破坏区融合扩大,可形成大片状溶骨性骨质破坏区,骨皮质也可被破坏,但一般无骨膜增生和软组织肿块,常并发病理性骨折。发生于扁骨者,多表现为大小不等的骨质破坏区,有融合倾向,或可见软组织肿块影发生于脊椎者,则见椎体广泛性破坏,常因承重而被压扁,但椎间隙多保持完整。以椎弓根受侵蚀、破坏多见。

(2) CT　溶骨型转移表现为松质骨和(或)皮质骨的低密度缺损区,边界较清晰,无硬化,常伴有局限性软组织肿块。CT 显示远较 X 线敏感,还能清晰地显示局部软组织肿块的范围、大小及与周围组织的关系(图 8-7-12 和图 8-7-13)。

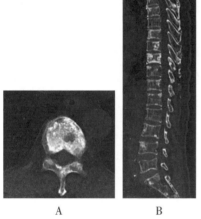

图 8-7-12　CT 示:椎体内多发骨质密度增高,呈成骨性改变

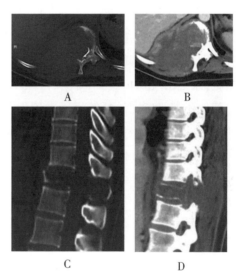

图 8-7-13　CT 示:椎体、附件及肋骨溶骨性骨质破坏,形成软组织肿块,侵犯周围软组织

2. 成骨型骨转移瘤

(1) X 线　成骨型转移较少见,多由生长较缓慢的肿瘤引起。转移瘤的成骨不是肿瘤细胞成骨,而是肿瘤引起的宿主骨的反应性成骨或者肿瘤间质经过化生而成骨。常见的原发肿瘤大多是前列腺癌,少数为乳癌、鼻咽癌、肺癌和膀胱癌。成骨型转移常多发,呈斑片状、结节状高密度影,密度均匀,位于松质骨内,边界清晰或不清晰而逐渐移行于正常骨结构中,骨皮质多完整,骨轮廓多无改变。发生于椎体时,椎体常不被压缩、压扁。

(2) CT　成骨型转移为松质骨内斑点状、片状、棉团状或结节状边缘模糊的高密度灶,一般无软组织肿块,少有骨膜反应。

3. 混合型骨转移瘤　兼有溶骨型和成骨型转移的骨质改变。

4. MRI图像特点　对显示骨髓组织中的肿瘤组织及其周围水肿非常敏感,因此能检查出X线、CT甚至核素骨显像不易发现的转移灶。大多数骨转移瘤在T_1WI呈低信号,在高信号骨髓组织的衬托下显示非常清楚;在T_2WI上呈程度不同的高信号,脂肪抑制序列可以清楚显示。

【鉴别诊断】

骨转移瘤影像学无明确特征性表现,主要发生于中老年人、红骨髓相对集中的中轴骨区域,MRI检出肿瘤的效果比X线和CT敏感。骨转移瘤需与多发性骨髓瘤鉴别。骨转移灶多大小不一,边缘模糊,常不伴明显的骨质疏松,病灶间的骨质密度正常,多发生于脊椎骨,椎体多先受累,病变发展多累及椎弓根。多发性骨髓瘤的病灶大小多较一致,呈凿样骨质破坏,常伴有明显的骨质疏松。实验室检查也有助于两者鉴别,多发性骨髓瘤患者血清蛋白增高,骨髓穿刺涂片浆细胞增大,可找到骨髓瘤细胞,尿中出现Bence-Jones蛋白。

其他还需要鉴别诊断的病理类型为原发性骨肉瘤、淋巴瘤、郎格罕细胞增生症、骨髓炎、儿童白血病和神经母细胞瘤等。虽然影像检查有助于诊断,穿刺活检对诊断来说仍必不可少。此外,穿刺活检样本最好进行组织培养。

第八节　造血系统肿瘤

一、孤立性浆细胞瘤

【概述】

原发于骨骼的、单个孤立的浆细胞瘤称为孤立性浆细胞瘤。孤立性浆细胞瘤是一种少见的恶性浆细胞病,约占全部恶性浆细胞发生率的3%。男女罹患率之比是2∶1。发病年龄较多发性骨髓瘤小,虽然多数患者年龄>50岁,但部分患者年龄<50岁,个别患者年龄为20~30岁。

【病理】

是一种浆细胞单克隆增生所导致的恶性肿瘤,在细胞学和免疫表型上与浆细胞骨髓瘤相同,以孤立性的溶骨病变为特点。

【临床表现】

临床表现以局部骨骼肿物伴有疼痛为特征。最常受侵犯的部位是脊椎骨骼,不仅椎体受累,而且椎弓根也常受破坏而引发神经根症状。其他好发部位依次是骨盆、股骨、肱骨、肋骨,颅骨受侵罕见。少数患者表现为受损部位骨质硬化。病理性骨折可发生在受损骨骼部位。除孤立的骨骼浆细胞瘤外,其他骨骼无病变。仅10%~20%的孤立性浆细胞瘤患者伴有血和尿中单克隆免疫球蛋白或轻链增多,大多数患者无单克隆免疫球蛋白或其多肽链亚单位(轻链)增多,也无贫血、高钙血症、高黏滞综合征、肾功能损害等症状。

【影像学表现】

1. X线 病变多呈"多孔"样或"肥皂泡"样溶骨性病变,病变边界不像多发性骨髓瘤溶骨性病变那样锐利、清晰。

2. CT 局部软组织肿块形成,单发椎体溶骨性、膨胀性骨质破坏,可有硬化边,伴或不伴椎弓根、附件受累;骨质破坏区残存骨峰呈高密度与等低密度软组织肿块,组成类似大脑半球的脑沟、脑回影[图8-8-1(A~B)]。

3. MRI T_1WI呈低和(或)等信号,T_2WI呈等信号、稍高信号、稍低信号;残存骨峰及硬化边呈低信号,镶嵌在等T_1长T_2或强化后呈高信号的软组织肿块,类似于颅脑横断位影像[图8-8-1(C~F)]。

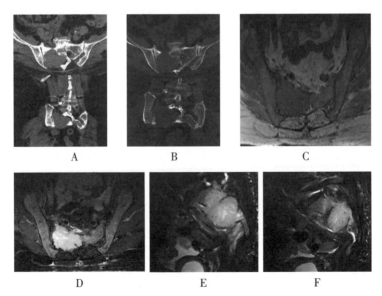

A   B   C

D   E   F

图8-8-1 (A~B)CT示:右侧骶骨呈溶骨性骨质破坏,伴软组织肿块,骶孔及骶管受累;(C~F)MRI示:骶骨内肿块呈等T_1、STIR高信号

【诊断与鉴别诊断】

1. 诊断　单发脊柱病变,病理学诊断符合浆细胞瘤形态和免疫表型,临床与影像学检查未发现其他部位病变,骨髓穿刺浆细胞低于10%。

2. 鉴别诊断

(1) 骨巨细胞瘤　多见于年轻患者,呈偏心性膨胀性、"肥皂泡"样骨质破坏,密度、信号不均,易合并出血或继发动脉瘤样骨囊肿,常见单房或多房液-液平面。

(2) 椎体侵袭性血管瘤　溶骨性骨质破坏,其内残留骨小梁呈蜂窝状、栅栏样改变,T_2WI呈高信号,增强扫描明显强化。

(3) 椎体转移瘤　一般有原发恶性肿瘤病史,椎体呈溶骨性破坏,常累及椎体后缘及椎弓根,骨质破坏区伴残存骨嵴少见。

二、骨淋巴瘤

【概述】

骨淋巴瘤包括霍奇金病、淋巴肉瘤、滤泡性淋巴细胞瘤和网状细胞肉瘤。其中,霍奇金病最常见,可以侵犯包括骨骼在内的全身任何器官;淋巴肉瘤在晚期,也可侵犯骨骼;滤泡性淋巴细胞瘤最少见。骨网状细胞肉瘤前已述及。

骨霍奇金病常在晚期才侵犯骨骼。因为在病理解剖上发现霍奇金病侵犯骨骼的概率(40%以上),远比X线检查的阳性率(约15%)高,所以阴性的X线结果并不能完全否定骨骼受累。霍奇金病有2种播散方式:直接侵袭与血行播散。霍奇金病的肉芽性肿块具有很强的局部侵蚀破坏能力,直接侵袭可累及邻近的淋巴结、脊椎、骨盆、胸骨及肋骨等。与淋巴肉芽肿无关部位的散在病灶,多出现在红髓区,可认为由血行播散所致。

【病理】

骨霍奇金病的大体标本无特征,病变大小不一,小者只能在镜下看到,大者为灰白或黄白色结节。组织学上可见不同数量的内皮细胞、内皮巨细胞、大小淋巴细胞、浆细胞及嗜酸细胞的增生。诊断的确切依据为必须看到Reed-Sternberg细胞(一种直径为$4\sim12\mu m$,伴不规则核浓染色及大的核小体的细胞)。

【临床表现】

易见于30~50岁者,男女发病率之比为2:1。病变在骨骼好发于脊椎,尤其是胸腰段的椎体;其他如胸骨、肩胛骨、骨盆及肋骨亦不少见。四肢长骨及其他骨骼偶有发生。主要临床表现为患骨的局部疼痛,病理性骨折及伴随的压迫症状,如坐骨神经痛、下肢截瘫等。大多数患者有继发性贫血。

【影像学表现】

1. X线及CT

（1）骨质破坏 好发于长骨骨干或邻近干骺端，以髓腔溶骨性骨质破坏为主，病变范围广泛，可呈筛孔样、小斑点状、虫蚀样或地图样改变。有些患者显示骨质破坏较重但临床症状较轻[图8-8-2(A)，图8-8-2(B~C)]。

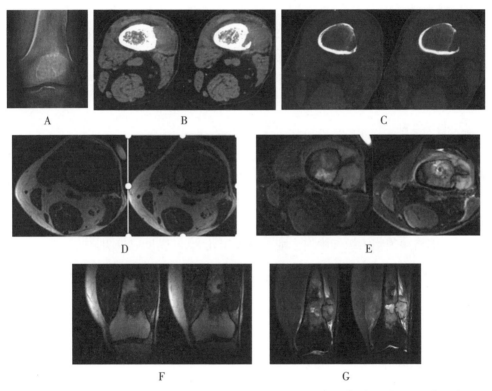

图8-8-2 （A）X线示：左侧股骨远端外侧骨质密度不均，局部骨皮质缺损。(B~C)CT示：左侧股骨远端局部骨皮质缺损，呈溶骨性骨质破坏，伴软组织肿块影；(D~G)MRI示：股骨远端骨质破坏，可见长T_1长T_2信号，STIR高信号，邻近多发软组织肿块包绕股骨生长

（2）骨质硬化 表现为大小、形态不规整的骨硬化，发生于椎体者可如象牙质样，广泛的骨质硬化不是肿瘤直接成骨，而是骨髓受累或骨髓纤维化引起的反应性成骨。

（3）骨膜反应 相对少见，可呈层状或放射状骨针，可出现Codman三角。

（4）软组织肿块 相对较大，常超过骨质破坏的范围，其内无肿瘤骨和钙化，一般不出现坏死。有些病例出现不伴有广泛皮质破坏的软组织肿块，是本病特征之一。

2. MRI 显示病变的范围常大于X线及CT所显示的范围,提示病变沿髓腔浸润生长。T_1WI病变常表现为局部或弥漫的低信号区;T_2WI信号变化多样,可呈低、等或高信号,与肿瘤组织中存在纤维组织有关[图8-8-2(D~G)]。增强扫描后肿瘤多呈轻、中度强化。

【诊断与鉴别诊断】

1. 诊断要点

(1) 肿瘤局限于单骨,临床和影像学检查未发现有其他系统的病灶。

(2) 病理组织学上确诊骨病灶为淋巴瘤。

(3) 就诊时只有局部转移,或至少在原发灶出现6个月后才有远处骨骼和其他部位的转移。

2. 鉴别诊断

(1) 尤因肉瘤 虽也好发于长骨的骨干和干骺端,呈浸润性破坏,但好发于儿童,往往有发热、白细胞升高等,病变进展快。

(2) 骨肉瘤 发病年龄比淋巴瘤小,多在15~25岁,好发于长骨干骺端,骨干少见,可见瘤骨形成,常有放射状骨膜反应。

(3) 朗格罕细胞组织细胞增生症 好发于儿童,骨膜反应较明显。

三、朗格罕细胞组织细胞增生症

【概述】

发生在骨骼骨朗格罕细胞组织细胞增生症,曾用名为骨嗜酸性肉芽肿,又被称为骨孤立性肉芽肿,是一种发生于骨的肿瘤样病变,本质为Langerhans细胞组织细胞增生症的骨骼侵犯,属于免疫相关的反应性增殖性疾病。骨朗格罕细胞组织细胞增生症多侵犯颅骨、脊柱、肋骨及骨盆,手足骨罕见,亦可累及骨骼以外的肺组织。

【病理】

显微镜下可见网状细胞增生,早期即可有大量嗜酸性粒细胞浸润,并出现富有血管的肉芽组织,可伴有灶性出血坏死。晚期组织细胞内充脂形成泡沫细胞,嗜酸性颗粒消失,同时较多结缔组织增生而纤维化,最后骨化。

【临床表现】

以颅盖骨多发,常见于枕骨或顶骨。本病发病率低,可发生于任何年龄,6~10岁为高峰期,75%小于20岁,男性多于女性,骨嗜酸性肉芽肿单发多见,多发病变常见于5岁以下儿童及不超过6个月的初发病变。

【影像学表现】

1. X线　好发部位为颅骨、骨盆、肋骨、股骨、肱骨和脊柱等,病灶一般单发,比较局限,病灶破坏区形态比较规整。颅骨常呈单个圆形或卵圆形骨缺损,极少有多数病灶融合成"地图样",病灶早期周围骨质正常,髓质出现硬化增白,在后期破坏区边缘骨质常有多个"半岛"状伸向中央,少数还能在破坏区中出现小片致密骨质,为病灶修复现象(图8-8-3)。

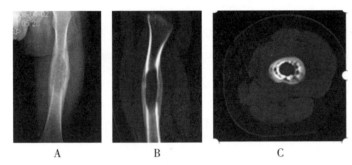

图8-8-3　(A)X线及(B~C)CT示:左股骨中段可见囊样密度降低区,内壁呈"虫蚀样"骨质破坏,周围连续层状骨膜反应,呈"套袖征"

2. CT　表现为圆形或类圆形大小不等的骨质缺损,病变边界清晰,可跨越颅缝生长,如内外板破坏程度不一,可呈典型的"双边征",骨质破坏区内有时可见残留小骨片,呈"纽扣征",周围未见明显骨膜反应。晚期病变周围可见硬化边,同时病变侵入邻近软组织内可见肿块形成[图8-8-4(A~B)]。

3. MRI　病灶在T_1WI主要为等信号,低信号。在T_2WI主要为高信号,骨质破坏区域及周围附近的髓腔可见骨髓水肿,病灶周边软组织出现较为对称的薄层环状T_1、T_2长信号延伸到骨质破坏区以外,并以环抱病灶、套袖状有显著强化[图8-8-4(C~E)]。

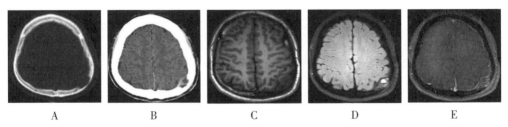

图8-8-4　(A~B)CT示:左侧顶骨局限性骨质破坏,并形成软组织肿块,无骨质硬化变,边界清晰。(C~E)MRI示:左侧顶骨内软组织肿块,呈长T_1、等T_2信号,增强后呈不均匀强化,邻近脑组织受压

【鉴别诊断】

1. 骨髓瘤 常见于40岁以上人群,表现为颅骨多发边界清晰无硬化边的"穿凿样"骨质破坏。病变累及颅骨内板可出现"扇贝样"压迹,MRI上可见"胡椒盐"征。

2. 血管瘤 好发于顶枕骨及椎体,以单发为主,CT可见"栅栏样"改变,病变在MRI上血管成分较多时可表现为长T_1信号,其内可见多发流空血管影。

3. 转移瘤 常见于中老年人,多有原发肿瘤病史,病变为多发,分布不一,与原发肿瘤表现一致。

4. 骨化性纤维瘤 表现为单发圆形或类圆形、边界清晰,呈膨胀性,骨质破坏,其内可见多发斑点状钙化灶,MRI上病变呈等T_1、等或短T_2信号,可伴囊变。

第九节 骨和软组织未分化小圆细胞肉瘤

【概述】

本节仅介绍尤因肉瘤。尤因肉瘤是一种由小圆形细胞构成的具有高度侵袭性原发恶性骨肿瘤,伴有不同程度的神经外胚层分化表现。它占所有原发性骨肿瘤发生率的6%~8%,是儿童和青少年最常见的恶性原发性骨肿瘤,这类肿瘤恶性程度高、易复发、预后差,可发生于几乎所有的骨和软组织中。

【病理】

肿瘤多发生于骨干部,从骨干中央向干骺端蔓延,自骨内向外破坏,肿瘤呈结节状,质地柔软,无包膜。切面呈灰白色,部分区域因出血或坏死而呈暗红色或棕色。肿瘤坏死后,可形成假囊肿,内充满液化的坏死物质。肿瘤破坏骨皮质后,可侵入软组织,在骨膜及其周围形成"洋葱皮"样成层的骨膜增生,此为X线典型表现的基础。

【临床表现】

1. 全身症状 10%~20%的患儿就诊时就存在发热、乏力、食欲低下、体重减轻或贫血等全身症状,多数患者的首发症状是低热或高热。

2. 局部症状 80%患儿的局部症状为疼痛和肿胀,且持续数周或数月之久。疼痛开始时可能较轻,但迅速加重,运动时疼痛加重,往往夜晚更显著。部分患儿可触及明显的软组织肿块,触诊时有压痛。

3. 转移症状 常见的转移部位为肺、骨、骨髓及颅内。70%~80%病例远处转移的首发部位为肺,患儿主要表现为发热、咳嗽、喘憋,甚至呼吸困难;出现骨髓侵犯的患儿主要表现为发热、贫血、出血、感染等症状;若肿瘤转移至颅内,可引起头痛、恶心、喷射状呕吐等颅内高压症状;如果肿瘤压迫神经,还可出现运动障碍、感觉障碍、癫痫发作等症状。

【影像学表现】

1. X 线

(1) 表现为进行性溶骨性破坏,呈"鼠咬"样,骨皮质被侵蚀,伴有骨膜增生和软组织肿块形成。

(2) 病变起自髓腔,向四周浸润,在长骨从骨干中央向上下及周围蔓延,在扁骨多自病变中心向周围破坏。

(3) 因出血坏死而形成囊腔,瘤组织穿破骨皮质形成"葱皮"样或日光放射状骨膜反应,并可见软组织肿块[图8-9-1(A)]。

2. CT

(1) 可显示早期改变和浸润范围(如轻微的髓腔密度改变和软组织肿块)。

(2) 肿瘤组织占据髓腔呈高密度,骨皮质破坏呈点状"虫蚀"样低密度,骨膜增生明显。

(3) 密度不均匀、边缘模糊的软组织肿块形成。其内可见长短不一的放射纤细骨针[图8-9-1(B~E)]。

(4) 增强扫描病灶边缘明显环状强化。

3. MRI　MRI显示髓腔内浸润、骨质破坏及骨外侵犯早于X线平片和CT,肿瘤呈不均匀长T_1、长T_2信号,皮质信号不规则中断,骨膜反应呈等T_1、中短T_2信号,病变

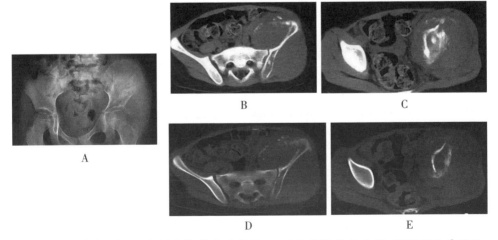

图8-9-1　(A)X线示:左侧髂骨骨密度降低,可见溶骨性骨质破坏,周围可见骨膜反应,周围软组织肿胀增厚;(B~E)CT示:左侧髂骨溶骨性骨质破坏,内可见低密度坏死区,周围可有骨膜反应,伴略高密度巨大软组织肿块

周围软组织肿块呈长 T_1、长 T_2 信号,瘤内还可见多发性细薄的低信号间隔。少数病例可见骨内跳跃式转移。

【诊断与鉴别诊断】

1. 诊断要点　尤因肉瘤 X 线表现为"虫蚀"样或渗透性溶骨性病变,骨膜反应多呈"葱皮"样、"日光放射"样改变;最终确诊需靠病理证实。

2. 鉴别诊断

(1) 骨髓炎　起病急,全身症状重,骨质增生随病程延长而明显,骨内外膜及松质骨增生一致,无针状新生骨及软组织肿块。

(2) 骨肉瘤　肿瘤骨为骨肉瘤特征性表现,软组织肿块多包绕骨端。

(3) 淋巴瘤　患者年龄偏大,髓腔累及广泛,软组织肿块较大。

第十节　骨遗传性肿瘤综合征

一、多发内生软骨瘤病

【概述】

多发内生软骨瘤病是一种少见的良性肿瘤。大部分内生软骨瘤病为散发性,但也有家族中多个成员发病的报道,可能提示为伴有外显率降低的常染色体显性遗传。常为多数不对称的分布在骨内的软骨病灶及骨膜下沉积。在长、短管状骨中均可发病,可发生在肢体单侧或双侧。伴有软骨发育障碍和肢体畸形的称为 Olie 病,与软组织血管瘤并存则称为 Maffucci 综合征。多发性软骨瘤恶变率高于单发性内生软骨瘤,前者统计为 5%~50%。

【病理】

肉眼所见瘤体为蓝灰色分叶状,可有黏液样变性区及白垩色小颗粒状钙化点,骨与骨髓交界处有一层边界清晰的皮质骨样反应层。镜下所见内生性软骨瘤形成分叶状结构,细胞较丰富,一个陷窝内往往有 2 个细胞,在病灶的外围,小叶的周围有一薄层由软骨内化骨生成的成熟骨。

【临床表现】

表现为可触及的肿块,但很少有疼痛。肿瘤侵及手部或足部时由于多发病变可以造成病残。病变侵及长管状骨,使内生软骨骨化不能正常进行,骨骺板不能正常生长,因而肢体可以出现短缩、弯曲畸形,如前臂向尺侧弯曲畸形,下肢膝外翻等。

【影像学表现】

1. X线　多发内生软骨瘤的X线表现为干骺端的圆形或卵圆形低密度病灶,位于中心,占据整个髓腔,在骨破坏透亮区中可见到钙化。在短管状骨可侵及整个骨骼,呈梭形膨胀,在长骨肿瘤组织可侵入骨皮质的内缘而产生沟嵴。多发性内生性软骨瘤病灶常见于干骺端,早期表现为干骺端不规则增宽,内有斑点状和条状钙化(图8-10-1)。

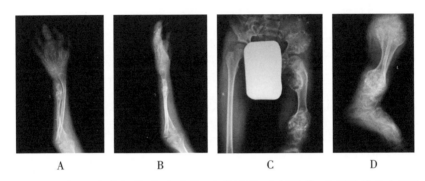

A　　　　　B　　　　　C　　　　　D

图8-10-1　X线示:左手指骨、部分腕骨、尺骨近端,左侧髂骨、左侧耻骨及左下肢多发膨胀性骨质破坏,内见多发颗粒样、环形样钙化灶,左下肢明显短缩,长骨干骺端增粗

2. CT　内生性软骨瘤的CT切面可见膨胀性改变,为低密度灶,中心有斑点状钙化灶。

3. MRI　内生性软骨瘤MRI示在T_1加权像上呈低信号,病灶呈长圆形或卵圆形的多房状,边界清晰,在T_2加权像上呈明显的高信号,内部的钙化为低信号。增强后可呈环形或不规则形强化。

【鉴别诊断】

1. 滑膜囊肿　滑膜囊肿主要是由膝关节扭伤和多种关节内损伤而造成的,如半月板损伤、滑膜损伤、交叉韧带或侧副韧带损伤,由关节内积液或积血造成,故通常具有感染史、外伤史。

2. 干骺端发育不良　X线变化显著,长骨成型不良而且骨皮质一般较薄,腿的管状骨呈"Erlenmeyer烧瓶"喇叭形,尤其是在股骨远端.除了眶上突起外,头骨实际上有骨质疏松。

二、多发性外生骨软骨瘤

【概述】

多发性外生骨软骨瘤是一种累及软骨化骨的以骨骼系统多发性外生性骨疣为特征的常染色体显性遗传病,也称为多发性外生骨疣、骨干端连续症、遗传性畸形性软骨发育异常症。

显性遗传突变常与骨软骨瘤抑制基因变异有关,如 8、9、19 号染色体上的 EXT Ⅰ,EXT Ⅱ和 EXT Ⅲ基因。

【病理】

病变的顶部常呈"菜花样",不规则骨面上覆盖不同厚度的软骨帽,软骨帽也可发生钙化,尤其是骨组织梗死时。骨软骨瘤的茎或蒂部多由基底部的骨骼的皮质延伸而来,常有髓腔,而且软骨帽上常覆盖软骨膜,而软骨膜也与邻近骨皮质上的骨膜相连续。

【临床表现】

遗传性多发性骨软骨瘤多见于儿童及青少年,男性多于女性,大多数患者有阳性家族史。临床表现为可触及的骨性肿块。因骨骼短缩及弯曲而造成骨骼畸形,关节附近的肿块常可造成关节活动受限。本病病变常呈对称性分布,病变的数量不一;典型发病部位是股骨、胫骨、腓骨的远近侧端及肱骨近侧端。

【影像学表现】

1. X线 特点显著且具有诊断意义,起自干骺端的有蒂或无蒂病变并向外生长,关节部位的病变还可能与髓腔相通,大部分病变是宽基底的,只有少部分病变有蒂。在多发骨软骨瘤的患者中,受累骨骼通常变得短粗,尤其是干骺端明显,但无论是否处于病变区域的骨皮质均会变薄。另一特点是病变颈短而宽并出现多个骨性赘生物(图8-10-2)。

2. CT 可以更清晰地显示蒂及邻近皮质是否有侵蚀破坏、软骨帽是否钙化,某些程度上还可以显示软组织的情况。

3. MRI 有助于评估皮质髓腔是否连续及软骨帽的厚度。软骨帽特点是T_2加权像显示高信号影,而钙化灶则为低信号影。

【诊断与鉴别诊断】

1. 诊断要点 多发性骨软骨瘤的单个肿瘤的影像学表现与单发性骨软骨瘤相似,但畸形更为突出。位于桡骨、尺骨和胫骨、腓骨的肿瘤可使骨的塑形发生缺陷,致使干骺端变宽且变粗。

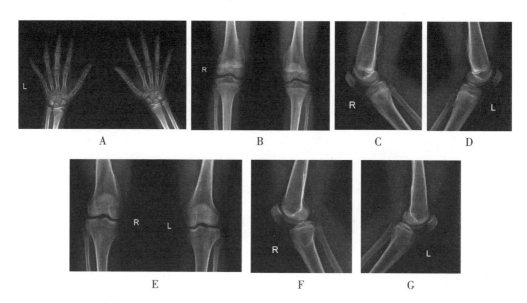

图8-10-2　(A)手X线示:双小指中节指骨基底部干骺端、左示指近节指骨基底部干骺端边缘微小骨性突起,左无名指中节指骨基底部局部骨质膨大,右桡骨及尺骨近端干骺端可见小骨性突起。(C~D)膝关节X线示:胫腓骨近端多发骨性突起,宽基底与母骨相连,髓腔相通;(E~G)膝关节X线示:胫腓骨近端可见多发骨软骨瘤

2. 鉴别诊断

（1）多发性内生软骨瘤病　多发性内生软骨瘤病发生在骨骺端,多发生于髓腔内,而多发性遗传性软骨瘤病则从骨骺端突出并生长到软组织中。

（2）软骨肉瘤　骨质溶骨性阴影,钙化点增多,聚集成堆。肿瘤组织有时穿透皮质骨,在软组织中发展并形成钙化阴影。皮质骨外可能发生日光放射样骨膜新生骨反应。

第九章

生化、内分泌与代谢性骨病

第一节 骨质疏松症

【概述】

骨质疏松症是最常见的骨骼疾病,是一种以骨量低、骨组织微结构损坏,导致骨脆性增加,易发生骨折为特征的全身性骨病。骨质疏松症可发生于任何年龄,但多见于绝经后女性和老年男性。骨质疏松导致的骨折的危害巨大,是老年患者致残和致死的主要原因之一。

【病因】

骨质疏松症分为原发性和继发性2类,原发性主要指绝经后骨质疏松症和老年性骨质疏松症,继发性是指由多种疾病导致的骨质疏松症。

继发性骨质疏松症常见于以下几类疾病。

1. 内分泌疾病 糖尿病、甲状旁腺功能亢进症、库欣综合征、性腺功能减退症、甲状腺功能亢进症、垂体泌乳素瘤、腺垂体功能减退症等。

2. 结缔组织疾病 系统性红斑狼疮、类风湿关节炎、干燥综合征、皮肌炎、混合性结缔组织病等。

3. 慢性肾脏疾病 由多种慢性肾脏疾病导致肾性骨营养不良。

4. 胃肠疾病和营养性疾病 吸收不良综合征、胃肠大部切除术后、慢性胰腺疾病、慢性肝脏疾患、营养不良症、长期静脉营养支持治疗等。

5. 血液系统疾病 白血病、淋巴瘤、多发性骨髓瘤、高雪病和骨髓异常增殖综合征等。

6. 神经肌肉系统疾病 各种原因所致的偏瘫、截瘫、运动功能障碍、肌营养不良症、僵人综合征和肌强直综合征等。

7. 长期制动 如长期卧床或太空旅行。

8. 器官移植术后。

【临床表现】

骨质疏松症本身包括三大类症状：

1. 疼痛　患者可有腰背酸痛或周身酸痛，负荷增加时疼痛加重或活动受限，严重时翻身、起坐及行走困难。

2. 脊柱变形　骨质疏松严重者可有身高缩短和驼背畸形。椎体压缩性骨折会导致胸廓畸形，腹部受压，影响心肺功能等。

3. 骨折　非外伤或轻微外伤发生的骨折为脆性骨折，是低能量或非暴力骨折，如从站高或小于站高跌倒或因其他日常活动而发生的骨折。发生脆性骨折的常见部位为胸、腰椎、髋部、桡骨、尺骨远端和肱骨近端。

【影像学表现】

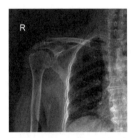

图 9-1-1　骨小梁稀疏，骨实质变薄

1. X 线　主要是骨密度降低。在长骨可见骨小梁变细、减少、间隙增宽，骨皮质出现分层和变薄的现象。脊柱椎体内结构呈纵行条纹，周围骨皮质变薄。严重时椎体内结构消失、椎体变扁，其上、下缘内凹、椎间隙增宽，呈梭形，致椎体呈鱼锥体状。疏松的骨骼不能承受相应应力，椎体有时可被压缩成楔状(图9-1-1)。

2. CT　与X线表现基本相同。

3. MRI　除可见骨外形的改变外，老年性骨质疏松由于骨小梁变细和数量减少，以及黄髓的增多，松质骨在T_1WI和T_2WI上信号增高，骨皮质变薄及其内出现线状高信号代表哈氏管扩张和黄髓侵入。炎症，外伤等病变周围骨质疏松区因局部充血、水肿而表现为边界模糊的长T_1、长T_2信号影。

【诊断】

1. 以绝经期妇女及老年人的原发性骨质疏松为多见，继发于其他疾病的继发性骨质疏松较少见。

2. 常见症状是背痛，多见于胸段和下腰段。

3. X线检查见最明显的骨质疏松部位是胸椎和腰椎。椎体的塌陷可表现为"鱼尾"样双凹形或楔形变，椎体有时甚至完全被压扁。

4. 骨计量学检查或定量组织形态学测量。能观察到骨代谢及骨量的异常变化。

第二节　维生素D代谢障碍

【概述】

维生素D代谢障碍又称为营养性维生素D缺乏性佝偻病,由于生长的骨骼缺乏维生素D引起全身性钙、磷代谢紊乱,在成骨过程中钙盐不能正常沉着而导致的一种以骨骼畸形为特征的全身慢性营养性疾病。此病为各国婴幼儿的多发病,多见于2岁以下的婴幼儿。在我国以北方高发,20世纪80年代加强代乳品及婴儿食品强化维生素D的措施后,本病发病率逐年下降,病情亦趋于轻症,但随着工业化、城市化的不断发展和地理原因,我国北方仍然是本病防治区域。

【病因】

1. 日光照射不足　人体日常所需的维生素D主要通过紫外线照射皮肤而获得,因阴雨或天气炎热不常带孩子进行户外活动,居室潮阴,窗户紧闭,城市高层建筑多,空气尘埃多而阻挡紫外线的通过等,均是小儿易患佝偻病的因素。

2. 维生素D摄入不足　乳类(包括母乳和牛乳)中维生素D的含量很少,不能满足小儿生长发育的需要,加之牛乳中钙:磷比例不当(1.2:1),不利于钙、磷的吸收,所以牛乳喂养较母乳喂养更易患佝偻病。人工喂养多以米糊、稀饭等淀粉类食物为主,因谷类食品含大量植酸和纤维,可与小肠中的钙、磷结合成不溶性植酸钙,也可影响钙、磷的吸收。

3. 钙含量过低或钙磷比例不当　食物中钙含量不足,以及钙、磷比例不当均可影响钙、磷的吸收。人乳中钙、磷含量虽低,但比例(2:1)适宜,容易被吸收,而牛乳钙、磷含量较高,但钙磷比例(1.2:1)不当,钙的吸收率较低。

4. 需要量增多　早产儿因生长速度快和体内储钙不足而易患佝偻病;婴儿生长发育快对维生素D和钙的需求量增多,故易引起佝偻病;2岁后因生长速度减慢且户外活动增多,佝偻病的发病率逐渐减少。

5. 疾病和药物影响　肝肾疾病及胃肠道疾病影响维生素D、钙、磷的吸收和利用。小儿胆汁瘀积、先天性胆道狭窄或闭锁、脂肪泻、胰腺炎、难治性腹泻等疾病均可影响维生素D、钙、磷的吸收而引发佝偻病。长期使用苯妥英钠、苯巴比妥钠等药物,可加速维生素D的分解和代谢而引起佝偻病。

【临床与影像学表现】

1. 初期　多见于6个月以内,特别是3个月以内的婴儿,主要为神经兴奋性增高等非特异性表现,如易激惹、烦躁、夜啼、多汗等,查体可见枕秃。此期无骨骼病变,X线可正常或出现钙化带稍模糊,血生化示血钙、血磷降低、血清碱性磷酸酶正常或轻度增高,血清25-(OH)-D$_3$含量下降。

2. 激期　初期症状进一步加重,出现甲状旁腺功能亢进,钙磷代谢失常和典型的骨骼改变,严重低血磷可导致肌肉糖代谢障碍,使全身肌肉松弛、乏力,出现运动功能下降、发育滞后等表现。查体可见颅骨软化、方颅,1岁左右可见肋骨串珠、郝氏沟、漏斗胸、鸡胸,手、足镯症,以及X形或O形腿等改变(图9-2-1)。长骨X线片显示骨骺端钙化带消失,呈杯口状、"毛刷"样改变,骨骺软骨带增宽(>2mm),骨质稀疏,骨皮质变薄,可有骨干弯曲畸形或青枝骨折,骨折可无临床症状。血生化改变见血钙和血磷浓度明显下降,血清碱性磷酸酶明显升高、血PTH(甲状旁腺激素)增高、血清维生素D含量下降明显。

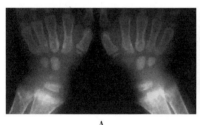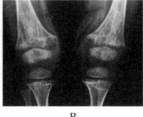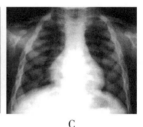

图9-2-1　(A~B)X线示:双腕关节、膝关节干骺端膨大,边缘毛糙,呈"毛刷"样改变;(C)胸部正位X线示:肋骨远端膨大,呈"串珠"样改变

3. 恢复期　患儿经治疗和日光照射后,临床症状和体征会逐渐减轻、消失,骨骼X线影像在治疗2~3周后有所改善,出现不规则的钙化线,以后钙化带致密增厚,骨质密度逐渐恢复正常,血钙和血磷浓度逐渐恢复正常,碱性磷酸酶需1~2个月降至正常水平。

4. 后遗症期　本期无任何临床症状,重度佝偻病可残留不同程度的骨骼畸形,多见于2岁以上的儿童,无任何临床症状,骨骼干骺端活动性病变不复存在,血生化正常。

【诊断】

诊断依据维生素D缺乏的病因、临床表现、血生化及骨骼X线检查,血生化与骨骼X线的检查为诊断的"金标准",不论婴儿还是儿童,血浆25-(OH)-D$_3$浓度应当≥50nmol/L(20ng/mL)。早期的神经兴奋性增高的症状无特异性。

【鉴别诊断】

1. 先天性甲状腺功能低下　患儿智力低下,有特殊面容,血清TSH(促甲状腺激素)、T_4测定可资鉴别。

2. 软骨营养不良　本病患儿出生时即可见四肢粗短、头大、前额突出、腰椎前突、臀部后突。根据特殊的体态(短肢型矮小)和骨骼X线检查可做出诊断。

3. 脑积水　前囟高,落日眼,叩诊有破壶音,根据头B超、CT可确诊。

4. 黏多糖病　根据骨骼X线检查及尿中黏多糖测定可确诊。

第三节　肾性骨病

【概述】

肾性骨病亦称肾性骨营养不良,是由各种慢性肾脏疾病引起的钙、磷代谢障碍,酸碱平衡失调,维生素D代谢异常及继发性甲状旁腺功能亢进等造成的骨骼损伤。

肾性骨病发病于儿童者亦称肾性佝偻病,主要见于长骨,由于骨骺和干骺端尚未闭合,可显示干骺端的典型变化。发病于成年者亦称骨软化症,主要表现是假骨折线和骨骼软化变形。肾性骨病可由肾小球功能衰竭和肾小管功能障碍引起。肾小球功能衰竭者可因过滤受阻,使血磷增高;尿毒症妨碍维生素D转化成活性更高的二羟维生素D,则会影响钙的吸收,使血钙降低;肾小管功能不全使再吸收磷酸盐发生障碍,或因肾小管无力分泌足够的氢离子,使钙、钠、钾盐类在小便中大量流失,即所谓肾小管性酸中毒,这些就是肾性骨病的发病原理。

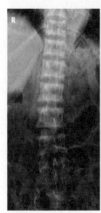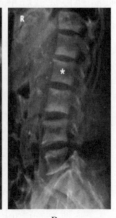

A　　　　　B

图9-3-1　X线示:椎体上下缘骨密度增高,椎体呈"条纹衫"样改变

【影像学表现】

1. **肾小球性骨病**　主要表现:①骨质疏松,长期肾功能不全,长期高凝血症,会出现继发性甲旁亢,从而导致骨质疏松的表现。②佝偻病和软骨病。③骨膜下骨吸收、软骨下骨吸收、骨皮质变薄。④骨质硬化为肾性骨病的特征性改变之一,表现为骨小梁增粗、融合,弥漫性骨密度增高,皮髓质边界不清,骨结构消失,椎体可呈分层状密度增高;骨骺滑脱,多见于双侧股骨近端;软组织钙化,多见于关节周围、皮下组织、血管壁及内脏等部位[图9-3-1和图9-3-2]。

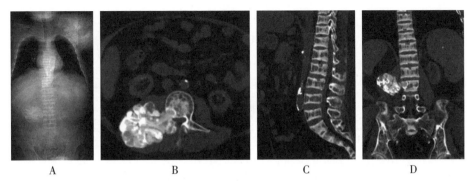

图9-3-2　(A)X线及(B-D)CT示:双肾萎缩,多发囊肿及点状钙化,椎体及骨盆诸骨骨密度增高,骨小梁模糊不清,伴有囊状改变,椎体旁肿瘤样钙质沉着

2. 肾小管性骨病　主要表现:①骨密度普遍性降低,骨关节畸形及假性骨折等骨质软化表现。②骨质硬化,多位于椎体、髂骨体部和耻骨等,呈无结构、均匀性密度增高区。③继发性甲状旁腺功能亢进表现,即骨膜下骨吸收、软组织钙化等。

【诊断与鉴别诊断】

骨活检作为诊断和分类的金标准(因有创而受限),需结合病史、临床表现、血生化和影像学综合判断。

1. 肾小球性骨病应与原发性骨质疏松、骨质软化和甲状旁腺功能亢进引起的骨改变相鉴别。本病均有明确的肾脏病史,甲状旁腺功能亢进则常有甲状旁腺腺瘤。

2. 肾小管性骨病与其他类型肾性骨病在影像学上不易鉴别,需依靠临床表现及实验室检查来鉴别。

第四节　甲状旁腺功能亢进症

【概述】

甲状旁腺功能亢进症是由各种原因使甲状旁腺分泌过多甲状旁腺激素(PTH)而引起骨质脱钙和血钙增高,并由此产生与高血钙相关的一系列症状和体征的临床综合征。

【临床与病理】

甲状旁腺功能亢进可分为原发性、继发性和散发性三类。①原发性多见(占80%~90%),是因甲状旁腺肿瘤(大多数为腺瘤,少数为腺癌)或增生所致。②继发性主要由于长期肾病、吸收不良综合征或维生素D缺乏与羟化障碍等疾病引起血钙过低而刺激甲状旁腺所致,临床上呈血钙过低,血磷可低、可高或正常,视原发病因及病理生理等情况而定。③散发性则系在长期继发性甲状旁腺增生基础上产生腺瘤伴功能亢进,常见于肾脏移植术后。骨骼主要病变为破骨或成骨细胞增多、骨质吸收,呈不同程度的骨质脱钙,结缔组织增生形成纤维性骨炎。严重时引起多房囊肿样病变及"棕色瘤",易发生病理性骨折及畸形。

本病以30~50岁者较多见,女性多于男性。临床症状包括骨与关节疼痛、畸形、身高短缩及病理性骨折,也会出现尿路结石、消化性溃疡等症状。实验室检查示血甲状旁腺激素、血钙、尿钙升高,血磷降低及碱性磷脂酶升高。

【影像学表现】

1. X线 一般认为甲状旁腺功能亢进骨X线约1/3骨质无改变、1/3有骨质疏松、另1/3有甲状旁腺功能亢进的特征性表现。

(1)全身骨骼广泛性骨质疏松为本病主要表现,以脊椎、扁骨、掌指骨及肋骨明显,其中以颅骨改变较有特征性。头颅呈一致性磨玻璃样骨密度减低,颅板分界不清、失去锐利边缘,典型改变为颗粒状或斑片状密度降低影(图9-4-2)。椎体骨质明显疏松,表现为双凹变形或变扁。长骨疏松时,骨皮质呈线条状,髓腔骨松质几乎消失。

(2)骨膜下骨皮质吸收为诊断本病的主要特征,好发于指骨的桡侧缘,尤其是中指和示指的中节指骨,表现为骨皮质内外缘不光滑,呈条纹状或花边状。齿槽硬板(齿周白线)骨吸收也较常见。

(3)软骨下骨质吸收多见于锁骨肩峰端、胸骨端和耻骨联合等部位,表现为骨端模糊不清,皮质不规整,关节间隙增宽。

(4)晚期病例在下颌骨、面骨及四肢长管状骨有囊样改变,呈单发性或多发性囊状透明区,有些为膨胀性改变,边缘锐利,与周围骨质分界清晰,亦称褐色瘤[图9-4-3(A~B)]。

(5)骨质软化,可由继发性甲状旁腺功能亢进引起。原发性甲状旁腺功能亢进也可引起。

(6)骨质硬化,主要见于慢性肾衰引起的继发性甲状旁腺功能亢进患者。

(7)尿路结石。

(8)关节软骨钙化,主要见于原发性甲状旁腺功能亢进,好发于肩、膝及腕部三角软骨处。

(9)软组织钙化较少见。较常见于关节周围及关节软骨,好发于膝关节和肩关节软骨、耻骨联合等部位。

2. CT 甲状旁腺腺瘤,CT除显示骨质疏松、骨吸收、囊变等表现外,还可发现甲状旁腺腺瘤,阳性检出率达50%~77%,多位于甲状腺后下方、气管与食管旁沟内,呈圆形、结节状、边缘光滑、清晰,注入造影剂后见明显强化。腺瘤也可异位于纵隔内[图9-4-1(C~E)]。

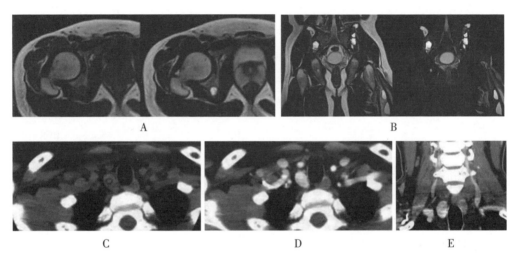

图9-4-1 (A~B)MRI示:病变呈长T_1、长T_2信号,压脂高信号;(C~E)颈部CT显示:胸廓入口处气管旁软组织占位,增强扫描后见明显强化,甲状旁腺腺瘤(手术后病理证实)

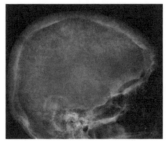

图9-4-2 慢性肾功能不全继发性甲状旁腺功能亢进患者,颅骨的侧面X线示:颅骨多发点状透明和放射性焦点,符合"胡椒盐征"的外观

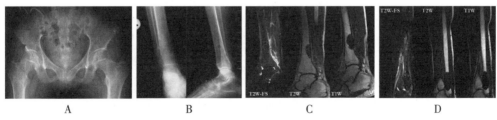

图9-4-3 (A~B)X线示:双侧髂骨及胫腓骨多发囊状透亮骨质破坏区;(C~D)MRI示:胫腓骨下段多发长T_1短T_2信号,为甲状旁腺功能亢进棕色瘤形成

3. MRI 　显示骨骼改变不如CT和X线,但出现囊状骨质破坏时,MRI上呈明显长T_1、长T_2异常信号。MRI还可检出甲状旁腺腺瘤,阳性检出率达71%~78%[图9-4-1(A~B)和图9-4-3(C~D)]。

【诊断与鉴别诊断】

本病影像学诊断主要依靠X线,显示甲状腺腺瘤则需CT或MRI增强扫描。本病需与下列疾病进行鉴别。

1. 骨质软化症　多发生于妊娠期及哺乳期妇女。骨钙质不足使长骨易弯曲、变形,常表现凹面皮质增厚,凸面变薄,并易出现假性骨折线,无指骨骨膜下骨吸收,颅骨亦见不到颗粒状疏松区。血清钙一般偏低,无高血钙,血清磷也偏低,尿钙及尿磷均少。

2. 骨纤维异常增殖症　也可见有多骨多囊状改变,但局部扩张明显,未受累的骨骼可完全正常。

3. 肾性骨病　常可引起继发性甲状旁腺功能亢进,其骨骼表现类似于甲状旁腺功能亢进。但原发性甲状旁腺功能亢进多发生于成年人,而肾性骨病则以儿童多见,血浆蛋白和血清钙降低,血磷升高。

4. 畸形性骨炎　虽可多骨发病,但大部分骨骼表现正常。腰椎的"方框"样增厚不同于甲状旁腺功能亢进的3层浓淡相间的横带,其骨小梁变得粗疏。血清钙磷及尿钙磷均在正常范围内,但碱性磷酸酶可明显升高。

第五节　　糖尿病性骨关节病

【概述】

糖尿病性骨关节病病变包括两类:一类是糖尿病的并发症,包括夏科关节病和骨质溶解;另一类是糖尿病的可能并发症,包括脊柱骨质增生、关节周围炎、骨性关节炎、掌腱膜挛缩和关节挛缩等。

【病理】

糖尿病相关骨关节病与糖尿病神经病变关系密切。糖尿病神经病变引起深、浅感觉消失,关节运动反射控制障碍。疼痛和本体感觉部分或完全消失可导致受累关节过度负荷,韧带、关节囊受累,关节软骨变性及软骨下骨质病变等。此外,糖尿病骨代谢紊乱、血管病变、活性维生素D减少和羟化酶活性降低、磺脲类降糖药导致钙盐丢失等,均与糖尿病相关骨关节病的发生密切相关。患者肩、膝、髋、肘等关节可逐渐出现无症状的活动受限,也标志着糖尿病已合并微血管病变。

【临床表现】

糖尿病相关骨关节病影响的关节依次为跖趾关节、跗跖关节、跗骨、踝关节、趾间关节。跖趾关节最易受累,多关节同时受累也较常见。有时双足同时受累,但发病程度不一致。糖尿病相关骨关节病症状可表现得很轻微,但X线检查结果却很严重。许多患者出现严重骨病症状后才就诊。临床表现及有关的软组织损伤主要有神经病变、关节脱位、关节肿胀和畸形等。

【影像学表现】

X线检查可见骨质减少(低骨密度),摄片时可见骨透亮度增加,骨小梁减少及其间隙增宽,横行骨小梁消失,骨结构模糊,通常在骨量下降30%以上才可显示。关节面可见不规则碎裂,关节间隙变窄,有时关节呈半脱位[图9-5-1]。严重时可见椎体双凹变形,椎体前缘塌陷呈楔形变(压缩性骨折),常见于第11、第12胸椎和第1、第2腰椎。

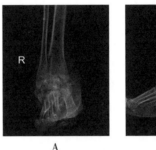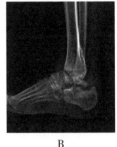

图9-5-1　X线示:中足部跗骨及距骨近端骨质崩解,跗骨间关节及跗跖关节半脱位,胫骨远端骨膜增生,周围软组织肿胀

【诊断】

糖尿病相关骨关节病诊断:有腰背或关节疼痛、身长短缩或驼背甚至骨折等症状,X线检查有骨组织破坏、骨畸形、骨质疏松等骨关节病表现。

第六节　骨软化症

【概述】

骨软化症是以新近形成的骨基质矿化障碍为特点的一种骨骼疾病。其结果导致非矿化的骨样组织(类骨质)堆积,骨质软化,产生骨痛、骨畸形、骨折等一系列临床症状和体征。

【病因】

本病的特征是新形成的骨基质不能以正常的方式进行矿化。骨的矿化是一个复杂的过程,涉及钙、磷代谢,以及成骨细胞功能及矿化部位的酸碱环境等许多因素。骨质软化症的原因主要包括以下几个方面:①维生素D缺乏;②低磷酸血症与肿瘤性骨软化症;③慢性肾疾病;④使用矿化抑制剂;⑤其他。

【临床表现】

早期症状不多,主要表现有骨痛,以下肢、骨盆和腰骶部为主,胸廓、骨盆等部位有压痛,严重者活动受限,行走困难,走路摇摆,呈"鸭步"状。易发生病理性骨折,胸廓内陷,胸腔缩小,影响呼吸功能。脊柱萎缩,椎体呈双凹征改变。骨盆变形呈"三叶"状,会造成女性分娩困难。脊柱缩短和骨盆变形,身高逐渐短缩。

肌无力也是一个突出的症状,特别是伴有明显低磷血症的患者。长期活动减少可发生失用性肌萎缩,加重肌无力,并易与原发性肌病相混淆。

【影像学表现】

1. X线 早期普遍性骨质疏松,密度降低,骨皮质变薄,髓腔透亮度增加,骨小梁先是模糊,最终消失,可出现多个囊状透光区。假骨折线是骨质软化的X线特点(称为Looser带)。表现为横跨骨皮质的透明线,其边缘密度略高,常呈对称性而多发。多见于肩胛骨、肋骨、坐骨、耻骨等。骨折处无骨痂形成和错位,日久可出现骨骼弯曲、畸形。两侧髋臼内陷及骶骨岬向骨盆中心突入,致骨盆呈"三叶"状变形,以及椎体的双凹征皆为典型改变,脊柱后突及侧弯。重者颅骨尚可见多数大小不一的透光区,边界清楚,与骨髓瘤相似[图9-6-1(A~C)]。

2. CT 与X线大致相同,更能显示出X线不易发现的假骨折线[图9-6-1(D~J)]。

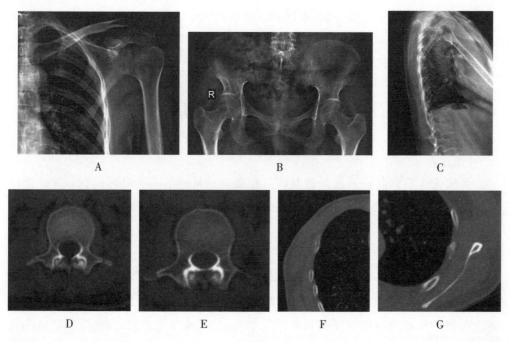

A   B   C

D   E   F   G

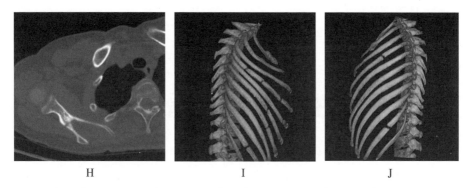

H   I   J

图9-6-1 （A~C）X线显示肋骨及右侧耻骨假骨折线（Looser带）形成，脊柱侧位片示胸腰椎椎体呈"双凹征"；（D~H）CT显示腰椎横突、多发肋骨及右侧肩胛骨多发假骨折线；（I~J）CT三维重建示：能更直观地发现多发假骨折线（Looser带）

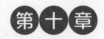

退行性和创伤性骨关节病

第一节 骨性关节炎

【概述】

骨性关节炎是以关节软骨退行性变和继发性骨质增生为特征的慢性关节疾病。多见于中老年人，女性多于男性。好发于负重较大的膝关节、髋关节、脊柱及远端指间关节等部位。

【病因与病理】

病因尚未完全明了，它的发生、发展是一个长期、慢性、渐进的病理过程。如软骨营养、代谢异常、生物力学方面的应力平衡失调、生物化学的改变、酶对软骨基质的异常酵解、累积性微小损伤、肥胖、关节负重增加、外伤、遗传、炎症、代谢等因素。最早、最主要的病理变化发生在关节软骨。首先关节软骨局部发生软化、糜烂，导致软骨下骨外露；随后，继发骨膜、关节囊及关节周围肌肉的改变使关节面上生物应力平衡失调，形成恶性循环，病变不断加重。

【临床表现】

主要症状为关节疼痛，初期为轻微钝痛，以后逐步加剧。活动多时疼痛加剧，休息后好转。有的患者出现休息痛（休息时疼痛，稍微活动可减轻）。但活动过量时，因关节面摩擦也可产生疼痛。患者常感到关节活动不灵活，维持某个体位较长时间，则出现关节僵硬。关节活动时有不同的响声，有时可出现关节绞锁。晚期可出现关节肿胀、积液、畸形及活动受限。

【影像学表现】

1. X线　软组织肿胀、关节间隙不同程度变窄，关节边缘有骨赘形成。晚期骨端变形，关节表面不规整，边缘骨质增生明显，软骨下骨有硬化和囊腔形成，伴滑膜炎时髌下脂肪垫模糊或消失（图10-1-1~图10-1-2）。

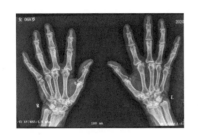

图 10-1-1 双手X线示:关节面边缘骨质结构变尖,关节间隙变窄,部分关节半脱位畸形

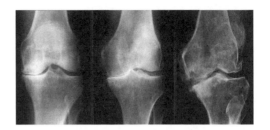

图 10-1-2 X线示:膝关节骨性关节,关节间隙变窄(多为内侧),髁间嵴及关节面边缘骨质增生,关节面下骨质密度不均(骨质囊变、硬化)

2. CT 复杂关节时扫描面与关节面垂直显示病变较好,比如脊柱、髋股关节。

3. MRI 是唯一可以直接清晰显示关节软骨的影像学方法,早期软骨肿胀T_2WI上为高信号,以后软骨内可见小囊、表面糜烂和小溃疡。后期局部纤维化T_2WI上表现为低信号,软骨变薄甚至剥脱(图10-1-3)。

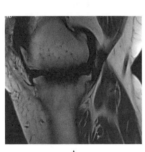
A

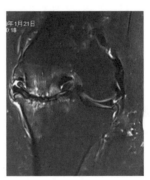
B

图 10-1-3 MRI示:膝关节关节面边缘骨赘形成,关节间隙变窄,关节面下骨质破坏,内侧关节面软骨变薄、中断

【诊断与鉴别诊断】

(一)诊断标准

以膝骨关节炎为例,目前按中华医学会骨科分会参照国际公认的诊断标准制定的《骨关节炎临床诊治指南(2007年版)》。

1. 近1个月反复发生的关节痛。

2. X线片(宜取站立位或负重位)示关节间隙变窄、软骨下骨硬化和(或)囊性变、关节缘骨赘形成。

3. 关节液检查无明显改变(质地清亮、黏稠,WBC<2000个/mL)。

4. X线改变不明显,但多为≥40岁的中老年。

5. 有少于(含)30分钟的晨僵。

6. 活动时有关节摩擦音(感)。

综合临床表现、实验室及X线检查,符合1、2项或1、3、5、6项或1、4、5、6项可诊断膝骨关节炎。

(二)鉴别诊断

1. 类风湿关节炎　发病以30~50岁为多。仅见于膝关节者少见。多呈急性疼痛、肿胀及活动受限。发生在手指者多累及多个近侧指骨间关节,而骨关节炎则以远侧指骨间关节为主。实验室检查示类风湿因子为阳性,病情进展期示血沉、C反应蛋白水平均升高。X线检查也有相应改变。

2. 骨关节结核　已较少见,但仍有发生。起病缓慢,常伴有低热、盗汗等全身症状。病变关节有脓肿,血沉多升高。在膝关节,早期X线改变多为关节骨端圆凿状小缺损。

3. 反应性关节炎　多见于青年男性,发病前2~4周可能有以咽喉部症状为主的上呼吸道感染,或有腹泻。实验室检查示类风湿因子阴性。

第二节　创伤性关节炎

【概述】

创伤性关节炎又称外伤性关节炎、损伤性骨关节炎,它是由创伤引起的以关节软骨的退化变性和继发性软骨增生、骨化为主要病理变化,以关节疼痛、活动功能障碍为主要临床表现的一种疾病。多发于创伤后、承重失衡及负重过度的关节,如髋、膝、踝、肘、腕、第1跖趾、跗骨间等关节较为常见;以下肢关节发病较多,症状明显。患者均有明显创伤史,可见于任何年龄段,但多见于青壮年。

【病理】

创伤性骨关节炎是一种由于各种非生理性应力造成的慢性关节疾病。其主要病变是关节软骨软化磨损和随后出现的软骨下骨硬化及关节边缘骨赘形成。除创伤外,年老、关节组织退行性变也是一个常见的致病因素。总之,创伤性骨关节炎之所以形成,主要与应力、磨损有关。如关节从未处于应力状态,就不会有创伤性骨性关节炎改变。因此,应力较轻微的上肢关节比应力沉重的下肢关节骨关节炎的发生率要低得多。

【临床表现】

本病临床症状为外伤后关节疼痛逐渐消失,功能基本恢复一段时间后逐渐出现关节疼痛和功能活动受限。表现为开始活动时疼痛较明显,活动后减轻,在负重和活动过后疼痛又加重,休息后减轻。但随着病情的加重,疼痛伴随整个关节的活动过程,甚至有些患者不能负重,不能站立行走。关节僵硬和活动受限往往在早晨起床后或白天一段时间不活动后出现,但关节僵硬时间较短,随着病情的加重,关节活动逐渐受限,严重者出现关节功能基本丧失。

创伤性关节炎可出现抗痛性步态,即行走时,当患侧足着地后,因负重疼痛而迅速更换健侧足起步,以减少负重,故患肢迈步小,健肢迈步大。因负重力线的改变可出现下肢畸形,如膝关节内、外翻,临床以内翻畸形多见。另外,病情较重者还可出现肢体肌肉萎缩,关节肿大、积液等。

【影像学表现】

1. X线 急性期关节囊肿胀,关节间隙可增宽,当发生继发性退行性骨关节炎时,关节间隙变窄,骨端有骨质增生。如骨折线涉及关节面,则可因骨痂增生、错位愈合或骨端生长发育异常而形成畸形,甚至发生关节强直(图10-2-1)。关节内可出现游离体、骨化影。

2. CT CT的密度分辨力明显优于X线,更有利于明确关节及软组织病变的大小、范围和密度变化,以及骨病向毗邻组织的侵袭。

3. MRI 可观察软组织和软骨病变的范围及内部结构(图10-2-2)。MRI对软组织层次的分辨力虽优于CT,但它对水肿及钙化的识别不及CT。

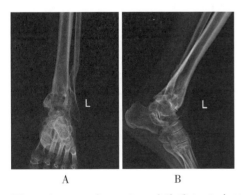

图10-2-1 X线示:左胫腓骨骨折后畸形愈合,左踝关节间隙变窄,关节面不平整,关节面下骨密度不均

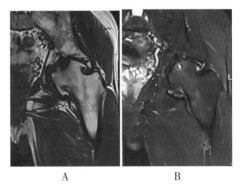

图10-2-2 MRI示:左侧髋臼陈旧性骨质,左侧股骨头及左侧髋臼关节面边缘骨赘形成,左髋关节间隙变窄,左髋关节面骨质结构破坏,关节邻近骨质结构骨髓水肿

【诊断】

通过病史、临床查体、影像学及病理学资料,一般能够诊断创伤性关节炎,但却难以在发病早期诊断。目前影像学资料仍是诊断创伤性关节炎的最主要依据。

【鉴别诊断】

1. 类风湿关节炎　发病以30~50岁为多。活动期多呈疼痛、肿胀、活动受限,指趾小关节常呈对称性肿胀,实验室检查示类风湿因子阳性,血沉、C反应蛋白水平均升高,X线检查也有相应变化。创伤性关节炎实验室检查均在正常范围。

2. 骨关节炎　骨关节炎与创伤性关节炎的临床表现相似,但在发病机制上有根本的区别,创伤性关节炎有明显的外伤史和累积伤。骨关节炎发病年龄多见于40岁以上,女性发病率高于男性,而创伤性关节炎可发生于任何年龄组。

第三节　髌骨软化症

【概述】

髌骨软化症又称髌骨劳损、髌骨软骨病,是指髌骨软骨面发生局限性软化,甚至软骨床骨质外露,引起膝关节慢性疼痛的一种疾病。

【病理】

髌骨的后侧面大部分为软骨结构,与股骨两髁和髁间窝形成髌股关节。当膝伸直而股四头肌松弛时,髌下部与股骨髁间窝发生接触摩擦而引起退行性变。膝部关节滑膜及髌韧带发生不同程度的充血、水肿和增生等变化。

【临床表现】

髌骨软化症好发于30~50岁的青壮年,尤其是30~40岁年龄段发病率最高。热爱运动的年轻人,特别是足球、篮球、网球等运动员高发。女性发病率高于男性,约2/3为女性发病。一般认为发病是由髌骨软骨面慢性损伤造成。主要与解剖结构异常、关节长期磨损及关节营养不良相关。此外,膝关节受到的直接外伤及膝关节超负荷的运动也可诱发髌骨软化症。

本病起病较缓慢,临床表现为最初膝部隐痛或酸软无力,活动后及半蹲位时加重;膝关节怕冷,或者反复出现水肿、积液;髌后疼痛,劳累后加重,上、下楼梯困难,严重影响步行。查体时髌骨研磨试验阳性,挺髌试验阳性,单蹲试验阳性。

【影像学表现】

1. X线　X线早期表现正常,晚期髌骨关节面不规整,关节面下骨质硬化,关面边缘骨赘形成。股骨骨干远端前面、股骨髁上方出现边缘光滑的扇形皮质凹陷 [图10-3-1(A~B)]。膝关节完全伸直时,髌骨恰好陷在股骨下端的凹陷中。

2. CT　CT早期无改变,软骨下骨缺损易被CT检出。

3. MRI　MRI是髌骨软化症早期诊断的首选方法,横断面或矢状面T_1加权像和 T_2加权像显示为关节软骨变薄、中断缺失、表面不规整和软骨下骨的囊性缺损[图 10-3-1(C~E)]。

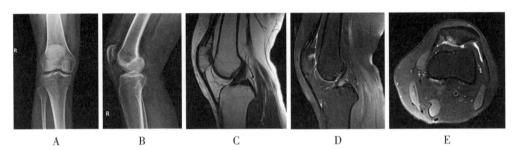

图10-3-1 　(A~B)X线示:髌骨关节面不规整,局部骨质缺损,关节面下骨质密度不均。 (C~E)MRI示:髌骨后缘欠光整,骨质内小片状长T_1信号,压脂高信号

【诊断】

通过病史、临床症状及体征、影像学资料,一般能够诊断髌骨软化症,MRI是早 期诊断的最主要依据。关节镜可以看出早期的髌骨软化的表现,髌软骨软化的变性 在关节镜下表现为关节软骨粗糙或明显龟裂。根据镜下表现,常使用Outerbridge分 级法对其进行分级。

Ⅰ级:软骨微纤维化或裂痕范围<0.5cm,局限性软化或肿胀,软骨有厚纤维 形成。

Ⅱ级:关节软骨微纤维化或裂痕范围为0.5~1cm,碎裂与龟裂直径<1.3cm。

Ⅲ级:关节软骨微纤维化或裂痕范围为1~2cm,碎裂与龟裂范围>1.3cm。

Ⅳ级:关节软骨微纤维化或裂痕范围达2cm以上,软骨糜烂深达软骨下骨组织。

【鉴别诊断】

1. 类风湿疾病引起的膝关节炎　类风湿关节炎及血清阴性。脊柱关节病活动 期也常出现膝关节疼痛、肿胀及活动受限等表现、实验室检查类风湿因子、HLA-B27 阳性,血沉、C反应蛋白水平升高,X线检查也有相应变化。而本病实验室检查均在 正常范围。

2. 半月板损伤　髌骨软骨软化症主要见于年轻患者,当膝部活动时疼痛,股四 头肌收缩及髌骨周围有压痛。半月板损伤除了膝部疼痛外,还表现为膝部弹响、绞锁等症状。可通过MRI等检查及医生查体进行鉴别诊断。

第四节　SAPHO综合征

【概述】

SAPHO综合征是一种少见的以累及皮肤和骨关节为特征的慢性无菌性炎症。主要表现为滑膜炎、痤疮、脓疱病、骨肥厚和骨髓炎。

【病理】

病理检查病变急性期以中性粒细胞浸润为主，骨和皮肤呈非特异性炎症改变。随着病情发展，表现为以淋巴细胞浸润为主的炎症改变，慢性期以骨质硬化、纤维化为主要特征。

【临床表现】

本病好发于成人，始发年龄多在40~60岁，女性多于男性。临床表现包括骨关节病变和皮肤病变，两者不一定平行。病程较慢，间断性发作，可迁延多年，但大多数预后良好。

最具特征性的表现为对称性前上胸壁肿痛，病变部位包括胸锁关节、胸肋关节、肋软骨关节及胸骨柄体联合关节。特征性骨关节改变是骨炎和骨肥厚，常累及中轴骨，也可累及外周骨，脊柱和骶髂关节是第二常见受累部位；骨皮质肥厚可出现局部血管、神经压迫症状，引起上胸壁及上肢疼痛和水肿，即胸廓出口综合征。典型的皮肤改变主要为脓疱病和痤疮，脓疱病以女性为主，掌跖脓疱病（表现为手掌、脚掌的黄色皮内无菌脓疱）多见，脓疱性银屑病较少见。严重的痤疮，以男性多见。

【影像学表现】

1. X线　早期表现为胸锁关节和胸肋关节韧带骨化，软组织肿胀，随病情发展，双侧胸锁关节、上部肋骨关节、胸骨上部出现不规则侵蚀、破坏，骨皮质肥厚，各关节间隙变窄，甚至骨性融合。累及脊柱时表现为椎体终板侵蚀、硬化，椎旁骨化，椎间隙变窄，椎体楔形变。骶髂关节可单侧受累、双侧不对称受累、双侧对称受累，表现为关节破坏，关节间隙变窄、消失；邻近髂骨可见硬化。外周关节破坏多累及膝、髋、踝关节。长骨以股骨远端、胫骨近端受累多见；扁骨可累及髂骨、下颌骨，偶可累及肘、腕及手足小关节。

2. CT　对本病滑膜炎、骨炎的早期诊断优于X线，有助于定位病灶及发现周围软组织病变[图10-4-1和图10-4-2]。

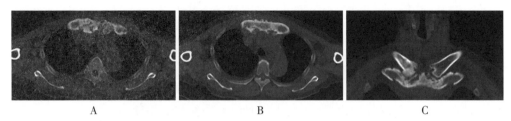

图 10-4-1　CT 示:SAPHO 综合征患者双侧胸锁关节骨髓炎,骨质破坏,骨皮质增厚,髓腔内骨密度增高,关节面小骨骨质缺损

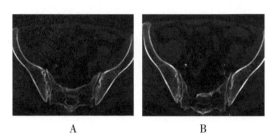

图 10-4-2　CT 示 SAPHO 综合征患者,病变侵犯骶髂关节,双侧骶髂关节炎

【诊断】

根据症状、体征、典型滑膜炎、痤疮、脓疱病、骨肥厚、骨髓炎等表现,本病不难诊断。

【鉴别诊断】

1. 强直性脊柱炎(AS)　AS 首先发生于骶髂关节,然后逐渐向上进展累及全脊柱,椎体病变局限于椎角,韧带骨化较弥漫,且多发生于前纵韧带。临床上,AS 多发生于青年男性,HLA-B27 多呈阳性,多无皮肤改变。

2. 慢性低毒感染　一般无对称性,不伴有特征性皮肤病变。

3. 弥漫性特发性骨质增生症(DISH)　DISH 与本病脊柱病变相似,但不累及胸壁、关节,无皮肤改变。

4. 成骨性转移瘤　常累及椎弓根,随机分布,可见骨质破坏。

第五节　骨膜炎

【概述】

骨膜炎又叫骨膜增生,又称骨膜反应,是一种症状,当无外因刺激而临床具有明显症状时可独立成病。因外因刺激骨外膜引起骨膜增生。原因有炎症、肿瘤、外伤、出血、血管性病变及生长发育异常。还有称骨膜炎是指各种原因导致应力性骨膜损伤或化脓性细菌侵袭造成的感染性骨膜损伤。

【病因与病理】

1. 平时体育活动少,机体协调能力差,突然加大运动,训练跑跳,活动时间过长在跑跳过程中足部反复用力后蹬,致小腿肌肉长期交替处于紧张状态,肌肉不断牵扯,使小腿胫腓骨膜撕裂损伤,骨膜及骨膜血管扩张、充血、水肿或骨膜下出血血肿机化,出现骨膜增生及炎症性改变。

2. 创伤后造成化脓性细菌感染。

【临床表现】

1. 全身症状　非感染性骨膜炎全身症状轻微。只有在急性血源性骨髓炎,全身症状严重。前驱症状有全身倦怠,继以全身酸痛、食欲不振、畏寒,严重者可有寒战,多有弛张性高热达39~41℃、烦躁不安、脉搏快弱,甚至有谵妄、昏迷等败血症现象,亦可出现脑膜刺激症状。患者往往有贫血、脱水和酸中毒。

2. 局部症状　骨膜炎局部疼痛、局部充血水肿、活动障碍。血源性骨髓炎早期有局部剧烈疼痛和跳痛,肌肉有保护性痉挛,肢体不敢活动。患部肿胀及压痛明显。如病灶接近关节,则关节亦可肿胀,但压痛不显著。当脓肿穿破骨质、骨膜至皮下时,即有波动。穿破皮肤后,形成窦道,经久不愈。

3. 分类

(1) 眼眶骨膜炎　视力障碍、红眼、眼球突出、眼痛、眼球运动障碍。

(2) 胫骨骨膜炎　常见的原因是胫骨骨膜发生炎症反应,胫骨上的肌肉接受过多的牵引力。附着于胫骨表面的肌腱发炎;小腿疼痛,有时肿胀;胫骨被撞击;当屈曲足趾和踝关节时,小腿胫骨疼痛。

【影像学表现】

1. X线　早期的X线表现为一段长短不定的致密线状影,细如发丝,随着病情的发展会出现以下几种形态:①与骨皮质表面平行的较宽的致密线状影,并与骨皮质间以相对透亮线状影,如果成层排列则如葱皮状。②与骨皮质表面垂直的针状致密影,可长可短,一般短的针状影相互间常平行,长的常呈放射状排列。③骨皮质外层密度增高影,密度均匀或略不均匀,其轮廓平直或高低不平如花边状。

2. MRI　表现为与骨皮质平行的细线状中等T_1及略长T_2信号,外缘骨膜骨化呈长T_1、短T_2低信号条状影(图10-5-1)。

【诊断与鉴别诊断】

1. 诊断　根据症状、体征、X线和实验室检查可以诊断。

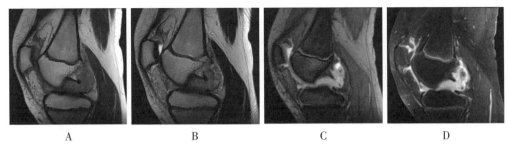

A　　　　　　　B　　　　　　　C　　　　　　　D

图10-5-1　MRI示:膝关节滑膜弥漫性增厚,呈等T$_1$、稍长T$_2$信号,压脂高信号

2. 鉴别诊断

（1）蜂窝织炎　全身中毒症状较轻,局部炎症较广泛,压痛范围也较大。

（2）急性化脓性关节炎　肿胀、压痛在关节间隙而不在骨端,关节活动度几乎完全消失,关节腔穿刺抽液可明确诊断。

（3）风湿性关节炎　一般病情较轻,发热较低,局部症状亦较轻,病变部位在关节,且常多个关节受累。

第六节　神经营养性关节病

【概述】

神经营养性关节病是由不同类型的神经系统病变而引起的关节病损,以感觉神经损害和关节损伤为主要症状,又称夏科关节、夏科病、神经性病理性关节炎等。本病好发部位各异,常见于40~60岁,男女发病之比为3:1。

【病因与病理】

导致神经营养性关节病的常见疾病有脊髓痨、脊髓空洞症、脊髓膜膨出、糖尿病性神经病、先天性痛觉缺如、麻风等。由于支配关节的感觉神经,尤其是本体感觉和痛觉的丧失,关节失去正常的防御反应,加之局部软组织和骨的神经营养障碍,使骨质代谢发生紊乱,关节囊和韧带松弛,肩、肘、髋、膝、踝、足等部位关节,由于没有保护机制导致关节过度使用,关节软骨容易遭到严重的损伤和积累性损伤,很快导致退行性变,关节软骨破坏和软骨下骨质硬化、碎裂。由于关节的本体感觉痛觉丧失,已破坏的关节软骨在尚未修复的情况下继续受到损伤,可使软骨剥脱,继发关节畸形、脱位或半脱位,有的患者甚至发生关节内骨折。

【临床表现】

本病发病部位多与原发疾病密切相关,发生于关节者常为单侧受累。脊髓痨常累及髋、膝、踝和腰椎椎间关节,以膝关节最多见;脊髓空洞症的发病关节多在肩、肘、腕和颈椎椎间关节,以肩关节最多见;脊髓脊膜膨出常累及踝、跗骨间及跖趾关节;糖尿病患者以足踝部发病最多;先天性痛觉缺如受累关节常为膝、踝及跗骨间关节。

本病起病隐匿,常由一个大关节或数个小关节开始,受累关节肿胀明显、积液、乏力,随后出现关节不稳,并有半脱位、脱位及各种畸形。受累关节多无疼痛,无局部压痛,关节活动受限也不严重。最大特点是关节破坏的程度与疼痛和功能受限不成正比,有时存在异常的关节活动。另外,不同的神经疾病可使不同的关节受累,其临床体征随原发病不同亦各不相同。关节病变发生后,病变发展较为迅速,晚期可出现病理性脱位或骨折,形成各种畸形。

【影像学表现】

1. X线 是本病诊断的首选方法。①关节间隙早期增宽,晚期变窄,关节腔积液时关节囊肿胀;关节韧带松弛时可见半脱位或脱位。②关节软骨破坏,关节间隙变窄,边缘骨刺形成;病变进展后,皮质破坏,骨刺破碎形成游离体。③病变晚期,骨端毁损、吸收,关节内有大量骨碎屑,骨硬化及关节脱位明显[图10-6-1(A~B)和图10-6-2]。

X线分3型:Ⅰ型溶骨吸收型:以骨吸收为主,增生改变少,碎片多少不一,边缘锐利;Ⅱ型为增生肥大型,骨增生硬化明显,有大量骨膜新骨和骨赘,游离体多钝圆;Ⅲ型为混合型,有骨吸收,又有少量骨膜及骨赘增生。

2. CT 关节囊积液、膨胀、关节间隙增宽,关节内出现结构不清、大小不一的游离钙化碎片,关节面的破坏清晰显示[图10-6-1(C~F)]。

3. MRI 关节滑膜肥厚、关节软组织结构显示更清晰[图10-6-1(G~J)]。

【诊断】

1. 病史 本病通常有不同类型的神经系统病变,起病隐匿,与原发性疾病密切相关。

2. 症状与体征 详见临床表现。

3. 实验室检查 主要是原发的神经系统疾病的实验室表现,如糖尿病性神经病可见尿糖阳性、空腹血糖水平增高、酮尿、蛋白尿、高比重尿等。

4. X线检查 早期可见显著的关节肿胀,关节间隙增宽;以后关节可呈脱位或半脱位状态,可见骨端碎裂不齐硬化;关节边缘可见形状不规则的巨大骨赘脱落后形

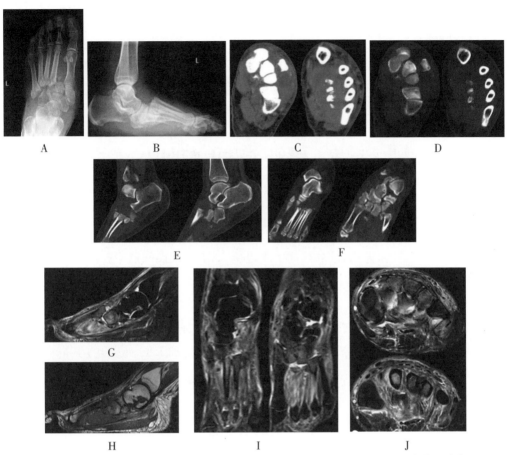

图 10-6-1 （A~B）X 线及（C~F）CT 示：左足第 2~4 跖骨基底部及邻近跗骨骨质崩解、吸收，跗跖关节半脱位畸形，周围软组织肿胀，软组织内见液性密度区；（G~J）MRI 示：足部足舟骨、外侧楔骨、中间楔骨、内侧楔骨及第 2~4 跖骨骨质形态欠规整，呈长 T_1 信号，压脂高信号，表现为炎性骨髓水肿，足跟软组织内压脂高信号

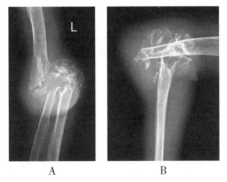

图 10-6-2 X 线示：左肘关节骨质崩解、吸收，关节脱位，周围软组织肿胀，内见多发斑块状高密度影（死骨或钙化形成）

成大量关节内游离体,此为本病特征性改变;关节周围可见软组织钙化和骨化。

【鉴别诊断】

本病主要与骨关节炎、创伤性关节炎、类风湿关节炎等鉴别。由于本病由神经系统病变引起,且有疼痛轻、损害重的临床特点,因而鉴别并不困难。

第七节 髌股关节皮质凹陷征

【概述】

髌股关节皮质凹陷征的病理基础是关节软骨细胞坏死和反应性软骨细胞增生,继而软骨变性增生和骨化而形成可见"双边征"。由于股四头肌牵拉髌骨不均,最终形成股关节肥大和骨赘。

【临床表现】

本病主要症状为局部疼痛及活动障碍。在正常髌骨后面有一纵嵴将髌骨分为内外两部分,每个部分又分为上、中、下3个关节面,再加上1个纵形的小关节面,髌骨共有7个小关节面。在膝关节的伸屈过程中,由不同的关节面与股骨髌面相接触,当股四头肌收缩时,在股骨上形成合力,产生向股骨髌面推抵的应力,如同制动闸,有助于维持关节的稳定。此外,髌骨后面关节软骨厚度可达7mm,其中心血供较差,长期摩擦活动易发生退变而导致髌骨软化症。退变增生的髌骨随膝关节活动,对髌股关节的股骨关节面有长期的促进因素作用,使髌骨压迫和磨损,遂形成凹陷硬化。在膝关节伸直的侧位片上,髌骨恰好嵌在股骨皮质凹陷处。髌上囊肿胀对皮质凹陷征的形成也有促进作用。

髌股关节皮质凹陷征的形成有3个基本因素:

1. 鉴于髌股关节为具有多轴关节的特殊功能,强大的股四头肌合力使之反复不断地像制动闸一样作用于股骨髌面以稳定膝关节。这是解剖基础。

2. 血供不足所致髌骨软骨软化后,粗糙不平的髌骨面对股骨的推抵磨损是造成皮质凹陷的决定因素。

3. 长期反复髌上囊肿胀的压迫和侵蚀是皮质凹陷形成的促进因素。

【影像表现】

髌股关节皮质凹陷征的X线特征:①一般发生在股骨远段下部前缘3~5cm范围内,股骨髌骨面的上、下缘。②股骨皮质轻度凹陷(深浅度为2~3mm),局部骨密度增高,以硬化致密为特征。③有时股骨干外侧受力重于内侧,因而使凹陷外深内浅而形成。④相对髌骨关节面多,同时表现为软骨面软化剥脱可见有尖角状骨赘形成(图10-7-1)。

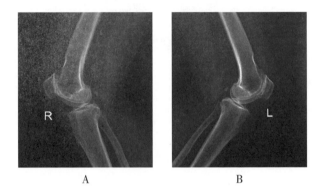

A　　　　　　　　　　B

图10-7-1　X线示:双膝关节骨关节炎,髌股关节间隙变窄,双侧股骨远端骨皮质弧形凹陷,边缘硬化

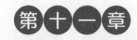

脊柱及脊髓病变

第一节　脊柱退行性变

【概述】

脊柱退行性变是指人体脊柱随着年龄的增长,脊柱椎间盘、椎间关节和韧带退变的统称。临床特点为广泛的、多为非对称性的椎间盘退变,椎体、小关节增生,骨刺形成,脊椎周围韧带肥厚、钙化和骨化,脊柱失稳等。脊柱退行性变最先发生在椎间盘,一般不引起明显症状。当脊椎退行性变引起椎管及椎间孔狭窄时,临床上可产生脊髓、神经根的压迫症状。遗传性、自身免疫性、急性创伤或慢性劳损等原因,也可导致脊椎发生退行性变。脊柱的骨质增生会引起相应的神经放射性疼痛症状。

【病理】

病理上包括椎间盘、椎间关节、韧带和椎体等的退行性变,以下位颈椎和下位腰椎最易受累及。

主要病变:

1. 椎间盘退行性变　包括:①纤维环退变:多发生于20岁以后,出现网状、玻璃样变及裂隙改变,并向周围膨出,退变处可有钙盐沉着;②软骨终板退行性变:表现为软骨细胞坏死、囊变、钙化和裂隙;③髓核退变:晚于纤维环退变,主要表现为脱水、碎裂,有时可出现气体(影像上称为真空征)和钙化。

2. 椎间关节退行性变　多为椎间盘退行性变后导致的椎间关节异常活动和失稳所致。早期表现为损伤性滑膜炎,随之出现关节软骨损伤,关节间隙变窄,软骨下骨质增生、硬化、囊变,边缘部骨赘形成,关节囊松弛、钙化,关节脱位,关节内可见气体积聚等。

3. 韧带退行性变　脊柱失稳引起周围韧带压力增加,出现纤维增生、硬化、钙化或骨化,多见于前纵韧带、后纵韧带和黄韧带。

4. 脊柱骨骼改变 椎间盘变性可引起相邻椎体发生骨髓水肿、脂肪沉积、骨质增生肥大等。

5. 继发性改变 上述诸结构的退行性变可引起椎间、椎间孔及侧隐窝的继发性狭窄,甚至脊柱滑脱等。

【临床表现】

临床一般无明显症状,或只有颈、腰背部僵硬和(或)疼痛。并发椎间盘突出、椎管狭窄和脊柱滑脱等病变时,常压迫脊髓、神经根和血管,引起相应症状和体征。

【影像学表现】

1. X线 可见椎体边缘骨质增生、肥大硬化或骨赘形成,重者可连成骨桥。脊柱生理弯曲变直,脊柱侧弯,椎间隙变窄(图11-1-1)。

2. CT 椎间盘内真空征:气体样低密度影。髓核钙化:髓核区钙质样高密度影(图11-1-2)。椎间盘膨出:椎间盘向四周均匀膨出于椎体边缘,其后缘正中仍保持前凹的形态,外周可有弧形。硬膜囊前缘及椎间孔内脂肪可受压,脊髓可有或无受压移位。椎间关节间隙变窄,关节面僵硬,骨性关节面下方可见囊变影,关节突变尖及脊柱前移或异常旋转,椎间关节内可见真空征。黄韧带肥厚、钙化,表现为椎板内侧高密度影,硬膜囊侧后缘受压、移位(图11-1-3)。后纵韧带肥厚、钙化或骨化可发生于1个节段,也可连续或不连续的累及多个节段,表现为椎管前壁椎体后缘的圆形或椭圆形高密度影,边缘清晰(图11-1-4)。

3. MRI 为显示椎间盘改变的首选影像学检查方法。①椎间盘变性:椎间隙变窄,T_2WI椎间盘呈中低信号,失去正常夹层样结构。②椎间盘内积气和钙化:T_1WI/

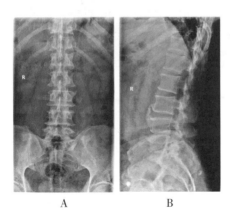

图 11-1-1 X线示:脊柱生理弯曲变直,腰4~腰5、腰5~骶1椎间隙变窄,椎体边缘骨质增生、骨赘形成

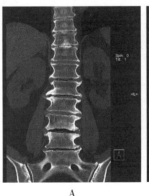
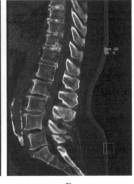

图 11-1-2 CT示:椎体骨质增生、滑脱,椎间隙变窄,椎间盘内钙化、变性,形成真空征,椎旁韧带钙化

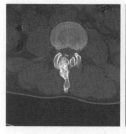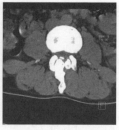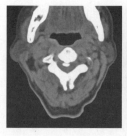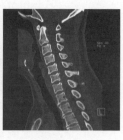

图11-1-3　CT示:黄韧带肥厚、钙化　　　图11-1-4　CT示:后纵韧带钙化

T_2WI:低信号/无信号。③椎间盘膨出:纤维环低信号影像四周均匀膨隆,硬膜囊前缘和两侧椎间孔脂肪呈光滑、对称性弧形压迹,高信号的髓核仍位于纤维环内。④椎体边缘骨质增生、骨赘形成:椎体边缘骨质肥大或呈三角形、喙样外突,边缘皮质一般呈长T_1、短T_2信号。⑤椎体终板及终板下骨质改变按Modic法分3型:

Modic Ⅰ型:长T_1、长T_2信号(图11-1-5)。

病理基础:病变区血管组织增生。

Modic Ⅱ型:短T_1、长T_2信号(图11-1-6)。

病理基础:骨髓脂肪沉积。

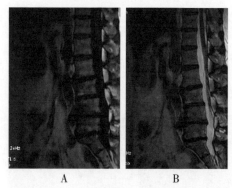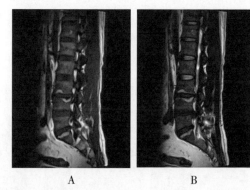

图11-1-5　MRI示:Modic Ⅰ型椎体椎板呈长T_1、长T_2信号　　图11-1-6　MRI示:Modic Ⅱ型椎体终板呈短T_1、长T_2信号

Modic Ⅲ型:长T_1、短T_2信号(图11-1-7)。

椎间关节退变表现为关节间隙变窄,关节面不规整,关节面边缘骨质增生、肥大或骨赘形成。关节面下囊变:囊状长T_1、长T_2信号。关节间隙内积液:长T_1、长T_2信号。关节间隙内积气:无信号(图11-1-8)。

【诊断与鉴别诊断】

本病影像学表现具有特征性,一般不需与其他病变鉴别。显示椎体骨质改变,

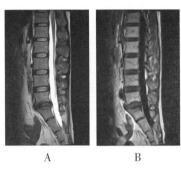

图 11-1-7　MRI 示：Modic Ⅲ 型椎体终板呈长 T_1、短 T_2 信号

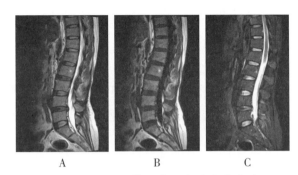

图 11-1-8　MRI 示：椎间盘退行性变突出在 T_1、T_2 和压脂像表现

以 X 线简单、易行；显示椎间盘、韧带、椎间关节及椎管形态改变，CT 优于 X 线片；显示椎间盘、椎体骨髓、硬膜囊、脊髓和神经根，MRI 最佳。

第二节　脊柱滑脱

【概述】

脊柱滑脱是由于先天性发育不良、创伤、劳损等原因造成相邻椎体骨性连接异常而发生的上位椎体与下位椎体部分或全部滑移，表现为腰骶部疼痛、坐骨神经受累、间歇性跛行等症状的疾病。

【分类】

1. 先天性滑脱　先天峡部发育不良，不能支持身体上半部分的重力。

2. 峡部性滑脱　椎体前后部结构基本正常，由峡部异常导致的滑脱。分为 2 型：①峡部分离，即峡部疲劳骨折；②峡部仅仅拉长而没有断裂，仍保持连续性。

3. 退行性滑脱　由椎间盘退行性变引起，多见于中老年人。

4. 创伤后滑脱　严重急性损伤骨性钩部区，伴椎弓根骨折。

5. 病理性滑脱　继发于全身性疾病，导致小关节面骨折或拉长。

6. 医源性滑脱　多见于外科手术治疗后，由广泛椎板及小关节切除减压引起。

【临床表现】

并非所有滑脱都有临床症状，且不同的患者可能出现的临床表现及轻重不一。这除了与脊柱周围结构的代偿能力有关外，还取决于继发性损害的程度，如关节突增生、椎管狭窄、马尾及神经根受压等。主要症状包括以下几方面。

1. 局部疼痛　多表现为钝痛,极少数患者可发生严重的疼痛。疼痛可在劳累后出现,或于一次扭伤之后持续存在。站立、弯腰时加重,卧床休息后减轻或消失。

2. 坐骨神经受累　表现为下肢放射痛和麻木,这是由于峡部断裂处的纤维结缔组织或增生骨痂可压迫神经根,滑脱时神经根受牵拉;直腿抬高试验多为阳性。

3. 间歇性跛行　若神经受压或合并腰椎管狭窄则常出现间歇性跛行症状。

4. 马尾神经受牵拉或受压迫症状　滑脱严重时,马尾神经受累可出现下肢乏力、鞍区麻木及大小便功能障碍等症状。

5. 腰椎前凸增加、臀部后凸　滑脱较重的患者可能会出现腰部凹陷、腹部前凸,甚至躯干短缩,走路时摇摆。

6. 触诊　滑脱上1个棘突前移,腰后部有台阶感,棘突有压痛。

【影像学表现】

1. X线　标准的侧位X线是最好的初步影像学检查手段。侧位X线片可观察到椎体的滑移,滑脱的程度以Meyerding测量法比较适用,即将下位椎体上缘由后向前分为4等份,根据前移椎体后下缘在下位椎体上缘的位置,将脊椎滑脱分为4度:位于第1等份内的为Ⅰ度滑脱,位于第2等份为Ⅱ度滑脱,依次类推。正位X线上如果发现"拿破仑帽"样征,则表明有严重滑椎或滑脱。斜位X线片可显示峡部的断裂,即使是不出现椎体滑移时。当峡部断裂时,"苏格兰狗颈"征可以出现在双侧或单侧峡部。如果普通斜位平片不能确诊峡部是否断裂,则需要进一步做CT或断层扫描。同位素检查有助于鉴别急性和应力性峡部骨折。

2. CT　椎体滑脱所致"夹心征"或"双边征",椎管变形成"双管状"或"三叶状",椎间盘假性突出,神经根及硬脊膜囊受压等。一般以下位腰椎为坐标,上位腰椎滑移的方向为滑脱方向。腰椎滑脱在CT上有特征性表现,上位椎体下缘、下位椎体上缘出现椎间盘向某一方向膨出,即所谓的假性膨出影,而椎体对侧边缘无椎间盘组织。从CT图像上看,腰椎滑脱的方向与上位椎体下缘椎间盘假性膨出的方向相反,而与下位椎体上缘椎间盘假性膨出的方向相同。

CT扫描在椎弓峡部见明显缺损。病变时间较长者,缺损的边缘圆而光滑,如果由于外伤引起则缺损缘不规整,常呈锯齿状改变;若为软骨处的骨折可形成假关节。有时缺损缘可见骨质增生和硬化,若为单侧椎弓损伤,则对侧椎弓峡部可出现代偿性肥大及硬化。脊椎向前滑脱可导致椎间盘纤维环牵拉变形,形成上位椎体下缘、下位椎体前上缘对称性软组织块影,无髓核突出,容易被误诊为椎间盘突出。由于脊柱向前滑脱,椎间盘异常运动,持续反复作用,使局部软组织钙化或骨化,使椎管变形、缩小,可呈三叶草形改变。崩裂的椎体向前滑脱,使椎管前后牵拉扭曲,呈双管征或哑铃状。崩裂的椎弓裂隙处可形成钙化、骨化块,向前使侧隐窝或椎间孔变窄而压迫神经根,从而出现一系列的症状[图11-2-1(A~B)]。

3. MRI　可观察神经根受压情况及各椎间盘退变程度,有助于确定减压和融合范围[图11-2-1(C)]。

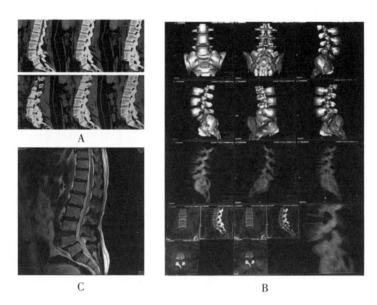

图11-2-1　(A-B)CT示:L$_4$椎体向前移位,椎弓峡部断裂,椎间隙变窄;(C)MRI示:L$_4$椎体向前移位,椎间盘退变

第三节　椎小关节退行性变

【概述】

椎小关节退行性变是指人体脊柱随着年龄的增长,关节突的骨密度降低,关节软骨脱落导致关节间隙变窄,随着退变过程的进行,关节突增生、肥大,关节囊松弛。由此可以导致上位椎体活动范围增加,进一步发展成滑脱。

【病理】

多由椎间盘退行性变后导致的椎间关节异常活动和失稳所致。早期表现为损伤性滑膜炎。随之出现关节软骨损伤,关节间隙变窄,软骨下骨质增生、硬化、囊变,边缘部分有骨赘形成,关节囊松弛、钙化,关节脱位,关节内可见气体积聚等。

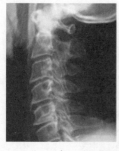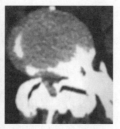

A   B

图 11-3-1 （A）颈椎 X 线示：椎小关节面边缘骨质结构变尖，关节面硬化，关节间隙变窄；（B）腰椎 CT 示：椎小关节面增生、硬化，关节间隙变窄，关节内积气

【临床表现】

临床表现为由小关节（关节突关节）的滑膜和关节囊嵌压，关节错位或骨性关节炎引起疼痛、活动受限等。

【影像学表现】

1. X 线　侧位片可见关节突关节间隙模糊、骨赘形成和关节突增粗变大［图 11-3-1（A）］；CT 扫描显示椎小关节改变［图 11-3-1（B）］。

（1）骨赘形成和关节间隙狭窄、不平整（关节软骨变薄），关节突关节间隙小于 2mm，关节面不平整，重者关节间隙消失；

（2）关节突增生肥大，骨髓腔和皮质骨同比例增大，关节整体或局部增生、肥大；

（3）关节囊钙化，关节囊附着处密度增高；

（4）关节半脱位，上、下关节面失去正常咬合关系，关节面方向发生变化；

（5）关节面软骨下骨质疏松或硬化。

2. CT　借助 CT 扫描可以准确地对关节突骨关节炎做出诊断，但其价值并不比 X 线更具优越性。

3. MRI　可判断关节突关节形态改变，并能反映关节突关节骨关节炎的病理变化。根据关节突关节在水平面 T_2 加权像上关节面软骨破坏、软骨下骨改变和骨赘形成 3 个基本病理变化，可分为：

（1）轻度　软骨基本覆盖关节面，部分区域出现磨损，软骨下骨局部增厚，有骨赘形成；

（2）中度　软骨不能完全覆盖关节面，软骨下骨部分裸露，软骨下骨增厚不超过关节面面积的 1/2，有骨赘形成；

（3）重度　软骨大部分缺损，可见少量软骨残留痕迹，软骨下骨呈"象牙变样"，骨赘形成。

【诊断与鉴别诊断】

本病影像学表现具有特征性，一般不需要与其他病变鉴别。

第四节 弥漫性特发性骨质增生症

【概述】

弥漫性特发性骨质增生症又称Forestier病，是一种以广泛异位骨化为主要病理改变的疾病，多发生在脊柱前纵韧带，常累及后纵韧带、黄韧带，是不同于脊柱退行性变的一种独立疾病。

【病理】

主要的病理改变为脊椎前纵韧带、椎旁结缔组织和纤维环的局限性或广泛性钙化或骨化，纤维环的退行性变伴血管增生、慢性炎症细胞浸润及椎体前面的骨膜新骨形成。

【临床表现】

脊柱僵硬为最常见的临床症状，特点是具有双峰期，即白天轻，早晨和傍晚重，可因寒冷和潮湿气候诱发。脊柱疼痛多累及胸椎而呈现背痛，程度较轻且很少有放射痛。某些早期X线检查并无典型脊柱DISH改变，但可能有明确的外周骨和韧带骨化。外周关节炎及骨化表现为足跟、膝、肘、肩部疼痛，活动后或较长时间休息后加重，X线显示受累部位有骨赘形成或骨化。神经系统异常为骨赘形成，后纵韧带、黄韧带骨化压迫脊髓和（或）神经根所致，常见症状由感觉及运动异常，较少发生括约肌功能障碍。吞咽困难、咽喉痛及声音嘶哑，其原因是颈椎骨赘直接或间接压迫食管或喉返神经，通常低头时可改善症状，抬头则症状加重。

【影像学表现】

1. X线 脊柱X线特征性表现如下。

（1）椎体前侧方连续骨化 骨化呈薄片状，越过椎间隙，范围较广泛，但略为局限，仅累及3~4节脊椎。骨化的厚度为1~10mm，最厚可达20mm，骨化广泛时在脊柱前侧方形成致密的"盾牌"样改变。晚期骨化多凹凸不平，特别在椎间盘水平无骨化或轻度骨化更明显。但有些椎体前侧方骨化厚度仅为1~3mm，椎间盘膨出和尖角状骨赘没有出现前可呈平滑状态。

（2）椎体上、下缘骨赘形成，但椎间盘维持其相对高度 骨赘多呈爪形或呈鹰嘴样，并常与椎体前方骨相互融合，往往在椎间盘保持完整，而椎体上下缘骨化最严重。

（3）椎间盘水平骨沉积位置更靠前 骨化块内可见形态不一的低密度影，为椎间盘膨出或突出所致。

（4）韧带骨化与椎体前缘之间出现线形或半环透亮带 虽然透亮带并非发生于每一个椎体，却是DISH的特征性X线表现。这种透亮带经常突然终止于椎体的上缘和下缘。晚期这一透亮间隙可随骨化的进展而消失。

（5）椎体两侧骨化不对称 虽然双侧常受累，但胸椎（包括上腰椎）的右侧骨化严重，左侧骨沉积与骨赘少见，有人认为这是受主动脉搏动影响的结果。

2. 脊柱外X线表现 早期外周骨异常的改变是在肌腱内的骨化灶，随着骨化扩大可形成一骨化带，可与肌腱附着骨相连，也可有一小间隔。通常累及双侧胫骨干、跟骨、髌骨及尺骨鹰嘴。骨盆髂嵴、坐骨结节、股骨转子等韧带附着处出现"胡须"样骨沉积。骶髂关节下方周围可见骨赘，髋臼旁及耻骨上缘有骨桥形成。另外，骨盆常见韧带骨化，偏好于髂腰和骶结节韧带。并非DISH的特征性表现。足跟骨下后表面骨刺，跟腱和跖腱膜增生。距骨背侧、跗骨、舟骨的背内侧，骰骨底后侧和第5跖骨基底发生特异性的骨增生，后者可表现为跖腱膜钙化或相似于种子骨的变异[图11-4-1（A）]。

3. 相关的骨质改变 骨质疏松主要指椎体轻度骨质疏松，但疏松程度与年龄不一致。但有学者不同意此观点；骨强直常见于胸区，较少见颈椎和腰椎。椎间小关节间隙变窄、硬化，但不出现强直。骶髂关节周围可有骨赘甚至骨桥，但通常并不发生骨融合。因椎间小关节不发生强直，脊柱活动虽受限，但仍保持一定的活动度。

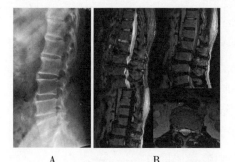

图11-4-1 （A）X线及（B）MRI示：椎体前侧方连续骨化，椎体上、下缘骨赘形成，椎间盘轻度退行性变，椎间盘间隙无明显变窄

4. CT 能更清楚地显示椎体前缘的增生及后纵韧带的骨化（图11-4-2），可为本病的

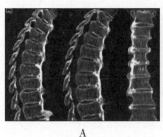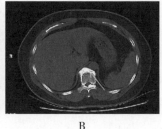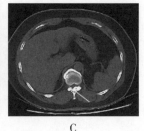

图11-4-2 CT示：前纵韧带、黄韧带多发钙化样致密影

诊断及鉴别诊断提供更进一步的帮助;对疑有椎管狭窄者也可行CT检查。

5. MRI 可发现韧带骨化黄韧带肥厚[图11-4-1(B)]。

【诊断】

1. 至少4个相邻椎体前外侧连续性骨化,主要在胸椎部位。骨化带起初似波纹状,以后发展为宽大的不规则的支柱样骨化带。

2. 至少2个相邻椎体前外侧连续性骨化。

3. 对称性外周骨质增生,累及跟骨后缘、髌骨上端或鹰嘴,新生骨刺边缘有一完整的骨皮质。

【鉴别诊断】

1. 强直性脊柱炎 多发于青年男性,HLA-B27多为阳性,病变多自两骶髂关节向上蔓延,逐渐累及腰、胸、颈椎。

2. 脊柱退行性骨关节病 病变累及脊柱活动度大的部位及承重关节,表现为椎体周缘骨质增生硬化、骨质疏松、骨桥形成、椎间隙狭窄和韧带骨化,但广泛的前纵韧带钙化并不常见。

3. 氟骨症除骨质增生及韧带骨化外,尚有骨密度增高、骨质软化、骨质疏松和骨间膜钙化。

第五节 许莫结节

【概述】

许莫结节于1927年由Schmorl首先提出。椎间盘突出的髓核经相邻上、下椎体软骨终板的薄弱区突入椎体松质骨内形成压迹,又称为Schmorl结节,简称为SN,是一种特殊类型的椎间盘突出。典型的SN最常见于下胸椎和上腰椎。通常累及下终板,且男性较女性更常见。

【病理】

主要是各种原因致骺板血供减少,软骨终板或软骨下骨薄弱,抗压力降低,而且来自轴位的负荷(压力)增大。

【临床表现】

绝大多数许莫结节都没有症状,即使有症状也只是轻微的疼痛。只有极少数患者损伤较重,软骨板破裂较重,甚至破裂的软骨板向后突出,压迫和刺激窦椎神经才会产生比较严重的疼痛症状。

【影像学表现】

1. X线　显示为在椎体的相应上、下缘边缘清晰的隐窝状压迹,椎体缺损的边缘骨质常硬化、增白。病变可以多发,亦可单发。一般以胸椎较常见,腰椎次之。

2. CT　表现为椎体上缘或下缘、边缘清晰的隐窝状压迹,常上下对称出现,其中心低密度为突出的髓核及软骨,外周为反应性硬化带。软骨内髓核突入和骨小梁的接触区可能覆盖透明软骨,或存在疝入物质与骨小梁的直接接触。骨内椎间盘疝入后,在邻近骨髓内发生纤维化和硬化反应(图11-5-1和图11-5-2)。

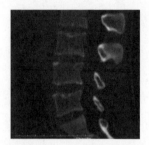

图11-5-1　CT示:腰3~腰5椎体上缘可见边缘清晰的局限压迹,周围硬化

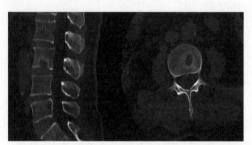

图11-5-2　CT示:腰3椎体下缘可见边缘清晰的局限压迹,其中心为椎间盘密度,外周为反应性硬化带

3. MRI　表现为椎体上缘或下缘规则或不规则形压迹,其内信号与同层面髓核相等,周边为低信号骨质硬化带。SN在MRI上信号强度多数与椎间盘信号相同,少数低于相邻髓核信号,考虑与疝入的髓核脱水纤维化等继发改变有关。SN周围低信号环考虑与骨小梁增生硬化有关;高信号环一方面可能与黄骨髓脂肪性沉积有关,另一方面可能与疝入髓核的周围炎症反应而呈现血管化状态,并致周围呈现骨髓水肿有关。MRI检查显示急性SN周围可见椎体骨髓水肿,被认为与最近椎间盘进入椎板有关(图11-5-3)。

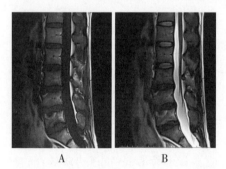

A　　　　　　B

图11-5-3　MRI示:腰4、5椎体边缘见局限性凹陷,凹陷区内示长T_1、短T_2信号,边缘呈短T_1、长T_2信号

【诊断与鉴别诊断】

许莫结节诊断与鉴别诊断主要依靠影像学表现。

第六节　软骨结节

【概述】

椎体前缘软骨结节发病机制学说不一,包括外伤、永存骨骺及椎间盘突出等,目前均倾向于后者,即在异常外力的作用下诱发髓核突出,使得椎体环状骨骺与椎体分离,形成三角形骨块。椎体后缘软骨结节曾被误认为椎体后缘的撕脱性骨折,但手术病理证明其发病及构成与椎缘骨类似,实际为边缘性软骨结节的一种特殊类型。两者实质相同,只是发生的部位不同,故把两者统称为椎体边缘软骨结节。

【病理】

主要由疝入的髓核及软骨成分、骨质缺损区及掀起的骨块构成。

【临床表现】

1. 椎体前缘软骨结节　发病年龄和性别无差异,病程长短不等。有症状者多为腰腿痛,约半数无症状。

2. 椎体后缘软骨结节　少数有外伤史,发病以20~30岁居多,均有明显腰腿痛症状。

【影像学表现】

1. X线　椎体前缘软骨结节以腰椎多见。约94%发生于腰4椎体前上、下角,多为单椎体单发,也可合并Schmorl结节及椎间盘突出。侧位片示椎体前缘上、下角见大小不一的三角形骨块,周围硬化如皮质,内为松质,后缘为一斜面,与椎体缺损区相对应。骨块与椎体之间夹有一条厚薄一致的透亮带。

椎体后缘软骨结节好发于腰椎后上、下缘,以腰4椎体后下角多见,一般为单椎体发病,亦可多椎体发病。侧位片示椎体后上、下缘有弧状或切迹状骨质缺损,边缘硬化或毛糙不整。与缺损区相对应,有类圆形、锥形或不规则形骨块翘起并突入椎管内,骨块全部或部分与椎体分离。

2. CT　椎体前缘软骨结节表现为椎体前部半圆形或梭形骨质缺损,位于椎体前1/3,边缘硬化,缺损区CT值为70~90Hu,与同层面椎间盘等密度。游离骨块位于缺损区前方,呈长条状或节段状,周围无软组织肿块。

椎体后缘软骨结节的局限性骨质缺损区位于椎体后1/3~1/2,表现类似椎体前缘软骨结节。缺损区后方有骨块突入椎管内,全部或部分与椎体分离,椎管狭窄,硬膜囊受压,多数病例合并同层面椎间盘突出(图11-6-1)。

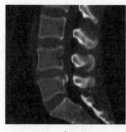 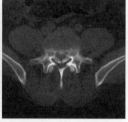

A B

图 11-6-1　CT 示:腰 5 椎体后缘可见骨质缺损及游离骨片,边缘硬化,缺损区 CT 值 70~90Hu,与同层面椎间盘等密度

3. MRI　椎体前或后上、下缘骨缺损区与同层面椎间盘等信号,周围硬化带呈长 T_1、短 T_2 信号,游离的骨块亦长 T_1、短 T_2 信号。腰椎后缘软骨结节可同时合并硬膜囊或脊髓受压、变形及移位。

【诊断】

软骨结节诊断主要依靠影像学表现。

【鉴别诊断】

1. 椎体后缘骨折　有急性外伤史,X 线显示椎体后缘骨质局部撕脱成碎骨片,而且碎骨片为密质骨块与骨质缺损相吻合。CT 可以更清楚地显示上述情况,显示骨缺损区边缘锐利。

2. 后纵韧带骨化　本病以颈椎常见,腰椎少见,多为椎体后缘正中,椎体没有相应缺损区,CT 可清楚地显示椎体后缘有间隙的钙化影,做矢状位和冠状位重建,可显示整个钙化的后纵韧带全貌及椎管狭窄程度。

3. 椎间盘突出钙化　发生在椎间盘内,椎体结构完整,无骨质缺损,CT 可清楚地显示突出钙化之椎间盘影。

4. 椎体后缘骨质增生　多见于老年患者,多出现于椎体前缘及侧缘,与椎体紧密相连,密度较高,高密度中不含软组织密度影。CT 特点为椎体周缘不规则骨块附着于锥体;做矢状位重建可显示椎体后缘骨赘压迫硬膜囊。

5. 骨质破坏　密度常不均匀,边缘不规则,四周无硬化带。

第七节　永存骨骺

【概述】

椎体前缘软骨结节又称为椎缘骨、边缘骨、永存骨骺和椎角离断体等。其实质是间盘结构(主要是髓核)疝入到椎体前部的骨结构与骨突环之间,使骨突环受压前移,并继续骨化形成的骨性前壁。

【病理】

主要由疝入的髓核和软骨成分、骨质缺损区及掀起的骨块构成。

【临床表现】

椎体前缘软骨结节很少见,临床意义不大,可引起腰痛。

【影像学表现】

1. X线　正位片通常无异常发现,侧位片示椎体前缘上、下角见大小不一的三角形骨块,周边硬化如皮质,内为松质,后缘为一斜面,与椎体缺损区相对应。骨块与椎体之间夹有一条厚薄一致的透亮带(图11-7-1)。

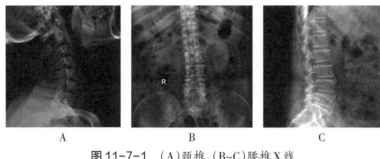

图11-7-1　(A)颈椎、(B~C)腰椎X线

2. CT　表现为椎体前部半圆形或梭形骨质缺损,位于椎体前1/3,边缘硬化,与同层面椎间盘等密度。游离骨块位于缺损区前方,呈长条状或节段状,周围无软组织肿块(图11-7-2和图11-7-3)。

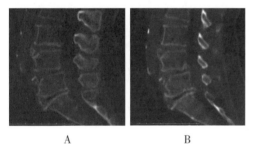

图11-7-2　腰椎CT示:腰4、5椎体前上缘骨质缺损,可见游离三角形小骨块

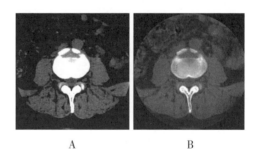

图11-7-3　CT示:椎体前缘骨质缺损,可见游离骨块及软组织密度影,软组织密度与椎间盘密度相近

3. MRI　矢状位表现为局部终板浅弧形或楔形凹陷,凹陷内组织信号与椎间盘信号一致,凹陷区前缘可见向前移位的不规则游离骨块。

【诊断与鉴别诊断】

1. 诊断　永存骨骺依据好发部位、三角形骨块、与椎体间有等距的透亮间隔并伴有硬化边缘或硬化带,一般不难诊断。

2. 鉴别诊断　与板间骨(骨隙骨)鉴别,后者为椎间韧带的钙化影,呈等腰三角形(侧位片),位于椎间隙前缘的正中,底与椎体前缘平齐,尖向内指向椎间盘,两相邻椎角完整。与青年脊柱后突(休门病)、强直性脊柱炎和晚发型脊柱骨骺发育不良(STD)等相鉴别。此类疾病见多个椎体或全部脊椎广泛发病,累及椎体前端上、下角,与本病绝大多数单一椎体受累不同。STD只有男性发病,椎体普遍变扁并有驼峰表现,椎间隙均变窄等,与本病常单发、椎间盘无改变的特点不同。

第八节　椎间盘突出

【概述】

椎间盘突出是指椎间盘髓核和纤维环在变性的基础上,髓核经纤维环向周围组织突出的病理状态。

【病理】

主要变化是髓核脱水,脱水后椎间盘失去其正常的弹性和张力,在此基础上由于较重的外伤或多次反复的不明显损伤,造成纤维环软弱或破裂,髓核即由该处突出。

【临床表现】

椎间盘突出症是临床上较为常见的脊柱疾病之一。主要是因为椎间盘各组成部分(如髓核、纤维环、软骨板),尤其是髓核,发生不同程度的退行性变后,在外界因素的作用下,椎间盘的纤维环破裂,髓核组织从破裂之处突出(或脱出)于后(侧)方或椎管内,从而导致相邻的组织,如脊神经根和脊髓等受到刺激或压迫,产生颈、肩、腰腿痛及麻木等一系列临床症状。

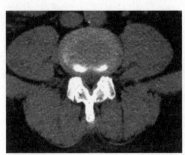

图11-8-1　椎间盘膨出CT轴状位影像

【影像学表现】

1. X线　侧位片可见间接征象,如椎间隙狭窄,可对称或不对称,不均匀间隙较宽的一侧大多数是椎间盘突出的一面,椎间盘后突多数呈前窄后宽改变,椎体边缘骨赘形成,脊柱曲度异常等。

2. CT

(1)椎间盘膨出　纤维环松弛但完整,髓核皱缩,表现为纤维环均匀超出椎体终板边缘(图11-8-1)。

（2）椎间盘突出　局限性地突出于椎体后缘的弧形软组织密度影，硬膜囊外脂肪影受压变形，甚至消失，硬膜囊受压和一侧神经根受压（图11-8-2）。

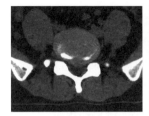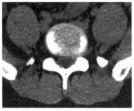

图11-8-2　（A）CT示：中央偏左型；（B）CT示：左侧椎间孔型

（3）椎间盘脱出　表现为局部突出于椎体后缘的弧形软组织密度影，通常与椎间盘相连，且密度多一致，并可见硬脊膜外游离髓核。髓核在椎间盘平面上方或下方，其密度低于椎骨但高于硬脊膜及椎旁软组织，脱出的椎间盘可钙化（图11-8-3）。

（4）许莫结节　表现为椎体上缘或下缘、边缘清晰的隐窝状压迹，常上下对称出现，其中心低密度为突出的髓核及软骨，外周为反应性硬化带。软骨内髓核突入和骨小梁的接触区可能覆盖透明软骨，或存在疝入物质与骨小梁的直接接触。骨内椎间盘疝入后，在邻近骨髓内发生纤维化和硬化反应（图11-8-4）。

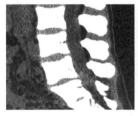

A　　　　　　　　B

图11-8-3　CT示椎间盘中央型突出

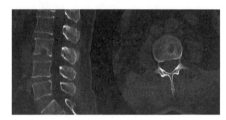

图11-8-4　CT示：椎间盘向上突起形成许莫结节

3. MRI

（1）椎间盘变性　T_2WI上高信号消失。矢状位见椎间盘变扁。

（2）椎间盘膨出　矢状位见椎间盘向前后隆起；横断面见椎间盘均匀超出椎体边缘，硬膜囊及神经根受压不明显，伴有椎间盘变性（图11-8-5）。

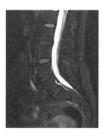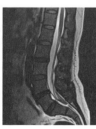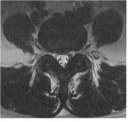

A　　　　　　B　　　　　　C

图11-8-5　MRI示：（A～B）矢状位；（C）横断面

（3）椎间盘突出　①矢状位见椎间盘呈半球形、舌状向后方或侧方伸出,其信号强度与其主体部分一致(图11-8-6);②轴状位见椎间盘呈三角形或半圆形局限性突出于椎体后;在MRI上还能直接显示脊髓受压,在T_2WI上表现更明显(图11-8-7)。

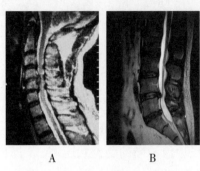

A　　　　　B

图11-8-6　MRI示:矢状位

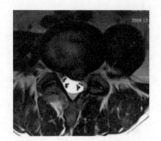

图11-8-7　MRI示:轴状位

【诊断与鉴别诊断】

1. 诊断　椎间盘突出诊断在X线上无特异性表现,主要依靠CT或MRI显示椎间盘突出的部位和程度。

2. 鉴别诊断

（1）脊柱结核　患者多表现为虚弱、无力、全身情况差,疼痛呈持续性加重,伴低热、血沉快,病史中可能问出肺、腹腔、盆腔等结核史,早期X线病变常不明显,主要表现为神经根刺激性疼痛,晚期可见椎间隙变窄,椎体边缘和椎间盘破坏,椎体呈楔形塌陷;若寒性脓肿形成还可见腰大肌影增宽。

（2）肿瘤　脊柱肿瘤可原发,亦可为别处转移。后者多见,亦常累及多个椎体。所引起的腰腿痛,其特点为持续性和进行性加重。若为椎体肿瘤,多为椎体本身的破坏,一般多不累及椎间盘。椎管内肿瘤常需要通过造影及CT检查等明确诊断。

（3）梨状肌综合征　患者臀部和下肢痛,腰部畸形和运动障碍不明显,做梨状肌封闭后疼痛消失或明显减轻。

（4）脊柱滑脱症:患者久站或行走后腰腿痛加重,根性坐骨神经痛为两侧性。检查时可见腰前突增大,重者腰骶部有一凹陷或横纹。双下肢可有不等的神经功能障碍。X线片可见双侧峡部不连和椎体滑脱。

（5）椎管狭窄症　系由各种原因引起椎管前后径、左右内径缩短或断面形状异常,引起脊髓或神经受压所造成的腰腿痛,除发育型者,发病年龄多在中年以后,主要表现有两侧坐骨神根性症状和间歇性跛行,有时虽无间歇性跛行,神经根压迫症状仍能随腰部前屈或下蹲而减轻或消失。侧位X线平片或断层摄片,常显示椎管前后径缩短。

第九节　椎管狭窄

【概述】

椎管狭窄是指构成椎管的脊椎、软骨和软组织异常,引起椎管有效容积减少,压迫脊髓、神经和血管等结构而引起的一系列临床症状和体征。临床上,椎管狭窄多见于颈、腰段。

【临床表现】

1. 颈椎管狭窄

(1)疼痛、麻木　颈椎管狭窄常出现颈部疼痛,多为酸痛、胀痛。四肢感觉麻木,上肢呈放射痛,可有放电样及烧灼样疼痛。

(2)肢体活动及大小便功能障碍　肢体无力、肌肉萎缩,严重椎管狭窄者在轻微外力影响下可出现截瘫、大小便失禁等。会阴区麻木,性功能下降。

2. 胸椎管狭窄　胸椎管狭窄常出现胸背部疼痛,疼痛常持续难以缓解。椎管狭窄节段以下躯干感觉麻木,常出现束带感。双下肢肢体感觉麻木、无力。因胸椎管解剖结构较颈椎管及腰椎管狭窄,故下肢麻木、无力症状出现较早。步态不稳、跛行。

3. 腰椎管狭窄

(1)疼痛、下肢无力　腰椎管狭窄常见于反复发作的腰背部疼痛,臀部及下肢放射痛,随后出现下肢麻木无力,肌肉萎缩。疼痛性质多种多样,可为酸痛、麻痛、胀痛、放电样及烧灼样疼痛。

(2)马尾神经受压症状　小便淋漓不尽,大便不能自控,会阴区麻木,性功能下降。

(3)间歇性跛行　有椎管狭窄的特征性表现,走路时出现间歇性跛行,站立或蹲坐休息后可好转。

【影像学表现】

1. X线　侧位平片测量椎管矢状径对骨性椎管狭窄有诊断意义。一般颈椎管矢状径正常>13mm,10~13mm时为相对狭窄,<10mm为狭窄;腰椎管矢状径正常为18mm,15~18mm为相对狭窄,<15mm为狭窄(图11-9-1)。

2. CT ①椎体后缘骨赘向椎管内突入;②椎间盘退行性变膨出和上关节突肥大,为造成腰椎侧隐窝狭窄的主要原因。侧隐窝前后径在2mm以下可肯定为狭窄,2~4mm为可疑狭窄;③黄韧带或后纵韧带肥厚、骨化。后纵韧带骨化多见于颈椎,可严重压迫脊髓。④椎体滑脱可引起椎管狭窄,CT可发现椎板峡部裂或引起滑脱的椎间盘和韧带的退行性变(图11-9-2)。

3. MRI 多平面成像显示椎管狭窄更清晰(图11-9-3~图11-9-4)。

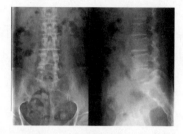

图11-9-1 X线示:腰5椎体滑脱,腰5~骶1水平椎管狭窄

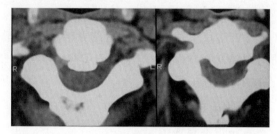

图11-9-2 CT示:颈椎体后纵韧带骨化,椎管前后径变窄

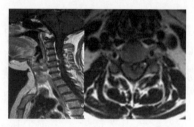

图11-9-3 MRI示:颈椎间盘突出,颈椎椎管狭窄

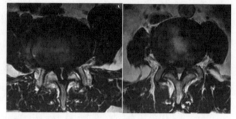

图11-9-4 MRI示:黄韧带肥厚,腰椎椎管横径变窄

【诊断与鉴别诊断】

1. 诊断

(1)颈椎 椎管前后径<10mm(绝对狭窄)。

(2)腰椎 椎管前后径<10mm(绝对狭窄),椎管前后径10~15mm(相对狭窄)。

(3)侧隐窝 前后径<2mm(绝对狭窄)。

(4)椎间孔(神经根管) 前后径<3mm(绝对狭窄)。

2. 鉴别诊断

(1)腰椎间盘突出 会出现腰腿放射性疼痛,症状多为脊柱侧弯,生理前凸度降低,腰部棘突旁会有较明显的压痛点,并向周边延伸,此病多发于青壮年,突发患病者较多,且会出现间断性现象,腰椎间盘突出症通过MRI检查,可以显示突出的腰椎间盘。

（2）腰椎椎管狭窄　属于慢性疾病,高发人群主要是中老年人,症状主要有腰腿痛,有时行动会受到影响,走路时疼痛症状会加重;有的患者还会出现运动乏力、下肢感觉异常的状况。腰椎管狭窄症患者的腰背痛与腰椎间盘突出引起的疼痛相比常常较轻微,并且有慢性加重的趋势。椎管狭窄的影像学表现为椎管前后径缩短。腰椎间盘突出症屈颈试验及直腿抬高试验多为阳性,腰椎管狭窄症者这两个试验则为阴性。

3.血栓闭塞性脉管炎　表现为患肢缺血、发作性疼痛、间歇性跛行、足背动脉搏动减弱或消失和游走性表浅静脉炎,严重者有肢端溃疡和坏死。通过血管造影,可以清楚显示血栓闭塞性脉管炎的闭塞部位。

4.脊柱脊髓肿瘤　可发生于各个年龄段,背痛常为首发症状,可出现四肢麻木、大小便失禁、四肢无力、截瘫等神经根及脊髓受压表现。影像学检查可显示脊柱脊髓内的肿物。

5.运动神经元病　临床以上、下运动神经系统受累为主要表现,包括肌肉无力、肌肉萎缩、肌束震颤、肌张力增高及腱反射亢进。一般无感觉异常及大小便障碍。

第十节　脊髓损伤

【概述】

脊髓损伤是各种致病因素(如外伤、炎症、肿瘤等)引起脊髓的结构与功能的损伤,造成损害平面以下的脊髓神经功能(如运动、感觉、括约肌及自主神经功能)的障碍。

【病理】

脊髓组织受到压迫或打击,引起神经细胞、轴膜和血管的直接损伤,即为原发性损伤。损伤局部的膜的稳定性丧失,钠离子进入细胞内,引起细胞水肿、酸中毒和胞内磷脂酶激活。同时,细胞外钾离子的增多阻碍了轴突的传导功能,成为脊髓休克的成因之一。细胞外钙离子浓度的下降和细胞内钙负荷的增加,又会启动一系列的损伤过程。原发性损伤后数小时至数天,损伤的状况仍在持续。此过程是一个复杂的自我破坏的级联反应,其具体机制不明。

【临床表现】

脊髓损伤范围、程度及不同损伤部位的临床表现如下。

1.脊髓震荡　各种感觉、运动及括约肌功能障碍,多表现为不完全丧失。检查时,可有部分感觉、运动和括约肌功能残存,症状持续时间短者数分钟至数十分钟,最长数小时,即可完全恢复正常。

2. 完全性脊髓损害 表现为脊髓节段平面以下各种感觉、运动和括约肌功能完全丧失。经2~4周,脊髓休克期过后,损伤平面以下的肌张力增高,腱反射亢进,病理反射阳性,但各种感觉无恢复,并可早期出现总体反射。当损伤以下的皮肤或黏膜受到刺激时,髋、膝关节屈曲,踝关节趾屈,双下肢内收,腹肌收缩,有反射性排尿和阴茎勃起等。可作为脊髓完全性横断的依据,总体反射多见于胸6以上脊髓节段的完全性横断患者,在胸6以下脊髓节段的较少见到。此外,脊椎骨折脱位严重,如椎体移位程度超过椎体自身前后径的1/3甚至1/2时,亦可作为脊髓完全性横断的参考。

3. 不完全性脊髓损伤 如为脊髓不完全性损害,脊髓休克期过后,可见部分感觉、运动和括约肌功能恢复,并表现出各自损伤的特点:

(1)脊髓中央性损伤 可产生脊髓损伤节段的分离性感觉障碍,即痛觉、温度觉消失,而触觉基本存在。损伤平面以下的肢体呈痉挛性瘫痪,因脊髓运动纤维的排列是上肢位于脊髓内侧,下肢靠外侧,所以在颈段脊髓中央损伤时,一般上肢瘫痪比下肢重,且恢复慢。

(2)脊髓前部损伤 表现为损伤平面以下完全性瘫痪,痛觉、温度觉迟钝或丧失,而深感觉存在。

(3)脊髓半侧损伤 也称为Brown-Sequard综合征,表现为损伤平面以下肢体痉挛性瘫痪及深感觉丧失,损伤平面以下对侧的痛觉、温度觉丧失。

(4)脊髓后部损伤 因损伤在脊髓后索,而前索和侧索尚完整,表现为损伤平面以下的深感觉障碍,而浅感觉迟钝或完整,肌力正常。

【影像学表现】

1. X线 显示椎体及附件有无骨折或滑脱、关节突有无绞索、椎管内有无碎骨片等。脊髓造影可显示硬膜囊撕裂的位置、范围及脊髓受压程度[图11-10-1(A)]。

2. CT 脊髓休克、脊髓水肿多呈阴性表现。脊髓挫裂伤表现为脊髓肿大、边缘模糊,髓内密度不均。可清晰显示椎体及其附件的骨折、关节突绞索、骨性椎管狭窄及椎管内碎骨片。髓内血肿呈高密度,髓外血肿使脊髓受压移位[图11-10-1(B~C)]。

3. MRI 脊髓休克多呈阴性表现。脊髓水肿、挫裂伤表现为脊髓肿大,信号不均T_1WI可见稍低信号,T_2WI见髓内不均匀高信号。合并出血时,超急性期T_1WI呈灶性等或低信号,T_2WI呈中央低信号,周围高信号水肿,急性期T_1WI呈灶性等或低信号,病灶中心信号逐渐升高,T_2WI呈低信号,亚急性期所有序列均呈高信号,慢性

期 T_1WI 呈低信号，T_2WI 呈高信号，周围低信号含铁血黄素环。横断时，MRI可清晰显示横断的部位、形态及相应的脊椎损伤。脊髓软化、坏死时，表现为束状长 T_1、长 T_2 信号，最终形成脊髓软化或空洞。脊髓萎缩表现为病灶及其邻近脊髓的萎缩、变细等改变。椎管内出血，主要为硬膜外及硬膜下血肿，表现为较局限的梭形异常信号[图11-10-1（D~F），图11-10-2和图11-10-3]。

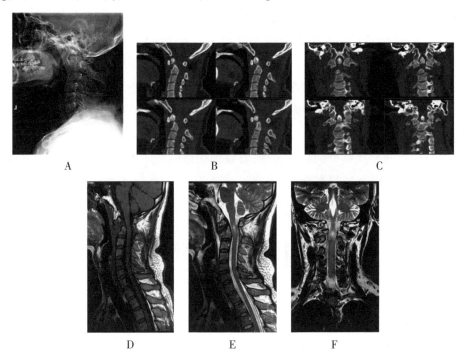

图 11-10-1　（A）X线及（B~C）CT示：颈椎齿状突骨折并有断端分离、脱位。（D~F）MRI示：齿状突骨折导致颈2椎体水平脊髓损伤，脊髓内呈长 T_1、长 T_2 信号

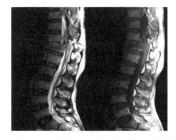

图 11-10-2　MRI示：胸12椎体压缩性骨折致相应水平面脊髓损伤

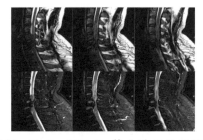

图 11-10-3　MRI示：椎体陈旧性压缩性骨折，相应层面脊髓及椎管内示囊状长 T_1、长 T_2 信号，脊髓软化、坏死，形成脊髓软化或空洞；脊髓萎缩表现为病灶及其邻近脊髓的萎缩、变细等改变

【诊断与鉴别诊断】

1. 诊断　结合患者的脊柱外伤史和致伤机制,综合分析临床表现及体征,进行相应的辅助检查(如 X 线、CT、MRI、脊髓造影等),不难做出诊断。

2. 鉴别诊断

(1) 急性脊髓炎　多发生于青壮年,常于病前 1~2 周有上呼吸道或胃肠道的感染、疫苗接种等病史,可有劳累、受凉、外伤等诱因。起病较急,多数患者在发病 2~3 天症状发展达高峰,多表现为受损平面以下运动障碍、感觉缺失及括约肌功能障碍。

(2) 脊柱结核　多有结核病接触史,临床表现为全身乏力、盗汗、消瘦等全身表现。X 线检查可见椎体破坏、椎间隙变窄或椎体寒性脓肿等改变,可以根据临床表现和接触史进行鉴别。

根据外伤病史及典型的影像表现,脊髓损伤诊断并不难。外伤后脊髓空洞需与脊髓软化灶及髓内肿瘤囊变相鉴别。

第十一节　脊髓炎

【概述】

脊髓炎是指由病毒、细菌、螺旋体、立克次体、寄生虫、原虫、支原体等生物原性感染,或由感染所致的脊髓灰质和(或)白质的炎性病变,以病变水平以下肢体瘫痪、感觉障碍和自主神经功能障碍为临床特征。临床上,虽有急性、亚急性和慢性等不同的表现形式,但在病理学上均有病变部位神经细胞变性、坏死、缺失;白质中有髓鞘脱失、炎性细胞浸润、胶质细胞增生等改变。因此,脊髓炎包括了大量的脊髓炎性疾病。

【病理】

病理改变为炎症和变性,主要表现为软脊膜和脊髓水肿、变性,炎症细胞浸润、渗出,神经细胞肿胀,严重者出现脊髓软化、坏死、出血、慢性期神经细胞萎缩、神经髓鞘脱失、轴突变性、神经胶质细胞增生。本病急性期脑脊液检查可有白细胞计数及蛋白质含量轻度升高。

【临床表现】

脊髓炎的临床症状可以根据其病变部位、范围的不同,而有所差异。由于胸髓节段较长,且某些节段供血较差,病变常易累及胸髓。其首发症状常为双下肢麻木、无力,病变相应部位有背痛,束带感,或见排尿困难。2~3天后,病情发展达高峰,出现病变水平以下的完全性瘫痪,感觉消失,少汗或无汗和二便潴留。

发病早期处于脊髓休克阶段,肢体呈弛缓性瘫痪,即软瘫。经2~4周,肢体逐渐变为痉挛性瘫痪,排尿由尿潴留转为尿失禁。病变累及颈髓时可出现四肢瘫痪。影响到高颈段(颈4椎体以上)还可出现呼吸困难。颈膨大脊髓炎者可出现双上肢软瘫,双下肢痉挛性瘫痪。病变部位在腰髓时,下肢呈弛缓性瘫痪,早期即可见肌肉萎缩。病变在骶髓时括约肌障碍明显,而无明显瘫痪。还有一种上升性脊髓炎,本型脊髓炎起病急骤,病变可以迅速由下向上发展,在1~2天内甚至数小时内病情发展达到高峰,出现四肢瘫痪、吞咽困难、言语不清、呼吸困难,甚至呼吸肌麻痹而死亡。

【影像学表现】

1. X线　脊柱X线正常。

2. CT　平扫显示病变节段脊髓膨大,密度降低,边界不清,增强扫描后无强化。

3. MRI　急性期病变部位脊髓增粗,呈匀长或等T_1、长T_2信号,增强扫描不强化;慢性期T_2WI可见弥漫性或局限性高信号,可有轻微结节状强化,后期病变区可恢复正常,脊髓萎缩(图11-11-1)。

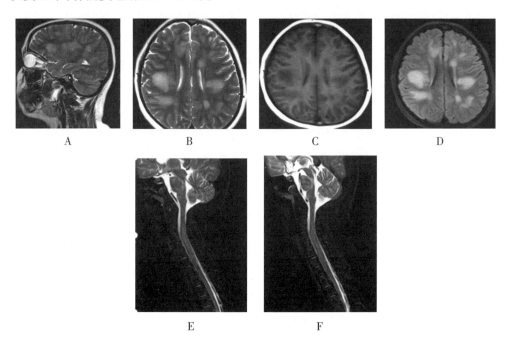

A　　　　　　B　　　　　　C　　　　　　D

E　　　　　　　　　F

图11-11-1　(A~D)头颅及(E~F)颈椎MRI示:双侧侧脑室旁白质区多发片状长T_1、长T_2信号,FLAIR呈明显高信号,颈胸段脊髓增粗,内见明显高信号

【诊断与鉴别诊断】

1. 诊断

（1）2002年急性横贯性脊髓炎协作组制定的诊断标准如下　①进展性的脊髓型感觉、运动、自主神经功能障碍。②双侧的症状或体征（不一定对称）。③有明确的感觉平面。④影像学除外压迫性病变（行MRI或脊髓造影检查，如条件不具备可行CT检查）。⑤提示脊髓炎症的表现：脑脊液淋巴细胞增高、IgG合成率升高或增强扫描后可见强化；如果初期无上述表现，可在第2~7天复查MRI及行腰椎穿刺。⑥起病后4小时到21天内达高峰。

（2）排除标准　①发病前10年内有脊髓放射线接触史。②病变范围符合脊髓血管分布，如脊髓前动脉综合征。③脊髓表面异常流空信号提示脊髓动静脉畸形。④血清学或临床表现提示结缔组织病（结节病、白塞综合征、干燥综合征、系统性红斑狼疮、混合性结缔组织病等）。⑤中枢神经系统感染性疾病的表现，如梅毒、莱姆病、艾滋病、支原体及病毒等感染头颅。　⑥MRI异常提示多发性硬化或存在视神经炎的临床表现。

（3）辅助检查　优先选择的检查为脊髓MRI和脑脊液检查。典型MRI显示病变部位的脊髓增粗，病变节段髓内多发片状或斑点状病灶，呈T_1低信号、T_2高信号，强度不均，可有融合。但有的病例可始终无异常。脑脊液压力正常或增高，若脊髓严重肿胀造成梗阻，则压颈试验异常。脑脊液外观无色透明，细胞数、蛋白质含量正常或轻度增高，以淋巴细胞为主，糖、氯化物浓度正常。

2. 鉴别诊断

（1）脊髓肿瘤　可压迫脊髓，引起运动感觉障碍，严重者出现脊髓横断综合征。但多数病例病情进展较缓慢，脊髓休克多不明显，脑脊液的蛋白质含量常明显升高，易见髓腔梗阻。脊髓造影、CT等检查可明确诊断。

（2）椎管内髓外占位性病变　局部血肿、肿瘤、脓肿等均可压迫脊髓而引起与脊髓炎类似的临床表现。但根性痛较明显，易见脊柱异常弯曲，症状及体征多明显不对称，或可伴有原发病的表现，如硬膜外脓肿的高热等。影像学检查可确诊。

（3）格林-巴利综合征　运动障碍与脊髓炎急性期呈脊髓休克时的表现相似。但感觉障碍相对较轻且短暂，尿潴留多不明显，常无痛觉过敏带。脑脊液细胞数正常。1~2周后可出现蛋白细胞分离现象。

（4）多发性硬化症　是部分病例脊髓炎的首发表现。因此，要重视对脊髓炎患者的全面检查，特别是眼底和脑部体征。必要时进行颅内影像学检查。

第十二节　脊髓空洞症

【概述】

脊髓空洞症是一种慢性进行性脊髓疾病,病变多位于颈髓,亦可累及延髓,成为延髓空洞症。临床表现为阶段性分离性感觉障碍、病变节段支配区肌肉萎缩及营养障碍等。

【病理】

脊髓外形呈梭形膨大或萎缩变细,基本病变是空洞形成和胶质增生。空洞壁不规整,由环形排列的胶质细胞及纤维组成。空洞内的清亮液体成分与脑脊液相似,若为黄色液体提示蛋白质含量增高。陈旧性空洞内可见周围胶质增生形成1~2mm厚致密囊壁,空洞周围有时可见管壁异常透明变性的血管。

【临床表现】

发病年龄为20~30岁,偶可发生于儿童或成年以后,男女发病率之比约为3:1。病程进展缓慢,数月至40年,因空洞大小和累及脊髓的位置不同,临床表现各异。

（1）感觉症状　以感觉障碍为首发症状的居多。最早症状常为相应支配区自发性疼痛,继而出现阶段性分离性感觉障碍,表现为单侧或双侧的手部、臂部或一部分颈部、胸部的痛觉和温觉丧失,典型呈短上衣样分布,而触觉及深感觉相对正常。如向上累及三叉神经脊束核,可造成面部分离性感觉障碍,即痛觉、温觉缺失而触觉保存。晚期脊髓后索及脊髓丘脑侧束被累及,造成空洞水平以下各种传导束型感觉障碍。

（2）运动症状　脊髓前角受累,前角出现相应阶段支配区肌无力、肌肉萎缩、肌束颤动、肌张力降低、腱反射减退或缺失,颈膨大区空洞致双手肌肉明显萎缩,呈"鹰爪"样。空洞发展至晚期可出现病变水平以下椎体束征,累及侧柱交感神经中(颈8~胸12侧角),出现霍纳综合征。空洞内发生出血则病情可突然恶化。

（3）神经营养性障碍及其他症状　皮肤营养障碍表现为皮肤增厚、过度角化,皮肤及手指苍白。温觉缺失区的表皮烫伤、外伤可造成顽固性溃疡及瘢痕形成,甚至指(趾)节末端无痛性坏死脱落,称为Morvan综合征。晚期可有神经源性膀胱和小便失禁。关节痛觉丧失可引起关节磨损、萎缩、畸形、关节肿大、活动度增加,运动时有明显骨摩擦音而无疼痛感是本病特征之一。其他的先天畸形脊柱侧弯或后凸畸形,隐性脊柱裂、颈枕区畸形、小脑扁桃体下疝,颈肋和弓形足等合并存在。

空洞累及延髓,三叉神经脊束核可出现面部痛、温觉减退或缺失,呈"洋葱皮"样分布,由外侧向鼻唇部发展;面神经核受损可出现周围性面瘫;疑核受损者可出现吞咽困难、饮水呛咳等延髓性麻痹症状;舌下神经核受损可出现伸舌偏向患侧,同侧舌肌萎缩及肌束颤动;前庭小脑传导束受损,可表现为眩晕、恶心、眼球震颤、平衡障碍及步态不稳。

【影像学表现】

1. X线　有助于发现骨骼畸形,如脊柱侧凸、隐性脊柱裂、颈枕区畸形和夏科关节等。

2. CT　脊髓内可见边界清晰的低密度囊腔,CT值同脑脊液。

3. MRI　是诊断本病的首选方法,表现为脊髓内囊状长 T_1、长 T_2 信号,与脑脊液信号一致;病灶边界清晰,无强化,范围大小不一;有时可见原发性病变,如 Chiari 畸形、髓内肿瘤等(图11-12-1)。

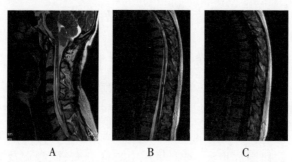

A　　　　　　B　　　　　　C

图 11-12-1　(A)颈椎和(B~C)胸椎 MRI 示:颈胸段脊髓中央管扩张,呈长 T_1、长 T_2 脑脊液样信号

【诊断与鉴别诊断】

1. 诊断　根据青壮年隐匿起病,病情进展缓慢,节段性分离性感觉障碍,肌无力和肌肉萎缩,皮肤和关节营养障碍等,检查常发现合并其他先天性畸形,MRI 或 DMCT(延迟脊髓CT扫描)检查发现空洞可确诊。

2. 鉴别诊断

(1) 脊髓肿瘤　髓内肿瘤进展较快,所累及脊髓病变节段较短,膀胱直肠功能障碍出现早,锥体束征多为双侧,脑脊液蛋白质含量增高,脊髓造影及 MRI 有助于鉴别诊断。

(2) 脑干肿瘤　脑干肿瘤常起自脑桥下部,进展较快,临床早期表现为脑神经损害,以展神经、面神经麻痹多见,晚期可出现交叉性瘫痪,MRI 检查可资鉴别。

(3) 颈椎病　多见于中老年,神经根痛常见,感觉障碍多呈根性分布,上肢出现轻度肌无力及肌萎缩,颈部活动受限或后仰时疼痛。颈椎CT、MRI有助于鉴别诊断。

（4）肌萎缩侧索硬化症　多在中年起病,上、下运动神经元同时受累,严重的肌无力、肌萎缩与腱反射亢进、病理反射并存,无感觉障碍和营养障碍,MRI无特异性发现。

（5）脊髓内软化灶之囊腔　病变节段脊髓萎缩、变细,常有外伤史。

第十三节　神经鞘膜囊肿

【概述】

神经鞘膜囊肿包括神经束膜囊肿和蛛网膜囊肿。

神经束膜囊肿又称神经周围囊肿、神经根囊肿或Tarlor囊肿,1972年片冈治等统称为神经根囊肿。本病是一种背侧神经节远侧的囊肿,内含脑脊液,可使神经孔扩大,使受压的椎体或椎弓根骨质呈"扇边"样改变。

蛛网膜囊肿系起自先天性硬脊膜憩室,或来自手术或外伤性缺损处的脱垂,蛛网膜粘连,形成活瓣,脑脊液于局部聚集,逐渐增大而形成。

【病理】

目前神经束膜囊肿发生机制尚不明确,一般认为是由神经鞘软脊膜移位的神经内膜和蛛网膜移行至神经束之间被劈开所致;也有人认为由外伤性神经束膜下腔出血所致;还有人认为系先天性硬膜憩室或蛛网膜疝即先天性缺陷,或局部缺血引起变性或蛛网膜细胞增生,不断循环波动的脑脊液通过阀门机制引起神经下间隙扩张所致。蛛网膜囊肿囊壁由一种无血管的纤维组织覆以上皮细胞组成,有些囊肿内液体呈胶状。

【临床表现】

神经束膜囊肿临床主要表现为神经根病的症状。细小的蛛网膜囊肿无症状,青年期趋于明显时,疼痛相对较轻,但年龄较大的人可发生进行性痉挛性截瘫和感觉障碍。位于腰部和腰骶部椎管的病变很少出现症状。此类病变出现症状的平均年龄为50岁,主要为脊髓压迫症状。当圆锥部和马尾神经受压时可产生肌肉软弱和萎缩、阵挛,有时还有括约肌障碍。

【影像学表现】

1. X线　①神经鞘膜囊肿平片未见异常改变,但囊肿很大、病程长者其邻近骨质可有侵蚀,呈凹陷性低密度区,周边密度稍高,常合并隐性脊椎裂和移行椎。脊髓造影时囊肿内可有造影剂充盈,清晰显示扩张的神经根鞘,有时因造影剂黏滞度高和通道狭窄,进入囊肿缓慢,不能立即充盈,常易造成漏诊。②蛛网膜囊肿平片一般无明显改变,病变很大时可引起压迫性改变。多半发现于胸椎,椎弓根呈梭形变形,变形最宽处的内缘变薄,附近椎体后面可见凹痕。巨大的蛛网膜囊肿可突出于椎管外,表现为椎旁的圆形阴影,可压迫上面椎板使之变薄,同时使相邻肋骨颈部硬化和凹陷。脊髓造影可见囊肿充盈造影剂,脊髓受压、移位。

2. CT ①神经鞘膜囊肿椎管直径增大,椎板变薄,椎体后缘呈压迫性凹陷,但较小的囊肿可无上述改变,仅显示神经根粗大,CT值与硬膜囊相似,此改变具有特征性。部分可有侧隐窝扩大,但无骨质的异常改变。神经根类软组织密度影与硬膜囊无法分开,两者密度相近,CT值为 14~29Hu,平均为20Hu。病灶边界清晰,周围间隙变窄,相同层面其他神经根被推移,但彼此界限清晰。②蛛网膜囊肿平扫显示蛛网膜下隙增宽,边界不清,脊髓受压移位或萎缩、变细。CT不能显示囊肿,仅见脊髓向腹侧移位,后缘平坦,背侧神经根牵拉,有时可见神经根向前外弧形移位,偶尔可见囊肿内造影剂 – 脑脊液平面。

3. MRI ①神经鞘膜囊肿有定性的诊断价值。T_1WI 及 T_2WI 上分别表现为类似脑脊液的均匀长 T_1、长 T_2 信号,边界清晰,边缘光滑(图 11-13-1)。②蛛网膜囊肿可清晰显示扩大的蛛网膜下隙,上下边界不清晰,其内呈与脑脊液相似的均匀长 T_1、长 T_2 信号。有时囊肿呈略长 T_2 高信号,一般由囊肿内脑脊液搏动弱、信号丢失所致。

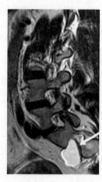
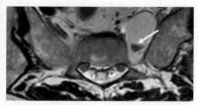

A   B

图 11-13-1 MRI示:骶1左侧神经根走行区神经鞘膜囊肿

【诊断与鉴别诊断】

1. 诊断 神经鞘膜囊肿包括神经束膜囊肿和蛛网膜囊肿,两者的临床症状均不典型,诊断主要依靠影像学检查。

2. 鉴别诊断 神经根鞘囊性扩张临床常见,位于椎间孔水平,一侧或双侧、单发或多发,常呈圆形,CT检查见与硬膜囊内脑脊液密度相同,MRI各序列均呈脑脊液信号,椎管内水成像显示更直观,增强扫描后囊壁不强化。CT和MRI上与根性囊肿无法区分,需行脊髓造影CT检查来确定。神经根鞘囊性扩张造影剂易进入囊肿内,而根性囊肿早期看不到囊肿内有造影剂,延时扫描部分病例囊肿内有造影剂。

神经鞘瘤和神经纤维瘤囊变,增强扫描后的囊壁强化可以鉴别。

第十四节 脊膜膨出和脊髓脊膜膨出

【概述】

脊膜膨出是一种新生儿常见的神经外科畸形,由新生儿胚胎时期椎弓发育障碍,椎板闭合不全,椎管内容物通过缺损处向椎管外膨出,在背部形成囊性包块所致。临床上有3种类型:脊髓脊膜膨出、脂肪脊髓脊膜膨出、单纯脊膜膨出。

【病理】

单纯脊膜膨出的特点主要是脊膜自骨缺损处向外膨出,囊内含脑脊液,无脊髓及马尾神经。

脊髓脊膜膨出的特点是脊膜囊从椎板缺裂处膨出,大小不一,基底多较广,囊内衬里为硬脊膜,囊颈一般较宽。膨出囊内充有脑脊液。

【临床表现】

1. 局部包块 婴儿出生时在背部中线的颈胸或腰骶部可见一囊性肿物,其体积从枣大至巨大。婴儿哭闹时包块膨大,压迫包块则向前膨隆。对包块进行透光试验检查发现单纯脊膜膨出者的包块透光程度高。

2. 神经损害症状 大小便失禁、下肢活动异常,单纯脊膜膨出者可以无神经系统功能症状。

3. 其他症状 少数脊膜膨出向椎管侧方或咽后壁胸腔、腹腔及盆腔内伸展者可表现为膨出囊压迫邻近组织器官的症状,一部分脊膜膨出患儿合并脑积水和脊柱侧弯等其他畸形,可表现为相应的症状。

【影像学表现】

1. X线 病变处椎板闭合不全及软组织肿块影、膨出物区域附近的椎弓根均有不同程度的分离,受侵犯的区域可以仅是1~2个脊椎,而较多见的是多数椎弓根呈梭形分离,最宽处位于病变的中部。部分病例可伴有脊柱或骨骼的其他畸形,如椎弓发育不良、椎体畸形、椎板和棘突缺如或畸形等。脊髓造影显示脊髓圆锥下移,有条索状粘连带;脊髓脊膜膨出时可在充满造影剂的囊袋内见到异位的脊髓影。

2. CT 可清楚显示椎骨异常和膨出的脊膜,表现为在发育不全的椎管后方见到边界清晰的圆形或椭圆形病变,与鞘膜囊相交通,密度与硬膜囊接近;周围有一层硬脊膜包绕,后者呈一薄层且高于脑脊液密度的环形影,增强扫描无强化。可显示相应椎弓、棘突等骨发育缺陷的程度和范围。CT可显示囊形膨出物与鞘膜囊交通的情况,其密度与鞘膜囊内的密度呈一致性增高,依造影剂在囊内的充盈情况可判断上述不同类型的膨出。囊内为均匀一致的造影剂充填者为单纯的脊膜膨出。囊内造影剂有较低密度的类圆形充盈缺损时为脊髓脊膜膨出。并发脂肪时可在膨出见到低密度的脂肪结构。向后膨出者多见,也可通过椎间孔或发育不全的椎体向侧方及前部膨出,压迫相应结构,类似肿瘤影。

3. MRI 是诊断本病首选和最可靠的检查方法。矢状位T_1WI上可清晰显示脊膜膨出的全貌、范围及其内容物的情况,向后膨出的囊袋样结构信号与脑脊液相同,与蛛网膜下隙相通;囊内液体呈长T_1、长T_2信号,而脊髓组织在T_1WI上信号较高,在T_2WI上信号较低,囊外覆以皮肤与皮下脂肪组织。横断面T_1WI上还能显示囊腔向两侧膨出的范围及其内容物的情况,囊腔边界清晰、光整。脊膜膨出椎管腔扩大不明显,脊髓脊膜膨出椎管腔则明显扩大。MRI能同时显示其他畸形情况,如椎体后弓缺如,几乎100%脊髓脊膜膨出同时伴有Chiari Ⅱ型畸形,30%~75%合并脊髓空洞积水,80%合并脑积水,30%~45%合并脊髓纵裂等。脂肪脊髓脊膜膨出时,在膨出物中可见明显高信号的脂肪结构(图11-14-1和图11-14-2)。

【诊断与鉴别诊断】

1. 诊断 脊膜膨出结合临床表现诊断很容易,确定和证实病变的范围主要依靠

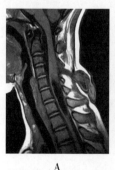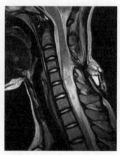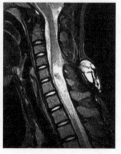

A   B   C

图11-14-1 MRI示:脊膜膨出伴脊髓空洞,颈5椎体水平囊样长T_1、长T_2脑脊液信号,与蛛网膜下隙相通,颈5椎体至胸1椎体水平脊髓内短T_1、短T_2压脂高信号,伴椎弓后缘缺如

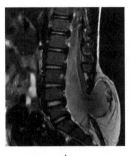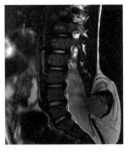

图11-14-2 MRI示:腰骶段椎管扩大,脊膜通过脊椎缺损部位向外呈囊袋样膨出,脊髓、脊神经、马尾与囊壁粘连并同时突出于椎管外至皮肤下,皮下脂肪增生

影像学检查。

2. 鉴别诊断

(1)骶尾部畸胎瘤 肿物内常有实质性组织,为分化或未分化的实质性组织,如骨骼、牙齿软骨等。肿物界限清晰,囊性畸胎瘤透光试验阳性。因与椎管不相通所以压迫肿物时囟门无冲击感。直肠指诊时可触及骶前肿物。B超检查肿物为囊实性,X线摄片显示无腰骶椎骨质缺损。

(2)脂肪瘤 脂肪瘤柔软表面皮肤虽高起,但正常界限清晰,常呈分叶状,透光试验阴性,与椎管不相通,穿刺抽不出脑脊液,但脊柱裂常合并该部位的皮下脂肪瘤,更应注意的是与脂肪脊髓脊膜膨出型的鉴别。

(3)皮样囊肿 囊肿由结缔组织构成,内含皮脂腺、汗腺、毛发等。囊肿较小,与皮肤紧密相连,可以移动,为实质感。透光试验阴性。与椎管不相通,压迫时囟门没有冲击感。

第十五节 终丝栓系综合征

【概述】

终丝栓系综合征(filum terminate syndrom)又称为脊髓栓系综合征(tethered cord syndrom),系脊髓圆锥以下终丝或马尾固定于椎管,于脊柱生长期中,牵拉脊髓圆锥不能向头侧移动而产生脊髓或圆锥牵拉损害症状的综合征。

【病理】

1. 终丝粗大并固定于骶椎者 病理改变是终丝拉紧脊髓成低位,圆锥位于腰2

水平或以下,部分马尾纤维可能粘连于终丝之上。

2. 先天性疾病　主要是脊髓脊膜或马尾脊膜膨出,手术后局部粘连将马尾固定于椎管内手术区,因脊膜膨出者大多在幼儿时期行手术治疗,在发育成长过程中,马尾固定脊髓不能正常向上移位,而致使脊髓呈低位,脂肪瘤在腰骶部分布常见,向上可至圆锥,向下至骶尾部,向外至皮下,硬膜外、硬膜下与马尾神经广泛粘连,马尾分散在脂肪瘤中,分离甚为困难。

3. 椎管内肿瘤　主要是皮样囊瘤和畸胎瘤,多发生在腰骶部,亦有在枕颈部,在腰骶部者,于长大过程中,可逐渐压迫马尾,产生症状;马尾神经可深深粘连于肿瘤壁或包膜上。

【临床表现】

1. 疼痛　为最常见的症状。疼痛性质多为扩散痛、放射痛和触电样痛,少有隐痛。疼痛常因久坐和躯体向前屈曲而加重,很少因咳嗽、打喷嚏和脊柱扭曲而加重。直腿抬高试验阳性,可能与椎间盘突出症的疼痛相混淆。腰骶部受到打击可引起剧烈的放电样疼痛,伴短暂的下肢无力。

2. 运动障碍　主要是下肢进行性无力和行走困难,可累及单侧或双侧,但以后者多见。

3. 感觉障碍　主要是鞍区皮肤感觉麻木或感觉减退。

4. 膀胱和直肠功能障碍　膀胱和直肠功能障碍常同时出现。前者包括遗尿、尿频、尿急、尿失禁和尿潴留,后者包括便秘或大便失禁。

【影像学表现】

1. B超　对年龄<1岁的患者因椎管后部结构尚未完全成熟和骨化,B超可显示脊髓圆锥位置,并可根据脊髓搏动情况来判断是否有再栓系。诊断率可达70%~90%。

2. X线　平片诊断价值不高,可显示伴随的脊柱骨质畸形改变[图11-15-2(A)]。X线脊髓造影显示脊髓圆锥位置降低(低于腰2椎体水平),终丝增粗、变短,常伴有腰骶椎裂。

3. CT　脊髓圆锥低位,常位于腰2椎体水平以下;终丝增粗,直径大于2mm,终丝与圆锥分界不清,有时可见纤维粘连带;常伴有腰骶椎裂[图11-15-2(B)];增粗的终丝内有脂肪组织嵌入时,形成终丝纤维脂肪瘤;少数情况下仅有圆锥低位而无终丝增粗或其他异常。

4. MRI　脊髓圆锥低位,常位于腰2椎体水平以下;终丝增粗、变短,直径大于2mm,与脊髓圆锥分界不清;可伴随纤维脂肪瘤及终丝纤维粘连;常伴有脊椎裂、脂

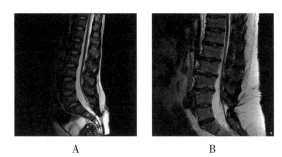

图11-15-1　MRI示:脊髓圆锥低位,位于腰2椎体水平以下;终丝增粗、变短,直径大于2mm;伴有终丝纤维粘连;伴有脊椎裂、脂肪脊髓脊膜膨出

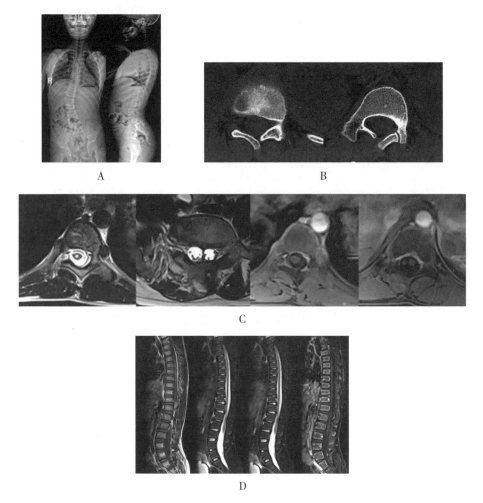

图11-15-2　(A)X线示:脊柱侧弯畸形,部分椎体形态不规则,腰4椎体滑脱;(B)CT示:部分椎体隐性脊柱裂;(C)MRI轴位示:可见脊髓纵裂形成;(D)MRI矢状位示:脊髓圆锥低位,蛛网膜下隙增宽、积液,脊髓及马尾神经受压

肪脊髓脊膜膨出、脊髓纵裂、皮肤窦道等畸形[图11-15-1和图11-15-2(C~D)]。

【诊断与鉴别诊断】

1. 诊断 存在2项或者2项以上临床表现,并存在相应影像学改变,如X线检查有骶裂存在,应考虑脊髓栓系的可能,行MRI检查即可确诊,同时也能了解引起栓系的原因。对于存在以下症状的患者,尤其是儿童,出现腰骶部皮肤异常、隐性脊柱裂、双足和双腿发育不对称和力弱、原因不明的尿路感染及尿失禁等,应高度警惕本病可能。

2. 鉴别诊断

本病需与脊髓纵裂相鉴别。脊髓纵裂是指脊髓、圆锥和(或)终丝纵向被纤维组织、骨或软骨一分为二,一个完整的脊髓分裂成2个半个脊髓。MRI能显示脊髓纵裂形成。矢状位和冠状位扫描可充分显示纵裂的部位、范围、大小及所有的其他异常与畸形。

第十六节　脊膜瘤

【概述】

脊膜瘤起源于蛛网膜内皮细胞或硬脊膜的纤维细胞。本病以女性患者为多,男女发病率之比为1:4。脊膜瘤以30~70岁人群为多,发病年龄较神经源性肿瘤晚。主要位于上、中胸段,也可见于颈段,但腰1椎体以下罕见。在男性,则在椎管前部为多;在女性,主要见于椎管后外侧。脊膜瘤以类圆形多见,质地较硬,近1/3有钙化,使邻近结构变形,而肿瘤本身可塑性小。脊膜瘤往往无蒂,呈宽基底。偶尔可呈斑块状匍行生长,紧贴在脊髓表面,并包绕之。据统计,绝大多数脊膜瘤在髓外硬膜下,仅7%同时位于硬膜内、外,只发生在硬膜外者较罕见。

【病理】

脊膜瘤分为:①合体型:瘤细胞核较大,呈圆形,染色淡,核中有胞质性假包含体、中间透亮并围以染色质的核内窗,核仁小而不明显,胞质均匀,细胞边界不清,紧密排列,细胞间质不多,但将肿瘤分隔成形状、大小不等的小叶,小叶内可出现玻璃样变。②脑膜成纤维细胞型:瘤细胞核及胞体均呈细长的梭形,彼此交织或呈漩涡样排列,细胞间有大量网状纤维和胶质纤维,有时有砂粒小体。③过渡型:为以上两型的混合,瘤细胞呈漩涡状排列,中心常有一小血管或玻璃样变的胶原,钙盐沉积形成砂粒小体。④砂粒型:脊膜瘤大多属于此型,瘤组织内有许多砂粒小体。⑤血管瘤型:瘤内有较多大小不一、分化良好的血管,多数血管壁明显增厚和玻璃样变。肿瘤的组织结构呈巢状的内皮细胞型或过渡型,有散在巨核细胞、微囊和钙化灶。⑥血管母细胞型:细胞十分丰富,细胞边界不清,胞质内有类脂颗粒,偶见核分裂象。

【临床表现】

脊膜瘤生长缓慢,临床主要表现为慢性进行性脊髓压迫症状,脊膜瘤的早期症状不具有特征性,也不明显。

【影像学表现】

1. X线 脊膜瘤属于髓外硬膜下缓慢生长的良性肿瘤,当其发展至相当程度时,必将引起脊柱的骨质变化,以骨质吸收、变形为主,范围一般较局限,常见的有椎弓根变形(如变扁、变小,内缘变直或凹陷,呈括弧状、八字状),受累椎体后缘凹陷及边缘硬化,椎管前后径增宽等,少数向椎管外发展的肿瘤还可导致该侧椎间孔扩大,并可显示椎旁软组织块影。除少数脊膜瘤可见有小点片状病理性钙化影。大部分椎管内脊膜瘤在X线上缺乏直接征象。

2. CT 平扫下脊膜瘤表现为椎管内软组织块影,可有钙化或骨化,还可显示椎管局部或全部硬膜外脂肪间隙闭塞、椎管扩大、椎弓根侵蚀、椎板变薄、椎体后缘凹陷,少数病例亦可出现一侧椎间孔扩大及椎管外软组织块影[图11-16-1(A)]。脊髓造影CT扫描可见肿瘤节段蛛网膜下隙内充盈缺损及其下方同侧蛛网膜下隙增宽、脊髓向对侧移位;少数向椎管外生长的脊膜瘤可呈哑铃状,与神经鞘瘤较难鉴别。

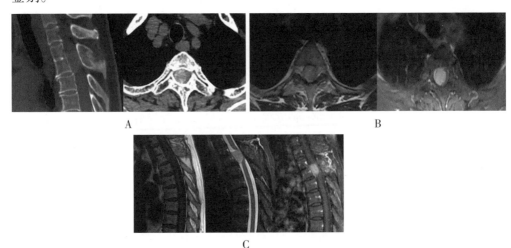

图11-16-1 (A)CT示:胸2、3椎体阻滞椎,脊髓局限性增粗,内见类圆形稍高密度影,内有点状钙化影;(B~C)MRI示:胸3椎体水平脊髓内占位,呈长T_1稍长T_2信号,宽基底与硬脊膜相连,邻近蛛网膜下隙增宽,增强后见明显均匀强化

3. MRI 可以直接观察脊髓、蛛网膜下隙、椎体及其附件,并可做三度空间扫描,以了解肿瘤与周围结构的关系。T_1加权像下脊膜瘤显示等或稍高信号块影,与低信号的脑脊液呈现良好对比,局部脊髓受压变扁、移位,局部蛛网膜下隙增宽,低信号的硬脊膜位于肿瘤外侧为髓外硬膜下占位的特征,给予Gd-DTPA增强后呈均匀强化。如瘤内有钙化,T_1加权平扫、增强扫描均呈点状低信号或无信号区。少数位于硬脊膜外椎管内的脊膜瘤除表现为脊髓受压变形、移位外,肿瘤上下蛛网膜下隙变窄,低信号的硬脊膜位于肿瘤与脊髓之间为其特征。长至椎管外的脊膜瘤可使一侧椎间孔扩大,在冠状面及横断面上呈现哑铃状软组织块影[图11-16-1(B~C)和图11-16-2]。

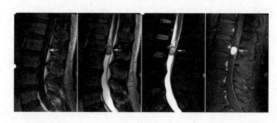

图11-16-2 MRI示:腰2椎体水平椎管内占位,病变位于髓外硬膜下,呈长T_1、长T_2信号,增强后见明显均匀强化

【诊断与鉴别诊断】

1. 诊断 由于脊膜瘤起病隐匿,虽为髓外占位,但根痛及其他早期症状并不明显,要做到早期诊断比较困难。但如患者为女性,年龄偏大,病史较长,有神经根痛(或根性感觉障碍)伴长束(如锥体束和脊髓丘脑束)受损征象者,应高度怀疑脊膜瘤的可能。横向定位用于判断肿瘤位于髓内硬膜下、髓外硬膜下还是硬膜外;纵向定位用于判断肿瘤位于哪一脊髓(或脊椎)节段,最好还能确定肿瘤的上、下极。在临床查体中,对确定肿瘤上极最有价值的阳性体征是根痛或根性感觉障碍的上界,其上1~3个脊髓节段即为肿瘤上极,而反射亢进的最高节段为肿瘤下极,精确定位尚需辅助检查。

2. 鉴别诊断

(1) 神经鞘瘤 最常见的椎管内肿瘤,其发病率较脊膜瘤远高,且发病年龄较脊膜瘤小,无明显性别差异。脊椎X线常可见一侧椎间孔扩大,相当一部分神经鞘瘤可发生囊变,但除非伴有椎间孔扩大,有时CT或MRI较难将两者明确区分。在脑脊液检查中,其蛋白质含量较脊膜瘤明显升高。经验表明,脑脊液蛋白质含量超出2000mg/L(200mg/dL),则神经鞘瘤的可能性最大。

(2) 神经胶质瘤 主要包括室管膜瘤和星形细胞瘤,以前者多见,均属髓内肿瘤。虽可有疼痛,但定位不明确,其感觉、运动障碍不如髓外肿瘤明显且呈离心方向发展。自主神经功能障碍如排尿异常、泌汗异常、皮肤营养障碍等出现早且显著,而椎管梗阻、脑脊液蛋白质改变均不明显。

(3)脊椎退变性疾病 即常称的颈椎病、腰椎病(或称颈、腰椎间盘突出症),患者年龄偏大,多有外伤诱因,起病慢,病程长,病情有波动,对理疗、牵引等非手术治疗有一定效果。脊椎X线可见有脊椎骨质增生、椎间隙狭窄、脊柱生理曲度消失等。脊椎MRI可予明确区分。

(4)转移瘤 多见于中老年人,有原发部位恶性肿瘤病史。由于硬膜外静脉丛丰富而血流缓慢,经血行播散的瘤细胞常滞留于此并迅速繁殖,病情进展快,短期内即可导致脊髓横断性损害。病程中疼痛显著,局部棘突叩击痛明显。脊椎X线可见局部骨质破坏明显。MRI除可显示椎体及附件骨质破坏外,还可见到硬脊膜、脊髓明显受压。

(5)运动神经元疾病 是一组脊髓变性疾病的总称,包括肌萎缩侧索硬化症、脊髓性肌萎缩症和原发性侧索硬化症。临床呈隐匿起病,呈缓慢加重的上和(或)下运动神经元性瘫痪,肌束颤动和肌萎缩,多有腱反射亢进和病理反射,感觉障碍,脑脊液常规及动力学检查无明显异常,肌电图检查较MRI、CT更有诊断价值。

第十七节 脊髓室管膜瘤

【概述】

脊髓室管膜瘤起源于脊髓中央管室管膜上皮,是成人髓内最常见的肿瘤,约占髓内肿瘤发病率的60%,发病年龄高峰为20~60岁,以男性多见。绝大多数为良性,少数可恶变,好发部位为腰骶部。

【病理】

病理上室管膜瘤又分为细胞型、乳头状型、上皮型、透明细胞型和混合型。位于髓内的室管膜瘤多为典型的细胞型及上皮型,而马尾或终丝的室管膜瘤多为黏液乳头状室管膜瘤。

【临床表现】

绝大多数髓内室管膜瘤呈缓慢生长,病程进展十分缓慢。首发症状以自发性疼痛常见,其疼痛程度相对较轻,发病部位模糊,患者一般笼统主诉为颈肩部、胸背部或肢体疼痛。高位颈髓受侵犯时可合并呼吸困难;位于腰骶髓者常伴脊髓终丝栓系综合征。

【影像学表现】

1. X线　肿瘤较小时病变可无阳性表现,较大病变时可出现肿瘤本身对附近骨质所造成的改变,巨大的病变有些可延伸数节神经根。附近脊椎的上关节面和椎弓的侵蚀性变化很不明显,当侵犯数节椎体时,特别是在腰部椎管,椎体前后径减小和其高度相对降低,X线表现类似于"狗脊椎"。颈、胸段脊髓室管膜可使椎管明显增宽,椎弓根骨质吸收、变薄、变形,多个椎体后缘凹陷等,可有脊柱侧凸或背屈改变。脊髓造影显示脊髓外形膨大,肿瘤范围较大,与正常脊髓界限不清,造影剂流动困难,见蛛网膜下隙狭窄。部分阻塞时呈对称周边分流;完全阻塞时梗阻端呈"杯口征",也可表现为偏心性。圆锥或马尾区室管膜瘤可见到肿瘤的外形。造影剂充满蛛网膜下隙。当有马尾神经或蛛网膜下隙的种植转移时,也可见到马尾神经增粗或串珠样充盈缺损。

2. CT　可见椎体后缘、椎弓根的骨质吸收、侵蚀,平扫可见脊髓密度不均匀,呈不规则膨大,边缘模糊。肿瘤与正常脊髓分界不清,肿瘤多呈较低密度,有时肿瘤密度与脊髓相等,但极少数高于脊髓密度。囊变较常见,表现为更低密度区。增强扫描见囊变部分无强化,实质部分轻度强化或不强化,有时可在近中央管的部位见到异常强化影,钙化较少见。CT可见蛛网膜下隙变窄、闭塞、移位,延迟扫描有时可见对比剂进入囊腔。

3. MRI　室管膜瘤常由实性部分和囊性部分组成,实性部分为肿瘤存活部分,与邻近正常脊髓信号强度比较,T_1WI信号较低,T_2WI信号较高。由于肿瘤周围脊髓水肿部分在T_2WI上也呈高信号,所以T_2WI异常信号比肿瘤的实际信号大得多。脊髓梭形增粗,发生于圆锥以下的脊髓内肿瘤,可呈球形或分叶状,通常肿瘤较大。当肿瘤内部发生囊变时,由于肿瘤坏死液中富含蛋白质、陈旧性出血等,使其信号强度在T_1WI和T_2WI上均呈高低混杂信号。肿瘤瘤体上下可形成肿瘤性空洞,呈更长T_1、长T_2信号。Gd-DIPA增强扫描见肿瘤呈不均匀或均匀强化,种植灶也明显强化,囊变不强化,囊壁周围有增强,空洞清晰可辨。腰髓下段的室管膜瘤可长得很大,充满整个椎管,至整个瘤组织阻塞静脉回流,上界尚可辨认,下界不可分辨,均呈长T_1与长T_2信号。起源于圆锥的室管膜瘤在肿瘤较小时,难以识别,由于小的室管膜瘤往往呈等信号,所以肿瘤的检出主要有赖于病变脊髓圆锥的形态学改变,表现为圆锥增粗,前正中裂的切凹消失,圆锥后外缘明显浑圆、膨隆,提示占位性病变的存在(图11-17-1)。

【诊断与鉴别诊断】

1. 诊断

（1）见于 20~60 岁成年人，男性居多。

（2）脊髓内室管膜瘤生长缓慢，早期可无症状。

（3）肢体出现渐进性麻痹、疼痛；压迫脊髓和神经根时可出现神经根痛；可出现不完全或完全性运动障碍和大小便障碍。

（4）脑脊液动力学测定即奎肯试验呈阳性者达 97%；脑脊液蛋白质含量明显增高者达 88%。

（5）结合典型的影像学 CT、MRI 表现。

2. 鉴别诊断

（1）室管膜瘤与急性脊髓炎鉴别　室管膜瘤多呈缓慢生长，肿瘤范围广时脊髓增粗多较显著，外缘可不规则，凹凸不平，而急性脊髓炎病变范围广，肿胀多较轻，均匀一致，外缘规整；脊髓内室管膜瘤容易出现肿瘤囊变或近侧和远端脊髓空洞，说明其缓慢生长，而急性脊髓炎不会出现这些合并征象；增强扫描时室管膜瘤的实质部分强化显著，而急性脊髓炎一般不强化或呈轻度斑片状强化；发病急、病史短、病变范围广是诊断急性脊髓炎的有力证据，再结合临床有发热、感冒和腹泻等前驱症状，一般鉴别诊断不难。

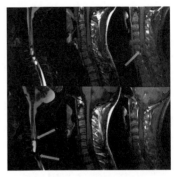

图 11-17-1　MRI 示：颈髓扩大、增粗，C_3~C_5 脊髓压脂信号增高，C_5~T_3 脊髓内见 T_1WI 低信号、T_2WI 以囊性高信号为主，病灶周围环绕低信号带，呈"戴帽征"，增强扫描示 C_6~C_7 水平脊髓边缘轻度强化

（2）室管膜瘤与星形细胞瘤鉴别　室管膜瘤主要发生在 30 岁后，而星形细胞瘤多见于儿童及青少年；室管膜瘤多发生于下部脊髓、圆锥、终丝，而星形细胞瘤颈髓及上部胸段多见。两者 CT 和 MRI 表现类似，常难以区别，但星形细胞瘤增强扫描时常不规则强化，边界欠清晰，而室管膜瘤强化较锐利、光整，边界清晰；横切位 MRI 增强扫描示室管膜瘤常累及整个脊髓，而星形细胞瘤为非中心性，多位于脊髓后部。

第十八节　神经鞘瘤

【概述】

神经鞘瘤源于神经鞘的神经膜细胞，故又称为神经膜细胞瘤，是神经系统肿瘤中最常见的良性肿瘤，多单发，包膜完整，极少发生恶变。患者多为 30~40 岁的中年人，无性别差异，其发生机制可能与基因突变有关。

【病理】

瘤细胞呈梭形,核较规则,局部细胞核呈轻度异型性,无核分裂现象,细胞交错排列,部分排列较疏松,可排除淋巴源性疾病。

【临床表现】

神经鞘瘤生长缓慢,肿瘤来自不同神经可产生不同程度的相应神经症状,椎管内的神经鞘瘤主要表现为肩背、肢体、腰骶部放射性疼痛,椎管外的神经鞘瘤患者可感受到肿瘤大小的变化。

椎管内神经鞘瘤早期主要出现肩背、腰骶部及肢体放射性疼痛,卧床休息可加重,下床活动反可稍减轻。此外,还可出现肢体麻木、乏力、跛行等症状。当进行临床查体时,直腿抬高试验不明显,相应平面以下感觉减退及鞍区感觉减退,还可有肛门松弛、肛门反射消失等体征。

椎管外神经鞘瘤通常疼痛和其他神经症状不常见,有时患者能感到肿瘤体积的变化。做临床查体时,触诊可扪及卵圆形或梭形、质中韧、光滑的肿块,与周围组织无粘连,在与神经走行垂直的方向上有一定的活动度。以不同角度反复叩击肿块多有神经支配区麻痛(Tinel征阳性)。

【影像学表现】

1. X线　直接征象是神经鞘瘤钙化斑阴影,较少见。间接征象是肿瘤压迫椎管及其邻近骨质结构而产生的相应改变,包括椎弓破坏、椎弓根间距离增宽,甚至椎弓根破坏消失、椎体凹陷或椎间孔扩大等。脊髓造影示蛛网膜下隙完全梗阻率约占95%以上,有典型的"杯口"状充盈缺损。

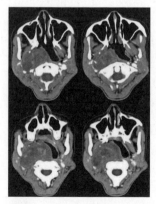

图11-18-1　CT示:寰枢椎前方咽旁间隙内囊性占位,内呈多房分隔,口咽腔受压变窄,增强扫描后无明显强化,手术后证实为神经鞘瘤

2. CT　CT对于颈部神经鞘瘤可明确肿瘤部位与颈动脉鞘的关系,根据肿瘤部位与颈总动脉、颈内静脉的关系,能诊断肿瘤源自哪根神经。CT检查可见肿瘤多为中等密度占位,边界清晰光滑,呈类圆形、分叶形、梭形、腊肠状或多发肿瘤,部分肿瘤合并液化腔,呈低密度影。椎管内神经鞘瘤者做CT平扫,肿瘤呈圆形实质性肿块,密度略高于脊髓,跨椎管内、外的肿瘤呈典型"哑铃"状,椎间孔、椎管扩大,脊髓受压向对侧移位,邻近椎体,椎弓根和椎板骨质吸收破坏,增强扫描呈中等均匀强化(图11-18-1)。

3. MRI　T_1加权像呈低信号,T_2加权像呈中到高信号,与周围组织分界较清,并且边缘较光滑。增强扫描时见肿瘤明显均一强化,边界更加清晰,可鉴别肿物位于髓内还是髓外。检查可见坏死区 T_1WI 为低信号,T_2WI 为高信号(图11-18-2)。

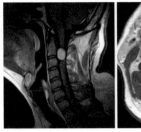
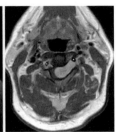

图 11-18-2 MRI 示:颈 2、3 椎体水平椎管内囊性占位,脊髓受压迫,轴位示病变沿椎间孔向椎管外延伸,呈"哑铃"状改变

【诊断与鉴别诊断】

1. 诊断 神经鞘瘤的诊断主要依据临床表现、影像学检查和病理检查。

2. 鉴别诊断 对于硬膜内肿瘤,主要的鉴别诊断是脊膜瘤。脊膜瘤常好发于胸椎部位,发病率女性明显高于男性。

对于肿瘤中心位于神经孔或椎旁软组织的病变,鉴别诊断应考虑到起源于交感链或背根神经节的神经节细胞瘤、神经母细胞瘤、副神经节细胞瘤或起源于局部的肿瘤及肉瘤向心性扩展等病变。

神经纤维瘤与神经鞘瘤均为神经鞘细胞来源,但组织形态有所不同。神经纤维瘤起自神经内膜,肿瘤无包膜,可沿神经浸润,易发生恶变,极少发生囊变或出血。神经鞘瘤呈偏心性生长,肿瘤包膜完整,有时有出血或囊变。

第十九节 神经纤维瘤

【概述】

神经纤维瘤(neurofibromatosis,NF)系发生于神经主干或末梢神经轴索鞘神经膜细胞及神经束膜细胞的良性肿瘤,是一种较少见常染色体显性遗传病,是由基因缺陷使神经嵴细胞过度增生和肿瘤形成导致多系统损害。

【病理】

神经纤维瘤是源于神经主干或末梢神经轴索鞘的神经膜细胞及神经束膜细胞的良性肿瘤。可呈圆形或梭形硬韧肿物、多发性小结节,或局限性脂肪瘤样包块。

【临床表现】

神经纤维瘤累及全身各个系统,类型不同症状也不同,主要表现为皮肤牛奶咖啡斑、腋窝雀斑,以及神经纤维瘤伴肿瘤压迫、侵蚀周围结构出现的神经系统及内脏系统的症状和体征(图11-19-1)。

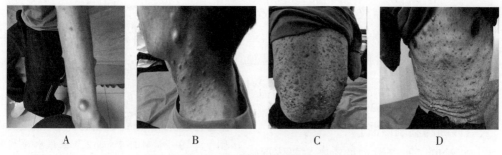

A B C D

图 11-19-1　神经纤维瘤全身症状表现

【影像学表现】

1. X 线　可见各种骨骼畸形,骨内的神经纤维瘤在 X 线上可显示为长的条纹形态,但 X 线检查经常无阳性发现,可用以了解骨骼受累情况。脊髓造影可见到脊神经根发出部位的对比剂充盈缺损,但当腰骶部肿瘤生长较大时,对比剂可误注入肿瘤体内,需要进行进一步的明确诊断。

2. CT　显示被对比剂环绕的肿瘤,肿瘤本身密度较低,CT 值 20~30Hu,同时发现椎体被侵蚀的各种表现[图 11-19-2(A~B)]。

3. MRI　肿瘤在 T_1 加权像表现为等或略高信号,与肌肉的信号类似,T_2 加权像则表现为明显的高信号或混杂信号。约有 63% 肿瘤的中心区在 T_2 加权像表现为略低信号,这与肿瘤实质内的纤维成分相关[图 11-19-2(C~G)]。

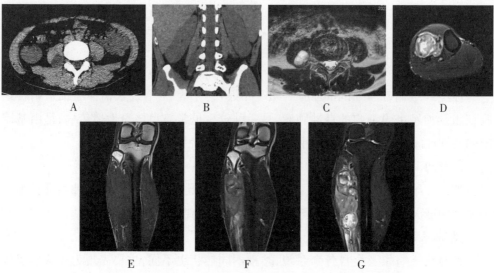

A　　　　　　　　B　　　　　　　　C　　　　　　　　D

E　　　　　　　　F　　　　　　　　G

图 11-19-2　(与图 11-19-1 为同一个患者)(A~B)CT 示:腰椎旁腰大肌后间隙内囊性占位,边界清晰,冠状位示病变沿神经根走行延伸;(C)MRI 示:病变呈明显长 T_2 信号;(D~G)MRI 示:患者小腿肌间隙内亦可见巨大团块状长 T_1 混杂 T_2 信号,压脂高信号

【诊断与鉴别诊断】

1. 诊断

（1）定性诊断　①病史和家族史：本病属常染色体显性遗传，应该仔细询问患者家族史，并且对患者父母进行仔细查体。②临床特征：皮下质软的神经纤维瘤，丛状神经纤维瘤，牛奶咖啡斑、多发小雀斑是本病的特征性表现。③实验室检查：基因检测可以发现 *NF1* 或者 *NF2* 基因致病性突变，组织病理学检查有利于确定皮肤瘤体是否为神经纤维瘤体或者丛状神经纤维瘤。④辅助检查：头颅磁共振及骨骼检查可以发现相应异常。

（2）分型诊断　神经纤维瘤病Ⅰ型则具备以下标准中的2项或2项以上即可诊断。①有6个以上皮肤牛奶咖啡斑，青春期前患者斑块最大直径超过5mm，青春期后大于15mm。②有2个以上任何类型的神经纤维瘤病灶，或有1个丛状神经纤维瘤病灶。③腋窝或腹股沟雀斑。④视神经胶质瘤。⑤有两个以上虹膜Lisch结节，即虹膜错构瘤。⑥有明显的骨损害，如伴发或不伴发假性骨关节病的蝶部发育异常、长骨皮质变薄。⑦阳性家族史，父母、同胞或子女中有神经纤维瘤病Ⅰ型患者。⑧神经纤维瘤病Ⅱ型则具备以上标准中的任何1项即可诊断。

（3）CT或MRI　证实有双侧听神经肿瘤。阳性家族史（一级亲属中有 *NF2* 患者），患单侧听神经瘤。阳性家族史（一级亲属中有 *NF2* 患者），患者有以下病变中的2种：神经纤维瘤、脑膜瘤、胶质瘤、雪旺细胞瘤、青少年晶状体后囊浑浊斑等。

2. 鉴别诊断

（1）神经鞘瘤　肉眼见包膜完整与起源的神经纤维紧密粘连，质硬且固定。常单发，在外周多见较大神经干。瘤体常偏心性生长，包膜完整，易发生囊变和黏液变性。一般不会造成神经支配区的感觉和活动障碍，少数患者可出现包块远端沿神经干的放射性疼痛。

（2）恶性神经源性肿瘤　常单发，具侵袭性，远处转移。好发于颅内、椎管内，脊神经根和周围神经，胸部多见于后纵隔。

（3）神经纤维肉瘤　一般由神经纤维瘤恶变而来，恶变率为3%~17%。肿瘤生长迅速且有剧痛时，应怀疑恶变可能。

(4) Albright综合征　典型的三联征：多骨纤维结构不良，皮肤色素沉着，性早熟。表现为骨骼增粗膨大，骨内囊状透亮区，内磨玻璃样改变。颅骨受累时亦表现为增厚、变形。色素斑边缘模糊、不规整。

（5）骨纤维异常增殖症　可见纤维囊变及骨变形，甚至皮肤出现褐色斑（如A1bright综合征），但无软组织橡皮肿样改变。

（6）血管瘤　可有海绵状软组织肿块及骨变化。但往往有血管杂音及体位试验阳性，软组织影中可见到静脉石等。

（7）结节性硬化　属于神经皮肤综合征，累及皮肤和神经系统，常表现为双颊、下颌部、前额、眼睑、鼻部可见对称散发的淡红色或红褐色坚硬蜡状丘疹，按之褪色，大小可由针尖至蚕豆大，也可见牛奶咖啡斑等，依据病史、临床症状，结合基因检测即可鉴别。

（8）Legius综合征　也叫类Ⅰ型神经纤维瘤病综合征，由*SPRED1*基因突变所致，早期表现与神经纤维瘤病极为类似，也会出现多发性牛奶咖啡斑及雀斑，但是通常不会出现皮肤神经纤维瘤体，不会明显增加各种恶性肿瘤的发生率。

参 考 文 献

[1] 侯树勋.骨科学[M].北京:人民卫生出版社,2015.

[2] 邱贵兴.骨科学[M].北京:中华医学电子影像出版社,2016.

[3] 陈孝平.外科学(第2版)[M].北京:人民卫生出版社,2011.

[4] 詹红生,刘军.中西医结合骨伤科学[M].北京:中国中医药出版社,2021.

[5] 黄桂成,王拥军.中医骨伤科学[M].北京:中国中医药出版社,2021.

[6] 徐展望,郑福增.中医骨病学[M].北京:中国中医药出版社,2021.

[7] 栾金红,郭会利.骨伤影像学[M].北京:中国中医药出版社,2021.

[8] 冷向阳,马勇.中医正骨学[M].北京:中国中医药出版社,2021.

[9] 周红海,于栋.中医筋伤学[M].北京:中国中医药出版社,2021.

[10] 陈安民,田伟.骨科学(第2版)[M].北京:人民卫生出版社,2014.

[11] 林定坤,刘军.中西医结合骨伤科学(第3版)[M].北京:科学出版社,2017.

[12] 中华医学会骨质疏松和骨矿盐疾病分会原发性骨质疏松症诊疗指南(2017年)
    [J].中华骨质疏松和骨矿盐疾病杂志,2017,10(5):413-443.

[13] Chinese Osteoporosis and Bone Mineral Salt Disease Society. Guidelines for the
    diagnosis and treatment of primary osteoporosis(2017)[J]. Chin J Osteoporosis
    & Bone Miner Res,2017,10(5):413-443. DOI:10.3969/j. issn. 1007-9572.2017.
    05.02.

[14] 徐爱德.骨关节疾病影像学图鉴[M].济南:山东科学技术出版社,2002.

[15] 王云钊,曹来宾.骨放射诊断学[M].北京:北京医科大学、中国协和医科大学
    联合出版社,1994.

［16］张敏,郭智平.平乐正骨影像学［M］.北京:中国中医药出版社,2018.

［17］高艾东,杜小丽,邢新博,等.泛发性骨皮质增厚症一例［J］.中华消化病与影像杂志(电子版),2014,4(02):94-95.

［18］邓爱民,郭永昌.骨性关节炎［M］.郑州:郑州大学出版社,2012.

［19］张俐.中医骨病学［M］.北京:人民卫生出版社,2016.

［20］Gary S. Firestein,Ralph C. Budd,Sherine E. Gabriel,et al.凯利风湿病学(下)(第9版)［M］.施桂英,主审.栗占国,主译.北京:北京大学医学出版社,2015.

［21］王吉耀.内科学［M］.北京:人民卫生出版社,2005.

［22］蔡辉,姚茹冰,郭郡浩.新编风湿病学［M］.北京:人民军医出版社,2007.

［23］王文芳,邓丹琪.混合性结缔组织病的诊治［J］.实用医院临床杂志,2013,10(01):45-49.

［24］赵德伟,胡永成.成人股骨头坏死诊疗标准专家共识(2012年版)［J］.中华关节外科杂志(电子版),2012,4(3):89-92.

［25］Zhao DW, Hu YC. Chinese experts' consensus on the diagnosis and treatment of osteonecrosis of the femoral head in adults［J］. Or thopaedic Surgery, 2012, 4(3): 125-130. DOI:10.3760/cma.j.issn.

［26］张鑫杰,郭永昌,张素梅,等.成人股骨头坏死原因及发病特征研究［J］.中国民族民间医药,2018,27(3):21.

［27］张鑫杰,王俊发,刘文丽,等.1005例成人股骨头坏死中医证型及发病特点的分析［J］.光明中医,2018,33(13):1841.

［28］李子荣.骨坏死［M］.北京:人民卫生出版社,2012.

［29］董健,姜晓幸.细说腰椎退变性疾病［M］.上海:上海科学技术文献出版社,2011.

［30］崔中平,刘洪敬,郭涛.髌骨骨软骨病［J］.中华骨科杂志,1999,(07):3-5.

［31］李旭辉.髌骨骨软骨病X线诊断(附75例分析)［J］.广东医学,1993(05):240-241+300.

［32］张晓雍,胡贵峰,冯少仁,等.耻骨联合部骨软骨炎的影像学表现［J］.当代医学,2013,19(35):67-69.

［33］尹志伟.骨伤科影像学［M］.北京:人民卫生出版社,2012.

［34］程晓光,崔建岭.肌骨系统放射诊断学［M］.北京:人民卫生出版社,2018.

图书在版编目(CIP)数据

风湿骨病影像诊断学 / 郭永昌,曹玉举,闫文涛主编.
—上海：上海科技教育出版社,2024.8
ISBN 978-7-5428-8134-2

Ⅰ.①风…　Ⅱ.①郭…　Ⅲ.①风湿性疾病–骨疾病–
影像诊断　Ⅳ.①R593.204

中国国家版本馆CIP数据核字(2024)第069349号

责任编辑　蔡　婷
封面设计　李梦雪

风湿骨病影像诊断学

主编　郭永昌　曹玉举　闫文涛

出版发行　上海科技教育出版社有限公司
　　　　　　(上海市闵行区号景路159弄A座8楼　邮政编码201101)

网	址	www.sste.com　www.ewen.co
经	销	各地新华书店
印	刷	上海中华印刷有限公司
开	本	720×1000　1/16
印	张	21.75
插	页	6
版	次	2024年8月第1版
印	次	2024年8月第1次印刷
书	号	ISBN 978-7-5428-8134-2/R·490
定	价	98.00元